Peter A. Brennan

Vishy Mahadevan

Barrie T. Evans

Clinical Head and Neck Anatomy for Surgeons

头颈部外科临床解剖学

彼得·A.布伦南

主　编　〔英〕维什·马哈迪温

巴利·T.埃文斯

主　译　蒋灿华　翦新春

天 津 出 版 传 媒 集 团

◆ 天津科技翻译出版有限公司

著作权合同登记号：图字：02-2017-232

图书在版编目（CIP）数据

头颈部外科临床解剖学／（英）彼得·A.布伦南
(Peter A. Brennan)，（英）维什·马哈迪温（Vishy Mahadevan）
（英）巴利·T.埃文斯（Barrie T. Evans）主编；蒋灿华，
蒻新春主译. — 天津：天津科技翻译出版有限公司, 2020.11
书名原文：Clinical Head and Neck Anatomy for
Surgeons
ISBN 978-7-5433-4049-7

Ⅰ．①头⋯ Ⅱ．①彼⋯ ②维⋯ ③巴⋯ ④蒋⋯ ⑤蒻⋯
Ⅲ．①头部–外科学–解剖学 ②颈–外科学–解剖学 Ⅳ．
①R65

中国版本图书馆 CIP 数据核字（2020）第 172985 号

Clinical Head and Neck Anatomy for Surgeons / by Peter A. Brennan, Vishy Mahadevan, Barrie T. Evans / ISBN：978-1-4441-5737-6

Copyright © 2017 by CRC Press.

Authorized translation from English language edition published by CRC Press, part of Taylor & Francis Group LLC; All rights reserved. 本书原版由 Taylor & Francis 出版集团旗下 CRC 出版公司出版，并经其授权翻译出版。版权所有，侵权必究。

Tianjin Science & Technology Translation & Publishing Co., Ltd. is authorized to publish and distribute exclusively the Chinese (Simplified Characters) language edition. This edition is authorized for sale throughout Mainland of China. No part of the publication may be reproduced or distributed by any means, or stored in a database or retrieval system, without the prior written permission of the publisher. 本书中文简体翻译版授权由天津科技翻译出版有限公司独家出版并仅限在中国大陆地区销售，未经出版者书面许可，不得以任何方式复制或发行本书的任何部分。

中文简体字版权属天津科技翻译出版有限公司。

授权单位：CRC Press
出　　版：天津科技翻译出版有限公司
出 版 人：刘子媛
地　　址：天津市南开区白堤路 244 号
邮政编码：300192
电　　话：(022)87894896
传　　真：(022)87895650
网　　址：www.tsttpc.com
印　　刷：山东临沂新华印刷物流集团有限责任公司
发　　行：全国新华书店
版本记录：889mm×1194mm　16 开本　15 印张　350 千字
　　　　　2020 年 11 月第 1 版　2020 年 11 月第 1 次印刷
　　　　　定价：198.00 元

（如发现印装问题，可与出版社调换）

译者名单

主　　译　蒋灿华　翦新春

主译助理　高　兴

译 校 者　(按姓氏汉语拼音排序)

　　　　　高　兴　中南大学湘雅医院口腔颌面外科

　　　　　郭　峰　中南大学湘雅医院口腔颌面外科

　　　　　胡延佳　中南大学湘雅口腔医院口腔颌面外科

　　　　　翦新春　中南大学湘雅医院口腔颌面外科

　　　　　蒋灿华　中南大学湘雅医院口腔颌面外科

　　　　　李　宁　中南大学湘雅医院口腔颌面外科

　　　　　李承浩　四川大学华西口腔医学院口腔颌面外科

　　　　　廖亚洲　中南大学湘雅医院口腔颌面外科

　　　　　罗承科　中南大学湘雅医院神经外科

　　　　　闵安杰　中南大学湘雅医院口腔颌面外科

　　　　　石　冰　四川大学华西口腔医学院口腔颌面外科

　　　　　汪伟明　中南大学湘雅医院口腔颌面外科

　　　　　王锡阳　中南大学湘雅医院脊柱外科

　　　　　吴晓珊　中南大学湘雅医院口腔颌面外科

　　　　　肖　骁　中南大学湘雅医院脊柱外科

　　　　　袁勇翔　中南大学湘雅医院口腔颌面外科

　　　　　曾　妮　四川大学华西口腔医学院口腔颌面外科

编者名单

Peter A. Brennan MD, FRCS, FRCSI, FDRCS
Barrie T. Evans FRCS (Eng & Edin), FDSRCS
(Eng), FFDRCS (Ire)
Vishy Mahadevan MBBS, PhD, FRCS

Shan R. Baker MD (3)
Section of Facial Plastic and Reconstructive
Surgery
Department of Otolaryngology – Head and Neck
Surgery
University of Michigan
Center for Specialty Care
Livonia, Michigan, USA

R. Bryan Bell MD, DDS, FACS (1)
Medical Director
Providence Oral, Head and Neck Cancer Program
and Clinic
Providence Cancer Center
Providence Portland Medical Center
Attending Surgeon, Trauma Service
Legacy Emanuel Medical Center
Affiliate Professor
Oregon Health and Science University
Head and Neck Surgical Associates
Portland, Oregon, USA

Rolfe Birch MChir, FRCPS (Glas), FRCS (Edin),
FRCS (Eng) (25)
Professor in Neurological Orthopedic Surgery
University College London
Visiting Professor
Department of Academic Neurology
Imperial College London
Honorary Orthopaedic Consultant
Great Ormond Street Hospital for Sick Children
London, UK

Peter A. Brennan MD, FRCS, FRCSI, FDSRCS
(Introduction, 14, 15, 24)
Chairman
Intercollegiate Committee for Basic Surgical
Examinations (MRCS and DOHNS)
2016 President
British Association of Oral and Maxillofacial
Surgeons
Consultant Oral and Maxillofacial Surgeon
Honorary Professor of Surgery
Queen Alexandra Hospital
Portsmouth, UK

Luke Cascarini FDSRCS, FRCS (OMFS) (7)
Head and Neck Surgeon
Guy's Hospital
London, UK

Anthony D. Cheesman FRCS, FRCSLT, BSc
(Hons) (18)
Former Professor of Otolaryngology and Skull
Base Surgery
Barts and the London NHS Trust
Charing Cross Hospital
Royal National Throat Nose and Ear Hospital
London, UK

Serryth Colbert MB BCh, BAO, BDS, MFDS
(Eng), MRCS (Edin), MRCS (Irl), MSc (Oxon),
FRCS (OMFS), FFD (Irl) (11)
Interface Fellow in Cleft Lip and Palate Surgery
South Wales and the South West (Morriston
Hospital, Swansea, and Frenchay Hospital,
Bristol)
UK

Darryl Coombes FDSRCS, FRCS (14, 15)
Consultant Oral and Maxillofacial Surgeon
Queen Victoria Hospital
East Grinstead, UK

James N. Crinnion MD, FRCS (22, 23)
Consultant Vascular and General Surgeon
Whipps Cross and the Royal London Hospitals
London, UK

Hitesh Dabasia FRCS (Tr & Orth), BSc (Hons) (27)
Specialist Registrar
Wessex Deanery
Queen Alexandra Hospital
Portsmouth, UK

Siavash Siv Eftekhari MD, DDS (1)
Resident
Department of Oral and Maxillofacial Surgery
Oregon Health and Science University
Portland, Oregon, USA

Madan G. Ethunandan MDS, FRCS (OMFS),
FDSRCS, FFDRCS (9)
Consultant, Oral and Maxillofacial Surgery
Honorary Senior Clinical Lecturer
University Hospital Southampton NHS
Foundation Trust
Southampton, UK

Barrie T. Evans FRCS (Eng & Edin), FDSRCS (Eng), FFDRCS (Ire) (8, 12, 14, 15, 16, 24)
Past President
British Association of Oral and Maxillofacial Surgeons
Formerly Consultant Oral and Maxillofacial Surgeon
Southampton University Hospitals
Southampton, UK

Daren Gibson BSc, MBBS, MRCS, DLO, FRCR ESHNR Fellow (20)
Consultant Radiologist
Fiona Stanley Hospital
Perth, Western Australia

Michael Gleeson MD, FRCS, FRACS, FDS (6)
Professor
Otolaryngology and Skull Base Surgery
National Hospital for Neurology and Neurosurgery
Queen Square
Honorary Consultant Skull Base Surgeon
Great Ormomd Street Hospital for Sick Children
Emeritus Professor
Otolaryngology
Consultant Surgeon
King's College London, Guy's, King's and St. Thomas' Hospitals
London, UK

Daryl Godden FRCS (OMFS) (8)
Consultant Maxillofacial Surgeon
Department of Maxillofacial Surgery
Gloucestershire Royal Hospital
Gloucester, UK

Jason Harvey MBBS, FRCSEd (Tr & Orth) (27)
Orthopaedic Spinal Consultant
Queen Alexandra Hospital
Portsmouth, UK

Simon Holmes FDSRCS, FRCS (12)
Consultant Oral and Maxillofacial Surgeon
The Royal London Hospital
Honorary Professor
Barts and the London School of Medicine and Dentistry
London, UK

Tawakir Kamani MD, MSc, FRCS, FRCS (Otol) (4)
Clinical Fellow in Paediatric Otoloaryngology
Royal Children's Hospital
Melbourne, Australia

Emma V. King PhD, FRCS-ORL(HNS) (21)
Consultant Surgeon and Associate Professor of Head and Neck Surgery
Poole Hospital NHS Foundation Trust
Poole, Dorset, UK

Vishy Mahadevan MBBS, PhD, FRCS (14, 15, 19, 21, 22, 24, 26)
Barbers' Company Professor of Anatomy
Royal College of Surgeons of England
London, UK

Niall McLeod FRCS(OMFS), FDS, MRCS (10)
Consultant Oral and Maxillofacial Surgeon
Oxford University Hospitals NHS Trust
Oxford, UK

Curtis Offiah BSc, MB ChB, FRCS, FRCR (20)
Consultant Neuroradiologist
Department of Radiology and Imaging
Royal London Hospital
Barts Health NHS Trust
London, UK

Chris Penfold MB BS, BDS, FRCS (Ed), FDRCS (Ed), FDRCS (Eng) (11)
Consultant Oral and Maxillofacial Surgeon
Glan Clwyd Hospital Rhyl
North East Wales NHS Trust
Wrexham Maelor Hospital
North Wales NHS Trust, Maelor Hospital, Wrexham & Glan Clwyd Hospital, Bodelwyddan
Alder Hey Children's Hospital
Liverpool, UK

Parkash L. Ramchandani MB ChB (Hons), BDS, FDSRCS, FRCS, FRCS (OMFS) (2, 3)
Consultant
Oral and Maxillofacial Surgery
Head and Neck Surgery
Poole Hospital NHS Foundation Trust
Poole, Dorset, UK

David Richardson FRCS (Eng), FDSRCS (Eng) (5)
Consultant Maxillofacial Surgeon
Maxillofacial Unit
University Hospital Aintree
Paediatric Craniofacial Unit
Alder Hey Children's Hospital
Liverpool, UK

Zaid Sadiq FRCS (OMFS), MFDSRCS (7)
Consultant Oral and Maxillofacial/Head and Neck Surgeon
University College London Hospitals
London, UK

Anshul Sama BM, BSc, FRCS, FRCS (Orl) (4)
Consultant Otorhinolaryngologist
Queens' Medical Centre
Nottingham University Hospital
Nottingham, UK

Andrew J. Sidebottom BDS, FDSRCS, MB ChB, FRCS, FRCS (OMFS) (17)
Consultant Oral and Maxillofacial Surgeon
Queens Medical Centre
Nottingham University Hospitals
BMI Park Hospital
Circle Nottingham Treatment Centre
Trent Bridge Oral Surgery
Nottingham, UK

Susan Standring PhD, DSc, FKC, Hon FRCS (30, 31, 32)
Emeritus Professor Anatomy
King's College London
Anatomy Development Tutor
Royal College of Surgeons of England
London, UK

Antony Tyers FRCS, FRCSEd, FRCOphth (13)
Consultant Ophthalmologist and Ophthalmic
Plastic Surgeon
Salisbury Health Care NHS Foundation Trust
Salisbury, UK

Peter C. Whitfield BM (Dist.) PhD, FRCS (Eng), FRCS (Surg Neurol) (28, 29)
Consultant and Associate Professor
Neurosurgery
South West Neurosurgery Centre
Plymouth Hospitals NHS Trust
Plymouth, UK

Tom Wiggins MB ChB, MRCS (23)
Specialist Registrar
General Surgery
Department of Endocrine Surgery
Barts Health NHS Trust
London, UK

中文版前言

　　《头颈部外科临床解剖学》不愧为颅颌面颈部临床解剖学领域中最为畅销的著作之一。在过去的很长一段时间里，单纯论述颅颌面颈部局部解剖学或颅颌面颈部临床手术学的著作很多，但专门把基础解剖学与临床手术学紧密结合的著作还属凤毛麟角。正如本书主编在前言中叙述的那样："尽管已有许多头颈部解剖和外科手术教材，但是几乎没有外科医师撰写的以外科医师为目标阅读人群的解剖学书籍，而这种图文并茂地展示手术过程中相关解剖的书恰恰是人们最想要的。"本书将基础解剖学知识与临床技术两个方面融会贯通，独具一格。作者凭借其渊博的基础知识、精湛的临床技艺，以及大量的专业实践，详细论述了手术的切口设计与处理的原则等，因此本书是一本具有临床指导意义的专业著作。

　　另外，英文原著中有大量的新名词、新定义、新概念和新技术，将其翻译成中文具有很高的难度，但本书的译者们利用自己扎实的解剖学知识和丰富的临床经验与智慧，在翻译的过程中严谨认真，竭力将中译本准确地奉献给读者。

　　尽管如此，由于翻译和审校者知识面的局限性，中译本难免存在不足之处，敬请广大读者在阅读的过程中提出宝贵意见，以便再版时更加完善！

苏新书

于湖南长沙

序 言

对于从事头颈部手术的外科医师来说，无论属于哪个专科，熟练掌握头颈部复杂的解剖结构都是最基本的要求。要想在结构如林的头颈迷宫之中闲庭信步，外科医师们必须熟悉解剖关系，预见将要显露的重要结构及其毗邻关系，从而为手术的顺利与安全实施保驾护航。而相关外科解剖学知识的缺乏可能造成术中不必要的损伤，甚至是无法挽回的功能和美学方面的后遗症。此书顺利付梓要感谢 Peter Brennan 教授、Vishy Mahadevan 教授，以及 Barrie Evans 先生的编写。他们为正在从事头颈外科的学生、实习生及医师们提供了一本临床辅助教材。同时该书的问世也满足了本学科当前的迫切需求。

本书的主编们有幸邀请到了一流的外科医师及解剖学教师参与编纂工作，他们用渊博的知识、高超的技术，以及丰富的经验共同打造了这样一本极具学术价值的人性化参考书。本书收录了头颈外科日常工作中的常见主题，用准确的语言描述了不同解剖部位的相关临床特征与毗邻关系，并辅以生动的线条图和真实的术中照片以加深读者的直观印象。尤其珍贵的是，还有大量来自资深外科医师的小技巧，教您如何避免损伤重要结构。本书自始至终都是从外科医师的视角出发，重点关注手术相关的局部解剖。

总而言之，该书的出版商与主编们协力奉献了一本独一无二的教材，将极大造福于头颈外科、颌面外科、耳鼻喉科、面部整形及修复外科、口腔外科、牙科，以及相关外科专业的学生、实习生和医师们。即便是在术前，您也可以顺手拿起这本书，温习一下可能略有生疏的解剖知识。所以，为了方便查阅与随时浏览，本书最适合被收录在医学院的图书馆中，列入培养计划的推荐书目里，以及放置在手术室的参考书柜里。当然，最佳位置还是您的书架上。

Jatin P. Shah

医学博士，外科学硕士，荣誉哲学博士，荣誉理学博士

美国外科医师协会会士，英国皇家外科学院荣誉院士

英国皇家外科学院牙科荣誉院士

爱丁堡皇家外科学院牙科荣誉院士

澳大利亚皇家外科学院荣誉院士

美国纽约纪念斯隆-凯特琳癌症中心

头颈肿瘤科主任、外科教授

前　言

　　头颈部虽然在人体中所占体积不大,但却是结构最复杂的部位之一。该区域包含了大量的组织器官和关键结构,其中就有赋予人类视觉、听觉、嗅觉以及味觉的器官。同时它也是呼吸道和消化道的起始端。甲状腺及甲状旁腺也位于颈部,参与构成了人体的内分泌系统。人体内有800 多个淋巴结,而其中的300 个位于头颈部。这些淋巴结是淋巴网状系统的重要组成部分,除此之外,头颈部还有结外淋巴组织(如扁桃体和腺样体)。这也就不奇怪为什么许多淋巴相关疾病的患者会首先去头颈外科就诊。

　　单说面部,大量的表情肌附着于形态复杂的颌面诸骨上,承担着表达情绪的重任,并且在大部分国家的习俗中,面部不会被衣物遮挡(也就是说常常暴露在人们的可视范围内)。因而,疾病、外伤或手术等对面部造成的影响是难于掩盖的。

　　头颈部的胚胎学同样令人着迷,它解释了许多极其有趣的解剖学发现。而学习头颈部胚胎学对于了解鳃裂囊肿、甲状舌管囊肿以及唇腭裂等疾病的发展过程也是非常重要的。

　　多种多样的组织结构共同形成了头颈部区域独特的解剖特征,这些组织结构互相交织,联系紧密。许多神经和血管走行于其他解剖结构之间,形成了错综复杂的毗邻关系。该区域的神经支配尤为丰富,包括各种类型的感觉与运动神经。12 对脑神经中的每一对至少有一项功能支配位于头颈部,而其中的2 对神经(迷走神经与副神经)更是纵贯整个颈部以支配远处的结构。

　　鉴于所有的组织结构都位于这一狭小的区域内,头颈外科医师们必须详细掌握相关的解剖知识才能在手术当中游刃有余。头颈部的手术与体腔手术不同,后者的重要结构常常位于更深的解剖层次,被诸如肋骨或腹壁肌肉组织保护着,而前者往往表浅得多。所以刀刺伤或是玻璃碎片划伤面部将会轻易对面神经或腮腺导管造成永久性的损伤,极大影响患者的生活质量 (图 1和图 2)。相较于其他解剖区域,头颈部的大血管更为表浅。面部的感觉神经在到达皮肤前有一部分穿行在颌面诸骨之内,这一情况在人体其他部位极其少见。最后,牙齿与上下颌骨的连接方式也是独一无二的。

　　头颈部的解剖学习起来非常困难。某些低年资医师认为他们已经对此了然于胸,正准备在手术室施行手术的时候,才发现这些从书本和尸体解剖中学到的知识应用起来并不是那么得心应手。毕竟,头颈部解剖的复杂程度是超乎想象的。甚至那些极富经验的高年资外科医师也难以对颈部某些区域的解剖(例如复杂的颞下窝区域)信手拈来。他们也不得不在手术前翻看一下解剖教材或是摆弄一会儿头颅模型。

　　尽管已有许多头颈部解剖和外科手术教材,但是几乎没有外科医师撰写的以外科医师为目标阅读人群的解剖学书籍,而这种图文并茂地展示手术过程中相关解剖的书恰恰是人们最想要的。

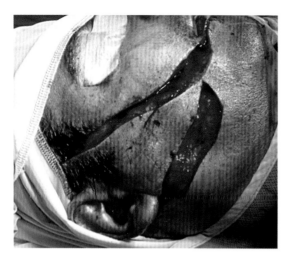

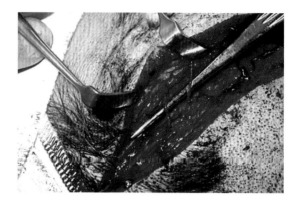

图 1 头颈部许多解剖结构位置表浅。图中所示患者面部被他人用碎玻璃划伤，致使腮腺导管及面神经的三条分支被切断。

图 2 在图 1 所示伤口内的两条面神经分支通过电缆式神经移植得到了修复。镊子尖端所指的面神经则是直接吻合的。患者术后完全康复，并且面神经功能良好。

在接下来的章节里，我们邀请到了来自耳鼻喉科、口腔颌面外科、整形外科、普外科、骨科和神经外科的专家以及国际知名的解剖学教师们参与编写工作。虽然本书部分章节涵盖了眶及眶内容物的知识，不过并未包含眼球相关的内容。同样，神经解剖学中只有与头颈外科医师相关的部分才被纳入本书中。出于完整性的考虑，我们还编入了有关颅骨形态学和自主神经节的章节。

本书就手术过程中常见的解剖变异、基础胚胎学以及潜在的危险因素进行了讨论。书中所配插图均为术中拍摄，用以展示手术过程中术者所见的关键解剖。此外，当照片不能说明要点的时候，我们特意绘制了简单易懂的线条图。同时，书中还收录了一些影像学资料用作补充说明。在每章末尾，我们列出了相关的参考文献以供读者进一步阅读。

献 词

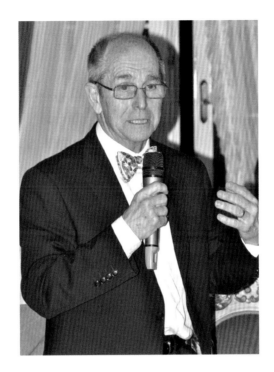

Barrie T. Evans

我们怀着无比悲痛的心情告知各位读者,本书的第三主编 Barrie Evans 先生于 2015 年 7 月 3 日不幸离世。

Barrie 是一位深受爱戴的外科医师和培训导师,享誉英国内外。他有着无与伦比的幽默感以及对头颈外科的无限激情。从业多年,他孜孜不倦地培养了一代又一代的医学人才。

尽管他并未参与本书最初的计划构思工作,但是他在成书的早期为我们提供了大量的建议。在一次和 Barrie 的交流中,地点正好是在他最喜爱的咖啡店里,我们邀请他参与本书的主编工作,他欣然接受,言谈间表现出了无比的兴奋与热情。自此以后,他更是夜以继日地工作,不断地邀请业内知名人士参与到编纂工作中来。

他本人负责的是颞下窝相关章节的内容,这也正是他的专长。在 2015 年 6 月,本书第一份校样完成的时候,Barrie 露出了欣慰的笑容,同时也对他所撰写的内容充满了自信与自豪。

就在他离世的 36 个小时之前,Barrie 还给 Peter 写了一封电子邮件,信中表达了他对本书即将出版的激动之情。万分遗憾的是,他没能看到此书付梓出版,以及各位读者手不释卷时的欣喜表情。但是,我们相信他的在天之灵一定会打心底里感到欣慰。

在此,我们对 Barrie 先生的妻子 Christine 女士表达我们最诚挚的哀悼。

Peter A. Brennan

Vishy Mahadevan

目 录

第 1 章

头皮

Siavash Siv Eftekhari，R. Bryan Bell

引言

头皮可发生多种需要外科治疗的病变,包括良性病变(皮脂腺囊肿、痣、角化症、血管瘤等)、恶性病变(基底细胞癌、鳞状细胞癌、黑色素瘤)、烧伤、先天性畸形、神经纤维瘤及动脉瘤等。此外,头皮冠状切口也是进行面部骨骼手术与颅内手术的重要入路。因此,全面而准确地了解头皮的解剖对外科医生而言是非常关键的。

头皮由胶原蛋白、弹性蛋白、血管、神经纤维和淋巴管组成,其内包含黏多糖基质、毛囊、皮脂腺和汗腺。头皮从前额向后延伸至上项线,两侧向下延伸至颧弓和外耳道。头皮的解剖层次由浅至深依次分为五层,可以用缩略词 SCALP 来方便地予以描述:S-皮肤、C-皮下组织、A-帽状腱膜、L-疏松结缔组织层及 P-颅骨外膜(图 1.1)。

头皮浅层的三层结构结合紧密,难以分开,可以作为一个整体轻易地在疏松结缔组织层的表面滑动,是理想的外科剥离层面。而在皮下脂肪与肌腱膜层之间则没有理想的分离层面。某些部位存在位于帽状腱膜与疏松结缔组织之间的颅顶肌。

皮肤与皮下组织

整个头皮的皮肤厚度从颅顶的 3mm 逐渐增加至枕部的 8mm,故枕部的头皮皮肤最厚。皮下脂肪层紧邻真皮层下,并包含大量的毛囊、皮脂腺和汗腺等结构,因此是皮脂腺囊肿的好发部位。皮下脂肪层的厚度可随着年龄增长而逐渐减少,但并不会随着体重的增加或减少而发生变化。当外科医师制备头皮瓣时,应包括皮下脂肪层以保护这些重要结构。

皮肤和皮下组织在外科手术中很难分离,往往被当作一个整体对待。皮下组织层中的网状结缔组织纤维将皮肤与肌腱膜层连接起来,如同掌跖的皮肤与肌腱膜层的连接方式一样。皮下组织中有相互吻

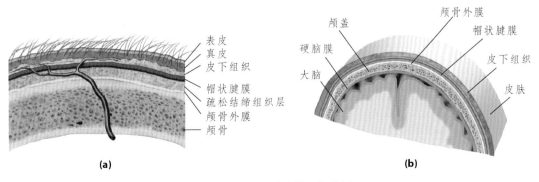

图 1.1 (a,b)头皮的组织分层。

合的动脉、静脉及淋巴管。皮下脂肪被纤维隔分成很多小格。头皮的动脉附着于真皮的深层及纤维隔，因此，头皮伤口处的动脉往往不能有效收缩，从而导致大量失血。在临床实践中，外科手术或创伤后头皮出血最方便而有效的止血方法是手工压迫及立即缝合皮下及腱膜层。在手术中，有一些止血设备(如Raney头皮夹)也可以起到相同的作用。应避免试图用血管钳去钳夹出血点或电凝烧灼出血血管，这样只会破坏毛囊并导致术后脱发。

帽状腱膜

头皮的第三层结构是被称为帽状腱膜的致密结缔组织。严格说来，帽状腱膜指的仅是该层的腱性部分，为一层厚约0.5mm的反光纤维组织，紧贴皮下组织层下方。肌腱膜层还包含一系列成对的肌肉，包括额肌、枕肌及耳郭肌，这些肌肉均连接至这一宽广的腱膜层。

帽状腱膜向两侧延伸至颞顶区后被称为颞顶筋膜(也称颞浅筋膜)，与面部的浅表肌肉筋膜系统(SMAS)及颈部的颈浅筋膜(包裹颈阔肌)相延续。颞浅动脉、静脉走行于颞浅筋膜的浅面，而面神经的颞支紧贴颞浅筋膜的深面走行。成对的额肌起自帽状腱膜，于眉毛水平附着于真皮层中。帽状腱膜的延伸部在前额中线将两侧的四边形额肌分隔开来。成对的枕肌起自上项线的外2/3及枕外隆凸，附着至帽状腱膜并覆盖整个枕骨。

对外科医师而言，重要的一点是帽状腱膜为头皮中最坚韧的一层，因此，在用可吸收缝合线分层关闭头皮伤口时，一定要包括腱膜层。无论何时都要避免只关闭皮肤层，以免伤口裂开。这在处理头皮横向的撕裂伤时尤为重要，因为额肌和枕肌的收缩方向相反，很容易导致伤口裂开。

疏松结缔组织层

疏松结缔组织层，又称为帽状腱膜下层，是头皮中一个相对危险的区域。这是仅包括薄层疏松纤维结缔组织的一个间隙，其间大部分区域是没有血管的，只有一些小动脉和导静脉穿行其中，后者的作用

是连接浅层头皮静脉与颅内静脉系统。帽状腱膜下层具有重要的外科意义，是理想的外科手术分离层面。而当发生创伤性头皮撕裂伤时，也往往从该层面发生头皮撕脱(图1.2)。此外，在该层发生的感染还可能蔓延至颅内导致脓毒血栓性静脉窦炎及其他并发症(如脑膜炎)。与此类似，出血或感染均可沿着这一间隙迅速扩散，向前甚至可达眶周区域水平。帽状腱膜下的筋膜组织向前与眼轮匝肌的深部相延续，两侧则附着于颧骨额突及颧弓上表面。疏松结缔组织层向后延伸至外耳道和乳突的上方，最后在上项线附近附着于骨膜。

在外科手术中，可以通过帽状腱膜下层轻松地将皮肤、皮下组织及帽状腱膜层剥离，形成冠状组织瓣，从而显露面部骨骼或颅骨。这是一种通用外科手术入路，可以方便地显露面中部及面上部骨骼，包括鼻骨和颧弓，而且术后的瘢痕可以很好地隐蔽于发际线内(图1.3)。切口的具体位置是由发际线的高低与所需向下显露的范围来决定的，通常设计成正弦曲线形(或S形)，必要时可以向两侧延伸至耳前皮肤褶皱处。切口向下延长通常不必超过耳轮，除非是需要暴露颧骨时。首先，从一侧颞上线至对

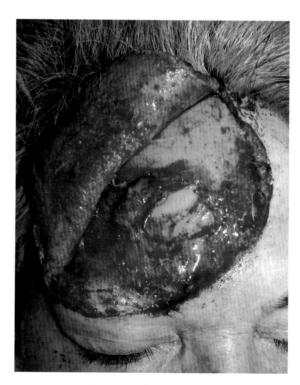

图1.2 部分头皮撕脱伤。

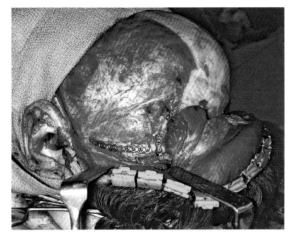

(a)

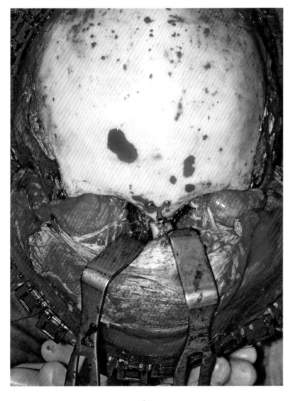

(b)

图 1.3 冠状切口入路。(a)显示在颞肌浅面分离暴露颧弓、颧额缝和眶下缘。(b)显示暴露鼻骨。

侧颞上线切开头皮直至帽状腱膜下平面,这样可以避免切开颞肌筋膜进入颞肌而导致难以控制的出血。在颞上线以下的水平,皮肤切口的深度应达到颞肌筋膜的浅层,该筋膜呈反光板样并与帽状腱膜下的层次相延续。在进行颅颞部手术时,应在颅骨外膜的表面将头皮向前掀起,两侧则在颞肌筋膜浅层的表面进行剥离。在两侧剥离时,必须小心避免

损伤颞浅动脉及面神经颞支,后者从距耳屏 0.5cm 和距耳郭与颞区连接处 1cm 的位置,向额颧缝外上方 2cm 处走行。在 Al Kayat 和 Bramley 的经典研究中,面神经的上干在距其根部 0.5~3.5cm 处越过颧弓。然后,在眶上缘上方 3~4cm 处切开颅骨外膜,以便显露面部骨骼。当需要制备血管化的颅骨膜瓣时,可以对切口设计进行改良。

颅骨外膜

颅骨外膜是一层致密的纤维膜性结构,其外表面与帽状腱膜松散结合,很容易通过帽状腱膜下间隙与之分离。颅骨外膜与颅骨结合紧密,特别是沿着骨缝处,由于骨膜具有一定的弹性,因此当其与颅骨分离后极易回缩。颅骨外膜与身体其他部位的骨膜有所不同:颅骨外膜为其下方的颅骨提供的血液供应极少,因此,去除颅骨外膜一般不会导致颅骨坏死,但有可能导致一定程度的脱钙。不同个体颅骨外膜的厚度不尽相同;即使同一个体不同部位的颅骨,其颅骨外膜的厚度也不一致。但总体而言,前额部位的颅骨外膜厚度要略薄于头顶部位。

颅骨外膜具有重要的临床意义,因为其能制备成血供可靠而又用途广泛的带蒂组织瓣,可用于颅底外科及前颅底创伤的修复手术(图 1.4)。利用颅骨外膜组织瓣对额窦创伤后实施额窦充填术及在额窦颅化后进行重建是该组织瓣最常用的修复方式,且长期的随访观察显示其具有疗效可靠及并发症少的优点。制备颅骨外膜组织瓣时,通常是从冠状切口由后向前剥离,并保留较宽的蒂部以保证血供。当该组织瓣被制备成带蒂形式时,其实是血管化的组织瓣,其未被剥离的颅骨外膜的血供来自颈内动脉和颈外动脉的终末支,即眶上动脉、滑车上动脉以及颞浅动脉的分支。当制备的颅骨外膜组织瓣蒂部较窄时,应注意务必将滑车上动脉包括在内,因为研究显示,该动脉对组织瓣的血供起着至关重要的作用。多普勒超声检查也显示了制备的颅骨外膜瓣具有良好的血供,这也解释了为何在修复重建的手术过程中采用该组织瓣取得了巨大的成功。

此外,保留颅骨外膜也可以作为皮片移植或其他头皮修复重建方法的基础。

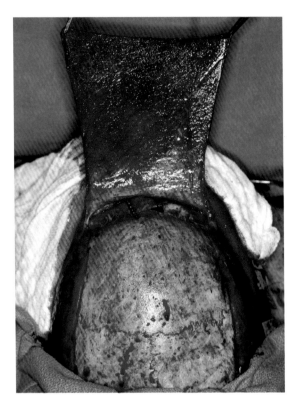

图 1.4　向前掀起颅骨膜瓣，宽大的蒂部可以确保将眶上血管及滑车上血管包括在内。

头皮的颞顶区

在颞顶区，位于颞浅筋膜下方的是帽状腱膜下筋膜的延伸部，该延伸部在颞区可以被单独分离出来，但通常只在暴露面部骨骼的冠状切口中作为帽状腱膜下平面的延续。颞顶区的帽状腱膜下筋膜层的深面是颞肌筋膜（颞深筋膜），其在上方起自于颞上线并在该处与颅骨外膜融合在一起（图 1.5）。颞肌筋膜在颞上线以上与颅骨外膜相延续，在颧弓水平以下则与腮腺咬肌筋膜及封套颈部肌肉的颈筋膜相延续。在眶上缘水平，颞肌筋膜分为深浅两层，浅层附着于颧弓的外缘，而深层附着于颧弓的内缘。颞肌筋膜的主要供血动脉是颞浅动脉的分支颞中动脉。在颞肌筋膜深浅两层之间的是颞浅脂肪垫，其供血动脉同样是颞浅动脉的分支颞中动脉。位于颞肌筋膜深层深面的是颊脂肪垫。颞肌于颞窝处起自颞肌筋膜深层，穿过颧弓的深面，止于下颌骨的喙突。颞肌的血供主要来自颞深前动脉和颞深后动脉

（颌内动脉的分支），其次来自颞浅动脉。

颞顶筋膜可以制备成带蒂或游离组织瓣，在颅颌面外科用途广泛，具有厚度薄、柔韧和轴型血管供血等特点，且在头颈部重建中具备良好的旋转弧度便于修复，可以被设计成筋膜瓣、筋膜皮瓣或骨筋膜瓣，修复效果良好且可靠。颞浅筋膜瓣是 SMAS 筋膜的一部分，以颞浅血管为蒂，是颅面及头颈部唯一能够以血管为蒂旋转的单层筋膜组织瓣。该筋膜瓣的宽度可达到 14cm，颞浅血管蒂的长度可达 17～18cm。必要时，还可通过微血管吻合技术将该筋膜瓣移植至更远的部位。

头皮的血液供应

头皮的动脉血供来自颈内动脉和颈外动脉系统，其中颈内动脉通过眶上动脉和滑车上动脉参与头皮供血，两者均为眼动脉的细小分支，从前方进入头皮内。颈外动脉则通过颞浅动脉及其外侧的分支，包括额部和颅顶部的分支为头皮供血。此外，耳后动脉及枕动脉供应头皮后部的血供，枕动脉的乳突分支还参与乳突气房表面头皮的供血。

头皮的血液供应呈向心性分布，这意味着大的血管干从头皮的周边向内侧和中心集中，变得越来越细小，并在中线附近的皮下组织中相互自由吻合。当颈内动脉形成血栓而闭塞时，颈外动脉可通过内眦动脉和眼动脉来维持头皮前部的血液供应，理解这一点十分重要。头皮还极有可能从脑膜血管的骨穿支获得少量的血液供应，这可以解释为什么外科环形切开的头皮仍然可以存活。但头皮不是通过肌皮穿支血管供血的，记住这一事实对外科医师而言具有十分重要的实践意义，因为如果横行切断头皮皮下组织中的血管系统，特别是头皮周边部分的大血管干，将对头皮组织的血液供应造成灾难性的后果，而且不管是切口附近还是远端的头皮血供都将受到影响。

头皮的神经

头皮的感觉神经与血管的分布方式相似，也呈向心性分布，走行于皮下组织层，分布范围也基本一

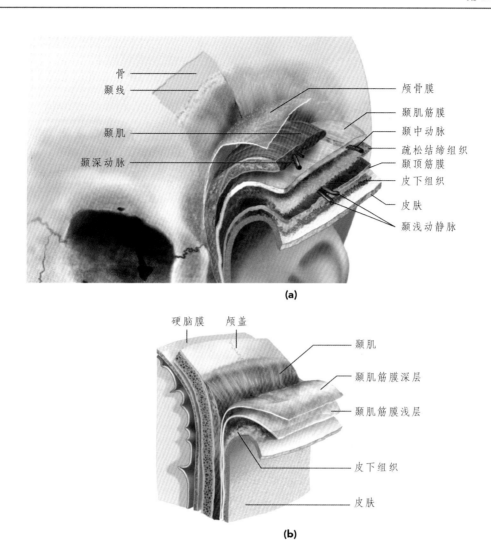

图 1.5 （a,b）头皮颞顶区的组织层次。面神经越过颧弓处时，穿行于颞顶筋膜深面与颞肌筋膜浅层及帽状腱膜下筋膜的颧弓融合部之间。

致。头皮外周部的切口如果切断了重要的大血管和神经干，将导致广泛的组织缺血和头皮麻木，因此应避免这种情况发生。但当在某些有特殊要求的手术中，必须采用此类切口而又期望不损伤主要的神经血管干时，了解这些结构的精确解剖位置就非常必要了。

头皮的神经支配来自三叉神经分支、颈段脊神经及颈丛神经分支。眶上神经浅支进入前额部的额肌并支配前额部和发际线以前的皮肤。眶上神经的深支紧贴骨膜浅面向上走行至冠状缝水平，在距离颞上线内侧 0.5~1.5cm 处穿过帽状腱膜并支配额顶区头皮。在头皮的重建手术中应考虑保留此神经。

颧颞神经是三叉神经中上颌神经的一个分支，支配眉毛外侧的一小块区域向上直至颞肌嵴浅面。耳颞神经是三叉神经中下颌神经的一个分支，支配头皮的侧方区域。枕大神经发自颈段脊神经的背侧支，枕小神经发自颈丛神经，两者都支配头皮的枕部区域。枕大神经自半棘肌浅出，穿出点位于枕隆凸下方约 3cm 处，距中线约 1.5cm。

对于致力于治疗获得性、先天性及发育性颅颌面畸形和病变的外科医师而言，掌握头皮的解剖知识具有至关重要的意义。希望本书的读者可以在手术中应用这些基础的解剖知识，最终达到改善患者疗效及预后之目的。

（闵安杰 译 蔺新春 校）

参考文献

Abdul-Hassan HS, von Drasek Ascher G, Acland RD. Surgical anatomy and blood supply of the fascial layers of the temporal region. *Plastic Reconstructive Surgery*. 1986; 77: 17.

Abubaker AO, Sotereanos G, Patterson GT. Use of the coronal surgical incision for reconstruction of severe craniomaxillofacial injuries. *Journal of Oral and Maxillofacial Surgery*. 1990; 48(6): 579–86.

Al-Kayat A, Bramley P. A modified pre-auricular approach to the temporomandibular joint and malar arch. *British Journal of Oral Surgery*. 1979; 17: 91–103.

Argenta LC, Friedman RJ, Dingman RO, et al. The versatility of pericranial flaps. *Plastic Reconstructive Surgery*. 1985; 76: 695–702.

Bell RB, Dierks EJ, Brar P, et al. A protocol for the management of frontal sinus fractures emphasizing sinus preservation. *Journal of Oral and Maxillofacial Surgery*. 2007; 65: 825.

Bell BR, Markiewicz MR. Traditional and contemporary surgical approaches to the orbit. *Oral and Maxillofacial Surgery Clinics of North America*. 2012; 24: 573–607.

Cesteleyn L. The temporoparietal galea flap. *Oral Maxillofacial and Surgery Clinics of North America*. 2003; 15: 537–50.

Ellis E, Zide MF. *Surgical Approaches to the Facial Skeleton*. 2nd ed. Philadelphia: Lippincott Williams & Wilkins, 2006.

Fallah DM, Baur DA, Ferguson HW, Helman JI. Clinical application of the temporoparietal-galeal flap in closure of a chronic oronasal fistula: Review of the anatomy, surgical technique, and report of a case. *Journal of Oral and Maxillofacial Surgery*. 2003; 61: 1228–30.

Helman JI, Cesteleyn L. Local flaps in facial reconstruction. A comprehensive approach for the oral and maxillofacial surgeon. In: *Dissection Manual*. Ann Arbor, MI: The University of Michigan Section of Oral and Maxillofacial Surgery, 1998.

Luo W, Wang L, Jing W, et al. A new coronal scalp technique to treat craniofacial fracture: The supra temporalis approach. *Oral Surgery, Oral Medicine, Oral Pathology and Oral Radiology*; 2012; 113(2): 177–82.

Matloub H, Molnar J. Anatomy of the scalp. In: Stough D, Haber R. (Eds.). *Hair Replacement*. St. Louis: Mosby, 1996.

Miles B, Davis S, Candall C, Ellis E. Laser-Doppler examination of the blood supply in pericranial flaps. *Journal of Oral and Maxillofacial Surgery*. 2010; 68: 1740–45.

Munro IR, Fearon JA. The coronal incision revisited. *Plastic and Reconstructive Surgery*. 1994; 93(1): 185–7.

Nameki H, Kato T, Nameki I, et al. Selective reconstructive options for the anterior skull base. *International Journal of Clinical Oncology*. 2005; 10: 223.

Newman J, Costantino P, Moche J. The use of unilateral pericranial flaps for the closure of difficult medial orbital and upper lateral nasal defects. *Skull Base*. 2003; 13: 205.

Raposio R, Santi L, Nordstrom REA. Serial scalp reductions: A biomedical approach. *Dermatological Surgery*. 1999; 25: 210–4.

Rose EH, Norris MS. The versatile temporoparietal fascial flap: Adaptability to a variety of composite defects. *Plastic Reconstructive Surgery*. 1990; 85: 224.

Seery GE. Surgical anatomy of the scalp. *Dermatological Surgery*. 2002 July; 28(7): 581–7.

Seery GE. Scalp surgery: Anatomic and biomechanical considerations. *Dermatological Surgery*. 2001 September; 27(9): 827–34.

Tolhurst ED, Carstens MH, Greco RJ, Hurwitz DJ. The surgical anatomy of the scalp. *Plastic and Reconstructive Surgery*. 1991 Apr; 87(4): 603–12.

Williams PH, Warwick R. (Eds.). *Gray's Anatomy*. 36th ed. Philadelphia: Saunders, 1985.

Yano H, Sakihama N, Matsuo T, et al. The composite galeal frontalis pericranial flap designed for anterior skull base surgery. *Plastic and Reconstructive Surgery*. 2008; 122: 79e.

微信扫码，添加智能阅读助手
帮助您提高本书阅读效率

第 2 章

面部老龄化的解剖

Parkash L. Ramchandani

引言

　　熟练掌握面部的外科解剖知识并了解其随年龄增长而发生的改变,对于提高面部手术的安全性具有重要意义 ,并有助于获得持久稳定的手术效果。然而面部的老龄化过程并非作为一个整体而同步发生 ,相反,在面部软、硬组织之间,以及各个独立的软组织部分之间存在非常复杂的相互作用。人们的面部形态本身就存在先天性差异,而且不同患者之间面部衰老的速度也不尽相同。这些因素都使得概述面部老龄化的变化规律比较困难,但在此之中我们还是可以发现一些共同规律,值得在本章中加以探讨。

皮肤

　　面部皮肤由表皮层和富含纤维的真皮层组成,其最厚的部位是头皮,而最薄的部位位于眼睑,该部位的皮肤可以薄到只有 0.04mm。真皮层可分为浅面的乳头层及深面较厚的网状层。真皮乳头层有着非常丰富的微循环,即乳头下血管丛,该血管丛紧邻表皮层下方走行,并发出拱形的毛细血管袢进入每一个真皮乳头。真皮乳头层还含有胶原束、弹性纤维及由成纤维细胞分泌的基质成分。真皮基质可以使皮肤变得饱满,呈现出年轻的外观。真皮网状层含有更深层次的真皮血管网,这些血管网由更粗的血管组成并包绕皮肤附件器官。真皮网状层同样含有

由粗大胶原纤维组成的胶原束及弹性纤维。

　　皮肤老龄化的过程既受由基因决定的内在因素影响,也与外界各种损害因素的作用有关。随着时间的推移,皮肤的老龄化表现为表皮萎缩,伴有郎格汉斯细胞和黑色素细胞的减少;表皮细胞大小和形态发生变异;出现非典型细胞核;成纤维细胞、肥大细胞和血管数目减少;毛细血管袢缩短和异常形态神经末梢的出现。此外,还伴有真皮胶原纤维断裂,弹性蛋白和真皮基质含量降低并为纤维组织所替代。这些变化与基质金属蛋白酶的作用有关,并且导致皮肤结构完整性的丧失和成纤维细胞功能的减退,因为成纤维细胞无法黏附于断裂的胶原纤维上。某些治疗手段, 如外用维 A 酸等药物或通过二氧化碳激光的作用,可以促进新的完整胶原纤维产生,将有助于改善面部外貌,并已获得证实。随着年龄的增长,皮肤的更新速率也逐步变缓,导致表皮松弛,出现皮肤皱纹, 特别是在与肌肉运动垂直的方向上更为明显。女性进入更年期后雌激素水平开始下降,导致真皮进一步变薄、表皮不规整、脂肪萎缩;同时皮肤血液供应减少、表皮松弛、皮肤质地变得粗糙;同时由于黑色素增多还会导致皮肤色素沉着。

　　面部皮肤的这些变化可因长期暴露于某些外源性损害因素而发生改变,这些损害因素包括皮肤脱水、营养不良、极端的低温或高温、创伤、毒素(如香烟烟雾以及紫外线辐射)。光动力损伤可导致表皮增厚、真皮表皮连接变得扁平、肥大的成纤维细胞增多以及炎症细胞浸润。

　　皮肤作为身体外层的封套结构具有随其下被覆

组织的体积变化而自动调节的能力,但不管是内因还是外因导致的皮肤老化都将影响皮肤的这种调节能力。具有良好弹性的皮肤封套是不大可能单纯依靠填充剂的作用就能得到明显"提升"的,而可能需要多种形式的治疗,例如外科手术提升、激光以及深部化学剥脱术。

在一些治疗过程如皮肤磨削术中,正确地评估皮肤状态有助于获得满意的治疗效果和避免并发症的发生。Fitzpatrick 分类法对不同的皮肤颜色类型进行了分类,并评估了皮肤的种族倾向、对于日光照射的反应及是否容易晒黑(表 2.1)。

皮肤老化最早的结构性变化是产生细小的浅纹或皱纹,并随着时间的推移而逐渐增多且变得规整起来。同时,由面部肌肉收缩而产生的表情线也会增加。随着反复的肌肉收缩,这些表情线逐渐深入到真皮层并导致皮肤形成沟壑和褶皱。焦虑纹就是前额上的横行皱纹,垂直于额肌的收缩方向;眉间纹位于眉间区域,是斜向走行的,垂直于皱眉肌的收缩方向。鱼尾纹(鸦爪纹)位于眼眶外侧附近,与眼轮匝肌的收缩方向垂直。微笑线则垂直于颧肌的收缩方向。而从嘴角延伸至颊部的表情纹被称为木偶纹。在临床上,多手段的综合治疗如注射填充剂、注射 Botox 肉毒素以及激光表面修整对于消除皮肤的表情线和皱纹具有一定的治疗效果。然而皮肤的褶皱则只能通过一些外科的提紧手术来消除,例如提眉术、眼睑成形术和面部提升术。

Glogau 分类法主要用于客观评估皮肤光老化程度尤其是皱纹的严重程度(表 2.2),这有助于外科医生在治疗皮肤光老化时选择最佳的治疗方案。

脂肪

皮下脂肪是形成面部体积与轮廓的基础,其厚度和质地在不同个体之间以及同一个体的面部不同部位之间的差异很大。面颈部皮下脂肪 80% 位于面部,只有 20% 位于颈部。皮下脂肪被 SMAS 分为浅、深两层,57% 位于浅层,而 43% 位于深层。不管是浅层还是深层,皮下脂肪都是由许多脂肪室组成的,并且这种结构形式被认为是不随年龄增长而改变的。

浅层皮下脂肪具有一定的保护作用,它由细小的黄色脂肪小叶构成,并与其中的纤维隔相互交织,这些纤维隔连接 SMAS 与真皮层。目前已命名的浅层脂肪室有鼻唇脂肪室、颊脂肪室(颊内侧脂肪室、颊中部脂肪室及颊颞外侧脂肪室)、眶下脂肪室、额颞脂肪室(额正中脂肪室、颞中部脂肪室、额颞外侧脂肪室)以及下颌脂肪室(图 2.1)。

深层脂肪位于肌肉组织之间或其周围,一般认为其作用是增加肌肉运动时组织界面的顺滑性(图 2.1)。深层脂肪由较大的白色脂肪小叶组成,并由菲薄的纤维间隔构成疏松网状结构进行分隔。颊脂垫(Bichat 脂肪垫)由一个主体部和四个突起组成:颊突、翼突、翼腭突和颞突(图 2.2)。其主体部位于咬肌的前缘,向深面延伸至上颌骨后方,并沿颊前庭向前扩展。腮腺导管、颧骨及面神经颊支跨过颊脂垫的外侧面。颊突与主体部一起大约占颊脂垫总重量的一半,其位于面颊部的浅层,并参与形成颊部轮廓。翼腭突延伸至翼腭窝和眶下裂,而翼突则向后延伸至

表 2.1　皮肤颜色的 Fitzpatrick 分类法

皮肤类型	皮肤颜色	对日光及暴晒的反应
Ⅰ 型	亮白,淡白	极易灼伤,从不被晒黑
Ⅱ 型	白皙	经常灼伤,较难被晒黑
Ⅲ 型	中度白至淡褐色	有时轻度灼伤,逐步被晒成淡褐色
Ⅳ 型	橄榄色,中度棕色	很少灼伤,易被晒成中度褐色
Ⅴ 型	棕色,暗黑色	罕见灼伤,极易晒黑
Ⅵ 型	黑色,极度深棕色至黑色	从无灼伤,极易晒黑,深度着色

表 2.2　皮肤光老化程度的 Glogau 分类法

分组	分类	典型年龄段	描述	皮肤特性
I	轻度	28~35 岁	无皱纹	早期光老化:轻度着色改变,无皮肤角化现象,极少有皱纹,无须化妆或着淡妆
II	中度	35~50 岁	动态皱纹	早至中期光老化:可见早期褐色斑块,触诊可及皮肤角化,但视诊无特殊,平行微笑纹开始出现,着粉底
III	进展	50~65 岁	静态皱纹	进展期光老化:皮肤色素改变和毛细血管扩张明显,可以看见皮肤角化症状,一直着厚粉底
IV	严重	60~75 岁	布满皱纹	严重的光老化:肤色呈黄-灰色,可有癌前病变,面部布满皱纹,无正常皮肤,因容易裂开而无法施以粉底

翼下颌间隙。颊突分为浅、深两个部分,浅部位于颞深筋膜与颞肌及颞肌腱之间,深部位于眶外侧壁与颧骨额突的后方并转向后方进入颞下间隙。颊脂垫的平均重量约 9.3g,平均体积约 9.6mL。颊脂垫具有丰富的血管丛,其血供来源于上颌动脉、颞浅动脉及面动脉的分支,因此可以制备成带蒂的轴型组织瓣。颊脂垫还含有淋巴管和有髓神经纤维,其静脉回流汇入翼静脉丛。

在眶周区域,位于眶隔深面的脂肪垫称为眶周脂肪垫,位于眼轮匝肌深面的脂肪垫称为眼轮匝肌下脂肪垫(SOOF),其有利于肌肉在骨膜上滑动。SOOF 与皮下的颧脂垫相连续,因此向上提升 SOOF 的时候也会同时带动颧脂垫上移从而使鼻唇沟变浅。SOOF 由两部分组成,内侧 SOOF 位于眶内侧缘与外眦之间,而外侧 SOOF 则从外眦处延伸至眶外侧增厚区(图 2.1),其头侧端附着于弓状缘。SOOF 环绕着提口角肌的附着部,位于眶下缘内 1/3 的正下方。衰老面容的出现即与 SOOF 的下垂有关,这导致下睑袋外侧颧袋的出现。因此可以通过下眼睑整形手术将 SOOF 向外上方重新悬吊,从而矫正"泪沟畸形"。在眼轮匝肌深面,紧邻眶上缘骨膜处存在眉脂肪垫,又称眼轮匝肌后脂肪垫(ROOF)(图 2.1)。ROOF 较为分散,延伸至眶隔和眼轮匝肌之间,成为菲薄的疏松结缔组织。上眼睑通常包含两处脂肪垫:鼻部和中央部;而下眼睑则包含三处脂肪垫:颞部、中央部和鼻部(图 2.3)。泪腺与上眼睑脂肪垫处于同一层面并位于其外侧,呈独特的粉红色,手术中应特别小心以免损伤。上眼睑的中央脂肪垫的血供较鼻部脂肪垫的

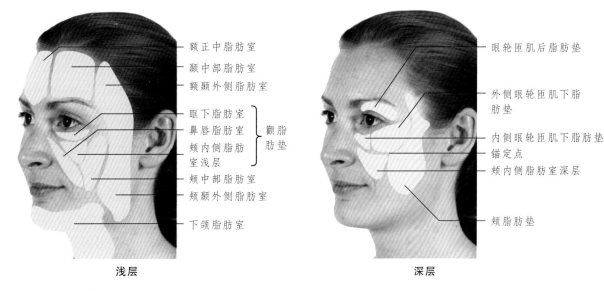

浅层　　　　　　　　　　　深层

额正中脂肪室
颞中部脂肪室
额颞外侧脂肪室
眶下脂肪室
鼻唇脂肪室
颊内侧脂肪室浅层
颊中部脂肪室
颊颞外侧脂肪室
下颌脂肪室
颧脂肪垫

眼轮匝肌后脂肪垫
外侧眼轮匝肌下脂肪垫
内侧眼轮匝肌下脂肪垫
锚定点
颊内侧脂肪室深层
颊脂垫

图 2.1　面部脂肪室。

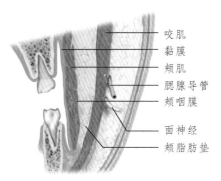

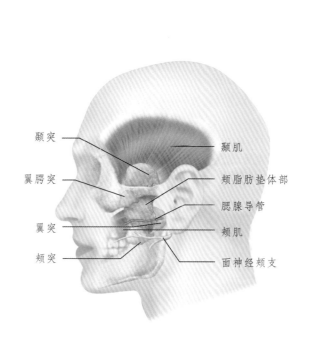

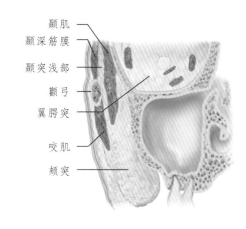

图 2.2 颊脂肪垫的突起。

少。下斜肌将下眼睑的鼻部与中央部脂肪垫分隔开来,术中损伤该肌肉有可能导致术后出现复视。

随着年龄的增长,浅层皮下脂肪由于血供减少而逐渐丧失。然而,由于 40 岁以后机体代谢减缓,深层脂肪组织不断堆积。这些变化在女性更为明显,因为 50 岁以后女性雌激素水平往往明显下降。不同部位发生的脂肪丧失和(或)堆积可导致外形与轮廓发生改变。在浅层脂肪的较厚部分与较薄部分的移行处往往容易出现皮肤褶皱(如假性上睑下垂),类似情况同样也可见于鼻唇沟、颏下褶皱及耳前褶皱处。

SMAS

SMAS 筋膜是包被面部诸多表情肌并将它们相互连接起来的一层纤维肌性结构。SMAS 在头皮中称为帽状腱膜,也是头皮组织中最坚韧的部分,其尾端延续为颞顶筋膜。在颧骨区的 SMAS 筋膜是不连续的,而在面颊中部 SMAS 筋膜变得菲薄纤细,其延伸至颈部后覆盖住颈阔肌。SMAS 筋膜在腮腺和咬肌表面紧贴腮腺包膜,其在该处增厚并变得均匀一致,但在前颊区再次变薄,并分别覆盖面部表情肌与颈阔肌。

在面下方,面神经分支一直走行于 SMAS 筋膜

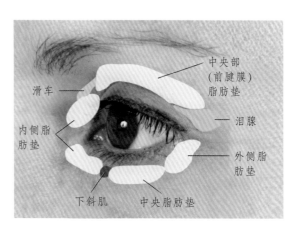

图 2.3 眼睑脂肪垫。

深面,并从面部肌肉的深面支配其运动。血管和感
觉神经同样位于 SMAS 筋膜的深面,并一直沿该层
面走行,直到其末梢分支穿出 SMAS 筋膜。因此如果
在面部表情肌的浅面进行解剖分离,SMAS 筋膜深
面的这些结构就可以得到有效的保护。在颞部,面
神经颞支走行于颞浅筋膜的深面。而在面上部,眶
上与滑车上神经血管束由各自相应的骨孔和切迹发
出,穿过 SMAS 筋膜层后走行于其表面直至额肌。该
两束神经血管束离开眶上缘后,即从肌肉下层发出
神经分支穿出到皮下层,其向内侧发出的神经分支
越多时,向外侧发出的浅出分支也越多。同样,颞浅
血管与耳颞神经伴行并沿颞顶筋膜走行数厘米后进
入皮下脂肪层。

位于 SMAS 筋膜深面的是深筋膜,在颞部被称
为颞深筋膜,由浅、深两层组成,两层之间由颞脂肪
垫分隔。颞深筋膜深层的深面是颞肌,颊脂肪垫的
颞部与其位于同一层面并位于颧弓上方,又称为颞
深脂肪垫。深筋膜在颧弓以下开始变得菲薄,并呈
半透明状,覆盖咬肌、面神经、面动脉、面静脉及腮腺
导管,这就是所谓的腮腺咬肌筋膜。在该筋膜的深
面更前方的区域是颊脂肪垫和面深部表情肌(提口
角肌、颊肌和颏肌)。面神经的分支位于面动脉和面
静脉分支、腮腺导管和颊脂肪垫的浅面,并从肌肉的
浅面支配面深部表情肌。由于腮腺咬肌筋膜菲薄而
脆弱,因此在将 SMAS 筋膜与该层筋膜分离时应格
外小心,特别是在前缘部分,因为面神经各分支就是
在该处穿出腮腺咬肌筋膜来支配面浅部表情肌的。

韧带

支持韧带为纤维组织的腱膜聚合结构,起自深
部结构,止于其表面的真皮,有助于将皮肤和可移动
软组织锚定于深部骨骼上。支持韧带分为真性和假
性两种类型(图 2.4)。

真性韧带是短而结实的纤维束,连接骨膜与真
皮。真性韧带存在于 4 个部位:眼眶、颧骨、下颌骨
及上颌骨颊侧。眼眶韧带位于颧额缝表面。颧弓韧
带(McGregor 斑)可将脂肪组织固定于其下方的颧
骨隆凸处。下颌韧带可使正中联合区旁的真皮附着
于其下方的颌骨表面并起到支撑颏部的作用。颊上

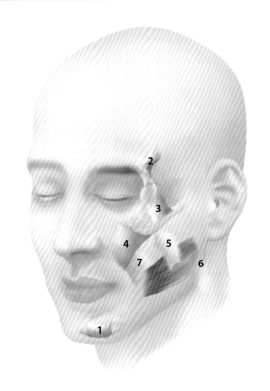

真性支持韧带	假性支持韧带
1.下颌韧带	5.咬肌韧带
2.眼眶韧带	6.颈阔肌-耳韧带
3.颧弓韧带	7.颊上颌韧带(颊部)
4.颊上颌韧带(上颌部)	

图 2.4 面部韧带。

颌韧带既有真性韧带成分又有假性韧带成分,其中
真性成分使皮肤附着于颧上颌缝。在外科手术中需
要上提面部皮肤时,这些韧带会限制其移动,因此如
果要想获得最大的面部皮肤上提时,必须切断这些
韧带。

假性支持韧带将 SMAS 固定于深筋膜从而防止
重力性下垂,其存在于 3 个部位,相应地命名为颈阔
肌-耳韧带、咬肌韧带和颊上颌韧带。颈阔肌-耳韧带
为一层较厚的腱膜组织,将颈阔肌后上缘附着于耳
垂。该韧带在耳前区的皮下组织层提供了一个可供
分离的层面,通过这个层面可以直接分离到颈阔肌
的外表面。咬肌韧带是一系列延伸于咬肌前缘与皮
肤之间的纤维束,有助于支撑面颊内侧部。在腮腺咬
肌筋膜的前方剥离 SMAS 筋膜容易导致结缔组织平
面的疏松和咬肌韧带的松弛,该韧带的松弛可导致
颧骨下凹的出现,而这正是面部老龄化的特征性标

志之一。前颊部的软组织由位于鼻唇沟附近的颊上颌韧带支撑,该韧带是最薄弱的面部支持韧带,因而前颊组织特别容易随着面部的老龄化而出现下垂。

在年轻时面部支持韧带是紧绷的,但随着长年累月的肌肉运动和重力的作用可逐渐导致面部皮肤与韧带的松弛,同时由于皮肤的弹性组织变性和深层脂肪组织的不断累积,使得面部软组织的所有部分都出现下垂。颧部软组织通过外侧的颧弓韧带和内侧的颊上颌韧带悬吊于颧骨隆凸和上颌骨表面。随着面部老龄化,这些韧带变得松弛,导致颧部组织出现下移。这种软组织的下垂多发生于鼻唇沟的固定线附近,这使得鼻唇沟变得更为明显。咬肌韧带的松弛可导致面颊部软组织的下垂,甚至超过下颌下缘,从而形成颌下赘肉。前部颌下赘肉的形成往往是下颌韧带松弛所致,而后部则与咬肌韧带松弛有关。

通过外科手术提紧面部的支持韧带、将 SMAS 筋膜折叠以及复位面部软组织是面部年轻化治疗中的常用技术。

面神经

面神经的主干自茎乳孔发出后随即进入腮腺腺体内,并分为颞面干和颈面干,但其分支的类型存在很大变异性(图 2.5)。面神经的颞(或额)支、颧支、颊支、下颌缘支及颈支分别穿出腮腺后走行于咬肌浅面,然后穿过 SMAS 筋膜的深层支配面部肌肉。

颞面干分成 5~7 支,支配前额、眼眶、颧部及颊部的肌肉。除额支外,所有分支之间都存在众多的交通支。面神经额支是最细的,也是终末支,一旦损伤将导致额部肌肉明显的运动障碍。该分支由腮腺的深部穿出后至颧弓根部,然后逐渐变浅,在颧弓中点处越过颧弓后走行于颞顶筋膜的深面,最后进入额肌的深面。颞面干的神经分支位于颞深筋膜浅、深两层的浅面,因此在掀起颞部组织瓣时为避免损伤面神经颞支,术者只能紧邻皮下组织层进行分离,或者沿颞顶筋膜的深面紧贴颞深筋膜浅层进行分离。在颧弓表面剥离时应特别小心,因为这里是诸多筋膜层融合之处。在临床实践中,为保护面神经,在颧弓以上的颞区进行分离时应在颞顶筋膜的深面进行,而在颧弓以下则应在腮腺咬肌筋膜的浅面进行分离。如此,可在颧弓区域形成一个系膜,称为颞肌系膜。

颈面干在两束神经干中相对较细,分出 3~5 个分支,支配颊部、下颌及颈部。与颞面干的额支相似,

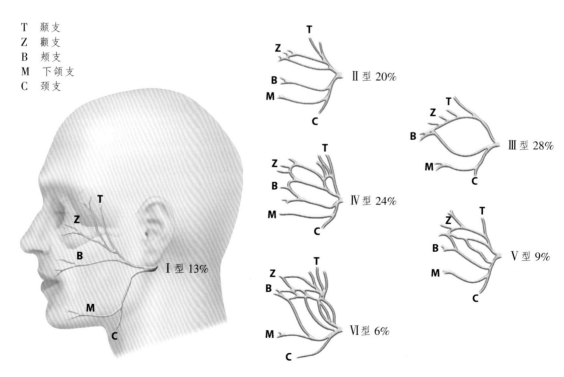

T　颞支
Z　颧支
B　颊支
M　下颌支
C　颈支

I 型 13%
II 型 20%
III 型 28%
IV 型 24%
V 型 9%
VI 型 6%

图 2.5　面神经分支的变异。

颈面干的下颌缘支也是最容易受损伤的终末支,一旦受损将出现降下唇肌的瘫痪,从而导致明显的面部畸形。下颌缘支沿颈阔肌的深面走行进入该肌,因此在上颈部手术需要切开和掀起颈阔肌时,容易损伤该分支。Dingman 与 Grabb 通过大量的尸体解剖发现,在面动脉后方,面神经下颌缘支在 81% 标本中位于下颌骨下缘以上,在 19% 的标本中位于下颌骨下缘以下 1~2cm 处。在老年的标本中由于颈部的延伸,甚至可能出现在更低的位置。在面动脉前方,所有标本的面神经下颌缘支均在下颌骨下缘以上的位置经过并支配降口角肌,只有颈支越过下颌骨下缘进入颈阔肌。面神经下颌缘支在 98% 的标本中位于面后静脉的浅面,而在所有的标本中,该分支均位于面前静脉的浅面。在 10%~15% 的标本中,面神经下颌缘支与颊支之间存在交通支,因此这些患者即使该分支被切断也常常可以获得理想的功能恢复。在颈阔肌下层分离时,面神经颈支存在一定程度的损伤风险。在 4%~5% 的人群中,颈支可以支配降下唇肌,这些人群如颈支受损有可能导致假性下颌缘支麻痹。面神经颊支在越过咬肌和颊脂肪垫的部位容易在手术中受到损伤。

面部表情肌

　　面部肌肉位于 SMAS 的两层筋膜之间,从而形成三明治样的结构,肌肉本身通过纤维带与真皮相连。通过这些纤维带的成组协同运动,面部肌肉可以进行多样而复杂的运动,因而产生丰富的面部表情。面部肌肉分为眶周、口周和颈阔肌肌群(图 2.6)。

眶周肌群

　　额肌和皱眉肌是前额部的主要肌肉,额肌是主要的提眉肌,垂直向上走行并与帽状腱膜相续,向下与降眉肌群包括降眉间肌、皱眉肌、眼轮匝肌和降眉肌相融合。额肌可以通过上抬眉毛表达惊讶的表情,并产生横行的前额皱纹。皱眉肌起自眼轮匝肌深面额骨的内侧眶上嵴,向外上穿过眼轮匝肌止于额肌和眉毛中部的皮肤,是表达痛苦的主要肌群,皱眉时使眉毛向下向内移动并在鼻根上方产生垂直的皱纹。降眉间肌起自鼻骨和鼻外侧软骨,其肌纤维垂直走行并与鼻根部皮肤相连,因此收缩时产生水平向的皱纹。

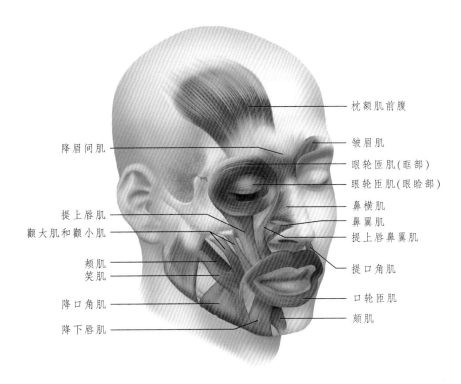

图 2.6　面部表情肌。

眼轮匝肌包括 3 部分：最大的眼眶部起自额骨的鼻部、上颌骨的额突以及眼睑内侧韧带，延伸至眶缘以外的面部，其肌纤维呈同心圆环绕眼眶。该肌向上与额肌融合，向下位于颧大肌和其他提唇肌的表面，主要产生主动闭眼（紧闭眼睛）的动作。眼轮匝肌的眼睑部仅指眼睑部位的肌肉，参与无意识的眨眼睛时的闭眼动作。眼轮匝肌的泪腺部起自泪骨，经过泪囊后方时部分肌纤维融入泪腺筋膜，余下的肌纤维止于睑板和睑外侧裂。该肌收缩时可以扩大泪囊从而有助于泪液进入泪囊。眼轮匝肌上部的一些肌纤维止于眉毛而被称为降眉肌，其作用为使眉毛降低。

额肌筋膜的深层附着于眼眶上缘内 1/2~2/3 的骨膜上，在眶外侧区域附着变得稀疏，尤其在老年人甚为薄弱。在眶外侧区眶上嵴缺如，眉毛部脂肪与骨之间也缺乏强有力的附着，因此在有第Ⅶ对脑神经（面神经）麻痹和退化性眉下垂的患者中，眶外侧区往往会更早地出现眉毛的下垂。在进行提眉手术时，重要的一点就是切断眼眶韧带，否则会牵拉眉毛，限制其上移。眶外侧区垂直向的眼轮匝肌纤维是导致外眦区皱纹的主要原因。

眶隔是位于眼轮匝肌深面的一层纤维结构，起自眶缘的骨膜，包括呈弧形的眶上缘。上睑处的眶隔在睑板上方 2~3mm 处融入上睑提肌腱膜，下睑处的眶隔在睑板下方 5mm 处与睑颊筋膜相续。眶隔在内侧附着于后泪囊嵴，在下睑处也附着于前泪囊嵴，在外眦部与外眦韧带融合。眶隔的内侧部分相对较薄，并且随着年龄的增长整体变得薄弱，由此导致其深面脂肪的假性疝出，从而形成眼袋。

口周肌群

口周肌群主要控制上唇、下唇及口角的运动，分为浅层肌群和深层肌群。SMAS 分别覆盖浅层肌群中的颧大肌、颧小肌、颈阔肌、笑肌、降口角肌和口轮匝肌浅头。面神经分支从深面进入这些肌肉从而支配其运动。颧大肌和颧小肌是控制微笑运动的主要肌肉，在面部提升手术中可能损伤该肌肉。面神经分支从深部肌群（提上唇肌、提口角肌、颊肌、颏肌、降下唇肌和口轮匝肌深部）的浅面进入肌肉支配其运动，而颊脂肪垫位于颊肌的深面，这也解释了为什么在颊脂肪垫切除手术中从颊黏膜入路可以较好地保护面部肌肉和面神经。提上唇肌群的作用与鼻唇沟的形成有关，而降下唇肌群（降口角肌）则与颏唇沟的形成有关。

颈阔肌

颈阔肌起自上部胸廓的浅筋膜，向上越过锁骨和颈部止于下颌骨下缘、下面部的皮肤以及口角与下唇附近的肌肉。其肌纤维束通常呈"S"形向后上方走行并越过下颌角。颈阔肌内侧的肌纤维变异很大，在甲状软骨水平可互相融合形成倒"V"形结构。倒"V"的顶点可能位于颏部水平，也可能位于甲状软骨水平稍下方，正因为如此，颏下区既可能有颈阔肌覆盖，也可能缺如。颈阔肌外上部肌纤维的松弛可能导致颈部的下垂和下颌赘肉的形成。颈阔肌的分布有 3 种类型（图 2.7）。最常见的是Ⅰ型（见于 75% 的尸体标本），内侧肌纤维在颏下 1~2cm 处与对侧颈阔肌相互交织，而在舌骨上区域仍然保持互相分离；Ⅱ型占 15%~17%，两侧肌纤维在更低的水平就开始相互融合，由此从甲状腺至颏下区形成一层延续的肌肉覆盖；Ⅲ型占 10%，两侧的颈阔肌完全分离，不与对侧的肌纤维交错，而是直接进入颏部的皮肤肌肉中。

颈阔肌后方的筋膜聚合形成耳后韧带，附着于其表面皮肤，作用为将颈阔肌锚定于耳下区皮肤。耳大神经的皮支位于耳后韧带的表面或穿行其中，耳

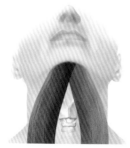
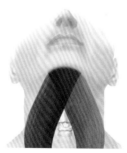
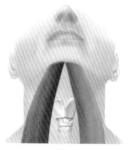

Ⅰ型　　Ⅱ型　　Ⅲ型

图 2.7　双侧颈阔肌整合方式的变异。

大神经穿出该韧带支配腮腺区的感觉功能,因此外科医师在手术中遇到耳后韧带时应警惕耳大神经就位于其附近。

老龄化对肌肉的影响

传统的观念认为,面部肌肉的松弛和衰弱导致软组织向下移位,但这一观点已经受到了质疑。现在认为随着年龄的增长,面部肌肉的肌张力实际上是增加的,这可能是对骨吸收或基骨延长的适应性反应。同时肌肉的体积也显著减少,这更加增加了剩余肌肉的肌张力。无论原因如何,持续性的肌肉收缩导致了其深部脂肪的移位、皮肤细纹增加和永久性的皮肤皱纹。这种现象可在面瘫患者身上得到了很好的验证,由于缺乏面部肌肉的运动,反而令这些患者的皮肤皱纹和鼻唇沟消失了。

颏部与颈颏角

锐利的颈颏角、清晰的下颌轮廓线、隐约可见的甲状软骨和明显的胸锁乳突肌前界会使颈部显得年轻而富有魅力。而冗余的皮肤、冗余或下垂的颏下脂肪、颈阔肌脂肪、颈阔肌带的出现、颌下腺的肥大及小颏畸形或下颌后缩都可能导致颈部外观变得不那么理想。

颏部是连接面部与颈部的重要结构。理想的颏部与颈颏角的关系,应是从眉间点至颏前点做一垂直切线,该线应与从颈点通过颏下点所做的水平切线相交。所谓的颈颏角,理想的角度应为 75°~90°。颏部应位于从下唇所做的假想垂线上。

颈颏区主要有 3 组肌肉,包括颏舌骨肌、下颌舌骨肌以及二腹肌前腹。颏舌骨肌沿下颌骨弓的内侧止于颏结节,连接下颌骨与舌骨体部。下颌舌骨肌是一块扇形肌肉,形成肌性口底。紧贴下颌舌骨肌表面的是二腹肌的前腹。颏下动脉、下颌舌骨肌动脉和静脉及颏下神经,共同为该区域的深部结构提供血液供应和神经支配。

舌骨一般位于第 3 或第 4 颈椎水平(C3 或 C4)。当舌骨位置较高(C2 或 C3)时,往往有利于形成更锐利的颈颏角,从而改善下颌轮廓线。而当舌骨位置较低(C4 或 C5)时,则会使颈颏角变钝,并形成坡颈样外观和不甚清晰的下颌轮廓线。

血液供应

面部皮肤通过含有丰富动脉网的皮肤筋膜穿支动脉系统供血,因而具有非常充足的血供(图 2.8)。面部的外周区域主要是通过颞浅动脉分支供血(面横动脉、颧眶动脉及额动脉),中央区域主要是通过面动脉的分支以及眶上动脉、眶下动脉和颏下动脉

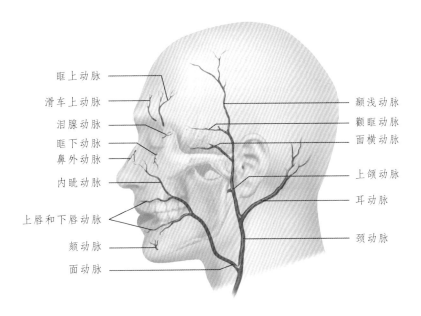

图 2.8　面部的动脉供应。

供血。在手术中通过面颈部入路掀起耳前或颈部皮瓣时会切断颞浅动脉分支的供血,此时皮瓣血供主要来自面动脉的分支,因此应保证皮瓣具有一定的厚度以确保皮瓣存活。而面动脉位于深筋膜的深面,应避免损伤该动脉。对于吸烟者或在既往手术中结扎了面动脉的患者,皮瓣的分离范围应相对保守。

感觉神经分布

面部的感觉神经来自三叉神经的 3 个分支以及颈丛神经分支(图 2.9)。面部提升手术将导致面部皮瓣的失神经支配,但可以在数月内再生出全新的感觉神经网。外侧面颊部为三叉神经和颈丛神经分布的交界地带,因而其感觉恢复往往是最慢的。耳大神经在浅筋膜深面越过胸锁乳突肌,位于外耳道下方 6.5cm。

老龄化对骨骼的影响

颅面部骨骼来源于外胚层,具有终身生长能力。在作用于骨膜外力的诱导下,颅面骨一直存在骨质沉积和骨质吸收区并由此进行不断的塑形改变,例

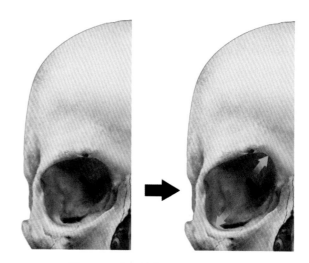

图 2.10 眼眶轮廓的老龄化改变。

如在颧骨与颧弓水平的横向扩大。无论男女,与年龄相关的最广泛的面部骨骼变化发生在50岁左右。最常见的改变包括眼眶轮廓的改变(上缘、内侧缘及外下缘的重塑)(图 2.10),无牙颌患者面中部垂直高度的降低,以及鼻额角、梨状孔角及上颌角的减小。从侧面观可见上颌骨与下颌骨发生了顺时针的旋转。男性上面部(鼻额角、眶缘角)的变化明显,而女性下面部的角度变化更明显(上颌角与梨状孔角)。这个

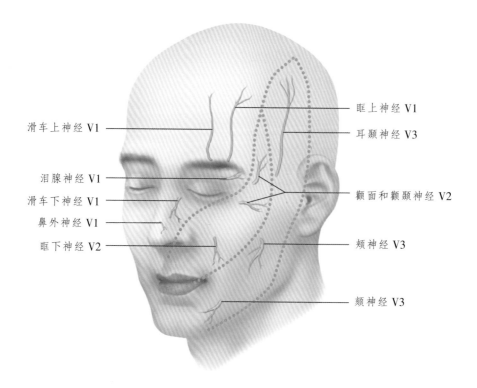

滑车上神经 V1

泪腺神经 V1

滑车下神经 V1

鼻外神经 V1

眶下神经 V2

眶上神经 V1

耳颞神经 V3

颧面和颧颞神经 V2

颊神经 V3

颏神经 V3

图 2.9 面部皮肤的神经分布。

结果也是意料之中的,因为众所周知,男性具有更加突出的前额和眶上缘,而女性的面中部往往看起来更小巧。最终,由于老龄化所致的骨骼重塑将使得面中部的软组织所能获得的空间被压缩,从而导致面部软组织的褶皱,这被称为"手风琴效应"。面部骨结构的不足可以通过填充固体植入物而得到补充,从而恢复对软组织的支撑作用并逆转"手风琴效应"。

致谢

　　感谢英国多塞特郡普尔市普尔医院国家医疗服务基金会的高级医学摄影师 Becky Ward 女士。感谢英国多塞特郡普尔市普尔医院国家医疗服务基金会口腔及颌面外科高级主任 Victoria Knapp 女士。

（闵安杰　译　　翦新春　校）

参考文献

Anastassov GE, St Hilaire H. Periorbital and midfacial rejuvenation via blepharoplasty and subperiosteal midface rhytidectomy. *International Journal of Oral and Maxillofacial Surgery.* 2006; 35: 301–11.

Aszmann OC, Ebmer JM, Dellon AL. The anatomic basis for the innervated mylohyoid/digastric flap in facial reanimation. *Plastic and Reconstructive Surgery.* 1998; 102: 369–72.

Danahey DG, Dayan SH, Benson AG, Ness JA. Importance of chin evaluation and treatment to optimizing neck rejuvenation surgery. *Facial Plastic Surgery.* 2001; 17: 91–97.

de Castro CC. The anatomy of the platysma muscle. *Plastic and Reconstructive Surgery.* 1980; 66: 680–83.

Doual JM, Ferri J, Laude M. The influence of senescence on craniofacial and cervical morphology in humans. *Surgical and Radiologic Anatomy.* 1997; 19: 175–83.

Dumont T, Simon E, Stricker M, et al. Analysis of the implications of the adipose tissue in facial morphology, from a review of the literature and dissection of 10 half faces. *Annales de Chirurgie Plastique Esthétique.* 2007; 119: 2219–27.

Dingman RO, Grabb WC. Surgical anatomy of the mandibular ramus of the facial nerve based on the dissection of 100 facial halves. *Plastic and Reconstructive Surgery and the Transplantation Bulletin.* 1962; 29: 266–72.

Fisher GJ, Varani V, Voorhees JJ. Looking older:

Fibroblast collapse and therapeutic implications. *Archives of Dermatology.* 2008; 144: 666–72.

Furnas DW. The retaining ligaments of the cheek. *Plastic and Reconstructive Surgery.* 1989; 83: 11–16.

Khazanchi R, Aggarwal A, Johar M. Anatomy of aging face. *Indian Journal of Plastic Surgery.* 2007; 40: 223–29.

Le Louran C. Botulinum toxin and the Face Recurve concept: Decreasing resting tone and muscular regeneration. *Annales de Chirurgie Plastique Esthétique.* 2007; 52: 165–76.

Larrabee WF, Makielski KH, Henderson JL. *Surgical Anatomy of the Face.* 2nd ed. Philadelphia: Lippincott Williams and Wilkins, 2004.

Pessa JE, Chen Y. Curve analysis of the aging orbital aperture. *Plastic and Reconstructive Surgery.* 2002; 109: 751–55; discussion 756–60.

Pessa JE, Zadoo VP, Yuan C, et al. Concertina effect and facial aging: Nonlinear aspects of youthfulness and skeletal remodelling, and why, perhaps, infants have jowls. *Plastic and Reconstructive Surgery.* 1999; 103: 635–44.

Rabe JH, Mamelak AJ, McElgunn PJ, Morison WL, Sauder DN. Photoaging: Mechanisms and repair. *Journal of the American Academy of Dermatology.* 2006; 55: 1–19.

Raskin E, LaTrenta GS. Why do we age in our cheeks? *Aesthetic Surgery Journal.* 2007; 27: 19–28.

Richard MJ, Morris C, Deen B, et al. Analysis of the anatomic changes of the aging facial skeleton using computer-assisted tomography. *Ophthalmic Plastic and Reconstructive Surgery.* 2009; 25: 382–86.

Rohrich RJ, Pessa JE. The fat compartments of the face: Anatomy and clinical implications for cosmetic surgery. *Plastic and Reconstructive Surgery.* 2007; 119: 2219–27; discussion 2228–31.

Salmon M. *Arteries of the Skin.* New York: Churchill Livingstone, 1988.

Singh J, Prasad K, Lalitha RM, Ranganath K. Buccal pad of fat and its applications in oral and maxillofacial surgery: A review of published literature (February) 2004 to (July) 2009. *Oral Surgery, Oral Medicine, Oral Pathology, Oral Radiology, and Endodontology.* 2010; 110: 698–705.

Zoumalan RA, Larrabee WF. Anatomic considerations in the aging face. *Facial Plastic Surgery.* 2011; 27: 16–22.

第 3 章

外鼻

Shan R. Baker，Parkash L. Ramchandani

鼻是面部中央的特征性结构,具有赋予个体外貌特征、温暖、湿化、过滤空气及嗅觉等功能。外鼻有着复杂的三维形态,因而给外科重建带来了巨大的挑战。美学上给人以愉悦的鼻,表现为从眼到唇平滑而自然的过渡。鼻畸形则会破坏面部的美学平衡,从而分散人们对眼、唇等部位的关注。外鼻由皮肤、黏膜、骨、软骨和位于其间的支持组织(包括脂肪、肌肉和结缔组织)构成。对鼻部解剖的透彻了解是成功进行鼻部外形和功能重建的基础。外科医师在术前应做周密的设计,否则将对患者的美观、生理、社交及心理造成严重影响。

外鼻的分区与测量评估

从正面观,面部可水平向分为 3 部分(图 3.1)。

- 上 1/3:发际中点至眉间点。
- 中 1/3:眉间点至鼻下点。
- 下 1/3:鼻下点至颏下点。

鼻的长度为根部(有时也称之为鼻根,为鼻在眉间的起始点)至鼻下点的长度,此长度应为面下部高度的 1/2。与之类似,面部在垂直平面上(水平向)分为 5 等份,每一份都等于单个睑裂的宽度。鼻底的宽度,即鼻翼褶皱之间的距离,在理想情况下应该和两眼内眦之间距离等长,并且是面部宽度的 1/5。横向看,鼻占据了面部的中 1/3;纵向看,鼻占据了面部的中 1/5,并且应位于面中线上。从正面观,从眉毛沿鼻背侧缘至鼻尖点构成一条精巧弧形线,称为鼻背美学线条。

鼻额角(115°~130°)是鼻根点处的一个钝角,为经过眉间点的切线与经过鼻尖点的切线所形成的

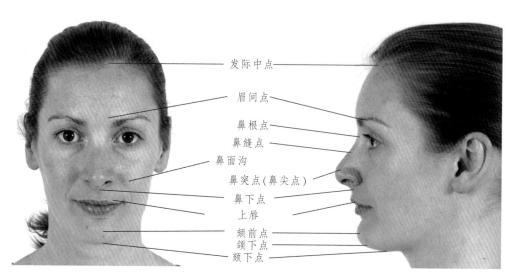

图 3.1 正侧位解剖标志点。

发际中点
眉间点
鼻根点
鼻缝点
鼻面沟
鼻突点(鼻尖点)
鼻下点
上唇
颏前点
颌下点
颏下点

角。鼻面角(30°~40°)是由鼻根点–鼻尖点连线与鼻根点–颏前点连线形成的锐角。鼻颏角(120°~132°)是鼻根点–鼻尖点连线与鼻尖点–颏下点连线形成的角。鼻唇角是鼻小柱和上唇之间的成角,该角度的大小决定了鼻尖向头侧旋转的程度,理想的角度在女性为105°~115°,男性为90°~105°。

学者们已建立了理想鼻形态的美学比例(图3.1)。侧面观,上唇唇红缘至鼻下点的距离等于鼻下点至鼻尖点的距离。鼻面沟到鼻孔中点的距离刚好等于鼻孔中点到鼻尖下(尾侧)缘的距离。从侧面来看,理想的鼻部比例和大小应为:鼻根点、鼻面沟和鼻尖点构成一个边长比为3:4:5的直角三角形。

美学亚单位

外鼻皮肤的质地和厚度并不相同,其交界处形成鼻的轮廓线,根据这些轮廓线可将外鼻分成不同的美学亚单位,包括鼻背、鼻侧壁、鼻尖叶、软组织三角、鼻翼及鼻小柱(图3.2)。当光线照在鼻表面时,由于皮下框架结构的不同,鼻部不同部位发生的光反射会有所差异,因此在各亚单位的交界处会形成阴影,从而使得这些亚单位的划分变得更为明显。因此,精确恢复鼻的框架以避免轮廓线的不规则与不对称,对于鼻重建而言是极其重要的。此外,用薄层皮瓣来修复鼻部皮肤缺损有利于恢复清晰的美学

单位与解剖标志点。

外鼻解剖

外鼻由皮肤、软组织、血管、神经及提供支撑作用的软骨和骨构成。鼻部不同区域皮肤厚度并不相同,理解这一点对鼻重建非常重要。外科医师对鼻血供知识的掌握是采用局部皮瓣进行鼻缺损重建的必要条件。

皮肤

外鼻皮肤厚度在不同个体之间以及在同一个体不同美学单位之间差异巨大。Lessard 和 Daniel 在研究 60 具尸体标本并实施 25 例鼻中隔成形术后发现,鼻根处皮肤最厚(1.25mm),鼻缝点皮肤最薄(0.6mm)。鼻背的皮肤薄且活动度好,而鼻尖和鼻翼的皮肤则要厚一些,且与皮下组织附着紧密。鼻侧壁上端皮肤薄,向下端至鼻翼沟处逐渐变厚。尽管鼻尖处皮肤较厚,但移行至鼻孔缘和鼻小柱时,则突然变得很薄。由于鼻表面和鼻孔缘的皮肤与衬里极为相似,使得在这些区域进行鼻重建后极易形成凹陷或轮廓不协调。鼻部下端 1/2 皮肤中含有大量的皮脂腺,在非高加索人种中尤为明显,通常表现为更多的皮下纤维脂肪组织。这层致密的组织常厚达 6mm,因而难以分辨非高加索人种的鼻翼软骨轮廓。

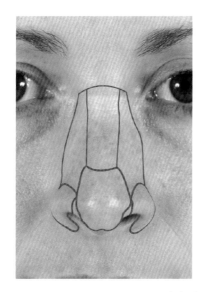
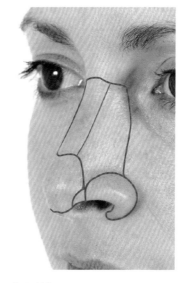

图 3.2　鼻部美学亚单位(正位和斜位)。

皮下组织

鼻部皮肤和骨性软骨支架之间的软组织可分为4层。紧贴皮下的是浅脂肪层,由脂肪组织构成,其间有垂直的纤维隔自真皮向其深面的纤维肌层走行,该层在眉间点和鼻尖上区较厚。纤维肌层包含鼻部肌群和鼻部皮下肌肉腱膜系统(SMAS),鼻部SMAS是面部SMAS的延续。组织学上,鼻部SMAS是由胶原束构成的清晰片状结构,封套着鼻部肌群。深脂肪层位于SMAS和鼻部骨骼表面的薄层覆盖组织之间,包含主要的浅表血管和神经,由疏松结缔组织构成,无纤维隔。因此,紧贴其深面是潜行分离鼻部皮肤的理想平面。鼻部的骨和软骨分别由骨膜和软骨膜覆盖。骨膜延伸至上外侧软骨表面并向外与梨状突骨膜融合。软骨膜覆盖鼻软骨,在鼻尖软骨间可见密集的纤维交织。

肌肉

Griesman和Letourneau曾对鼻部肌群进行过描述和分类(图3.3)。上外侧软骨和鼻翼软骨交界处的肌肉最为集中,这使得该处能够进行肌性扩张并对鼻阀区域起到支撑作用。所有鼻部肌群均由面神经的颧支支配。

鼻的上提肌群包括降眉间肌、提上唇鼻翼肌和鼻顶部鼻肌。这些肌肉可向上旋转鼻尖并张大鼻孔。降眉间肌有两个起点,内侧的肌纤维起自鼻横肌的腱膜和鼻骨的骨膜,外侧的肌纤维起自上外侧软骨的软骨膜和上唇肌群,均止于眉间皮肤。提上唇鼻翼肌起自眼轮匝肌的内侧肌纤维和上颌骨额突,止于鼻唇沟、鼻翼和上唇的皮肤与肌肉。鼻顶部鼻肌起自上颌骨额突,止于鼻骨、上外侧软骨、降眉间肌和鼻肌横部。

鼻的降肌群包括鼻翼肌和降鼻中隔肌。这些肌肉可延长鼻部、扩张鼻孔。鼻翼肌在侧切牙上方起自上颌骨,沿鼻翼外侧脚的后围止于皮肤。降鼻中隔肌在中切牙和侧切牙的上方起自上颌骨骨膜,止于膜性鼻中隔和鼻翼内侧脚基板。前鼻孔扩大肌是一块小型的扩大肌,呈扇形起自上外侧软骨和鼻肌的鼻翼部,止于鼻翼外侧脚下缘和鼻翼外侧皮肤。

内收肌群通过向下方旋转鼻尖并缩窄鼻孔以延长外鼻。这些肌肉包括鼻肌横部和鼻孔压肌。鼻肌

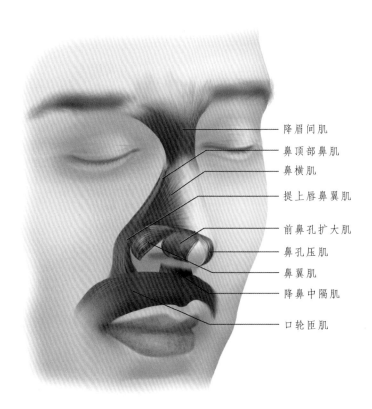

图3.3　鼻部肌群。

降眉间肌
鼻顶部鼻肌
鼻横肌
提上唇鼻翼肌
前鼻孔扩大肌
鼻孔压肌
鼻翼肌
降鼻中隔肌
口轮匝肌

横部在切牙窝的外上方起自上颌骨,部分肌纤维止于皮肤和降眉间肌,其余加入鼻肌的鼻翼部。鼻孔压肌起自下外侧软骨的前部,止于鼻孔缘的皮肤。

外鼻血供

颈内动脉和颈外动脉均参与了鼻部及鼻部周围的浅表动脉的血供(图 3.4)。内眦动脉起自面动脉,为制备鼻唇沟皮瓣和皮下铰链式皮瓣用于修复鼻翼提供了丰富的血供。鼻外侧动脉是内眦动脉的一个分支,为鼻外侧下端表面组织提供血供。鼻外侧动脉在鼻翼和颊部之间的沟内紧邻梨状孔边缘向鼻深部走行,并被提上唇鼻翼肌覆盖。该动脉发出多个分支进入鼻部和颊部皮肤的真皮下血管丛。

鼻背动脉是眼动脉的一个分支,从内眦韧带上方穿出眶隔,沿鼻侧走行,与内眦动脉分支鼻外侧动脉吻合。鼻背动脉为鼻背皮肤提供丰富的轴型血供,也是鼻背皮瓣的主要供血动脉。

鼻槛和鼻小柱基底的血供由上唇动脉分支提供。鼻小柱动脉是上唇动脉的分支,在鼻翼内侧脚浅面向上走行。在外入路鼻整形手术中,需经鼻小柱做切口,那么鼻小柱动脉将会被切断。

鼻尖的血供由筛前动脉的外鼻支与鼻小柱动脉共同提供。筛前动脉是眼动脉的一个分支,在筛骨纸样板和额骨眶突连接处(额筛缝)穿过眶内侧壁,进入筛窦为黏膜提供血供,同时向鼻腔上部发出分支。筛前动脉的外鼻支,自鼻骨与上外侧软骨之间浅出,为鼻尖皮肤提供血供。鼻尖也接受来自内眦动脉的分支鼻外侧动脉的血供。

静脉血液经与动脉相对应的同名静脉回流,再经面静脉、翼丛和眼静脉汇入海绵窦。

外鼻感觉神经分布

鼻部皮肤的感觉由三叉神经(第 V 对脑神经)的眼支及上颌支支配(图 3.5)。滑车上神经和滑车下神经的分支支配鼻根部、鼻缝点和鼻侧壁上端的皮肤。筛前神经外鼻支自鼻骨和上外侧软骨之间浅出,

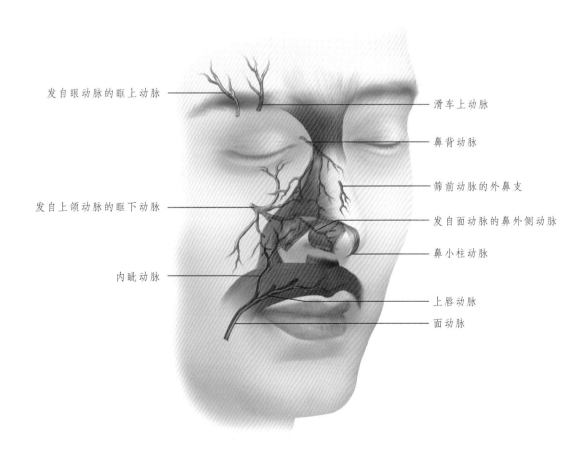

发自眼动脉的眶上动脉

滑车上动脉

鼻背动脉

筛前动脉的外鼻支

发自上颌动脉的眶下动脉

发自面动脉的鼻外侧动脉

鼻小柱动脉

内眦动脉

上唇动脉

面动脉

图 3.4 外鼻的动脉血供。

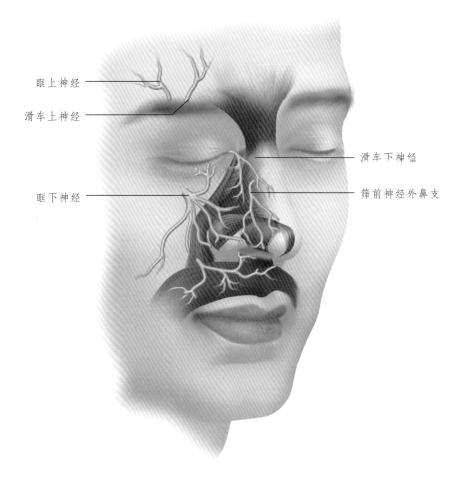

图 3.5　外鼻的感觉神经分布。

支配鼻部下 1/2 及以下的皮肤(包括鼻尖部)。该神经在行软骨间切开及软骨切断时极易受到损伤,在鼻整形术中进行软组织分离时常被切断。为了减少此风险,最好避免做较深的鼻内切口,同时应保持沿软骨表面进行分离。眶下神经分支为鼻部外侧 1/2 的皮肤、部分鼻小柱及外侧鼻前庭提供感觉神经支配。

鼻骨性解剖

　　透彻理解鼻部骨性结构的解剖对恰当地进行鼻重建来说是必不可少的。在构建移植物框架时,如不能复制出正常的轮廓可能会影响修复效果,导致外形异常和功能受限。鼻的框架结构由骨和软骨共同组成(图 3.6)。

鼻尖

　　鼻部下 1/3 由小叶(鼻尖)、鼻小柱、鼻前庭和鼻翼组成,在结构上由成对的鼻翼(下外侧)软骨、鼻中隔下部、副软骨和纤维脂肪结缔组织构成(图 3.7)。鼻尖复杂多变的构造与鼻翼和鼻中隔软骨的大小、形状、方向、强度以及被覆皮肤和软组织的厚度和质量有关。鼻翼软骨附着于上外侧软骨和鼻中隔,是支撑鼻尖的主要结构。鼻前庭内侧以鼻中隔和鼻小柱为界,外侧以鼻翼基底为界。鼻前庭包含长有鼻毛的褶皱皮肤,止于外侧脚下缘。

　　鼻翼软骨可以再细分为内侧脚、中间脚和外侧脚(图 3.8)。内侧脚由基板和鼻小柱段构成。基板的位置更靠后并构成鼻小柱基底的外展部分。鼻小柱段始于基板的上界,在鼻小柱中断点处移行为鼻翼软骨中间脚。该中断点代表了鼻尖和鼻小柱的交界。鼻小柱的外形和突度受鼻翼软骨内侧脚和鼻中隔下段结构的影响。两侧鼻翼软骨内侧脚鼻小柱段之间的这一空间可能被软组织充满,但在皮肤较薄的患者,鼻小柱会给人一种"一分为二"的视觉。鼻小柱

图中标注:眶上神经、滑车上神经、眶下神经、滑车下神经、筛前神经外鼻支

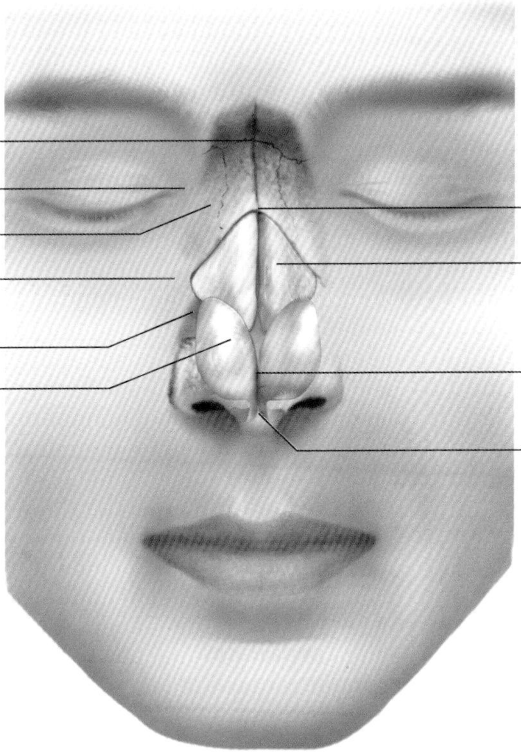

鼻根点

内眦

鼻骨

上颌骨额突

梨状孔

鼻翼软骨

鼻缝点

上外侧软骨

鼻尖点

鼻尖下小叶

图 3.6 鼻的骨和软骨正面观。

的不对称可能继发于鼻中隔下段偏斜,或由鼻翼软骨本身的不对称引起。在美学上赏心悦目的鼻子,鼻小柱应该位于鼻孔边缘偏下方 2~4mm 的位置,鼻基底部的形态应当类似于一个等边三角形。在很多人看来,具有魅力的鼻孔应该呈水滴形。

鼻翼软骨中间脚包括小叶段和背侧段(图 3.8)。对于大多数鼻子而言,两侧小叶段上部靠得很近,但下部会形成分叉。鼻翼软骨中间脚依靠联合韧带结合在一起,而其间软组织的缺乏会使鼻尖给人以分裂的视觉。从侧面观,鼻翼软骨中间脚背侧段在头端的边界是决定鼻尖点突度的内在结构(图 3.7)。因此,鼻翼软骨中间脚的形状、长度和角度决定了鼻尖下小叶的外形和鼻尖点的位置。鼻尖上中断点是鼻翼软骨中间脚和外侧脚交界的部位。

鼻翼软骨外侧脚是鼻翼软骨最大的组成部分,为鼻孔缘的前半部分提供支持。切除或削弱鼻翼软骨外侧脚可使鼻孔产生回缩或形成拱形的趋势,这在鼻重建中需要重点考虑。从侧面看,籽状软骨由致密的纤维结缔组织相互连接在一起,这层致密的纤维结缔组织与上外侧软骨及鼻翼外侧脚的浅层和

深层软骨膜相续。鼻翼的下外侧包含脂肪和纤维结缔组织但不含软骨(图 3.7)。鼻孔的形态和弹性取决于鼻翼内的致密纤维脂肪结缔组织,该区域完整性的恢复有时需借助软骨的植入。

鼻背软骨部

鼻背软骨部由成对的上外侧软骨和鼻中隔软骨构成。上外侧软骨在上方与骨性框架有长度不等的重叠(图 3.6)。鼻骨的下端游离边缘与上外侧软骨的上缘以纤维相结合。鼻背软骨部的上 2/3 是一个单一的软骨结构。而在下端,上外侧软骨则与鼻中隔软骨逐渐分离。上外侧软骨的外界呈矩形,与梨状孔通过腱膜相接。基于上外侧软骨的外界存在一个间隙,称为鼻外侧三角。其边界为:上外侧软骨的外侧缘、鼻翼外侧脚的最外侧部分和梨状窝的边缘。该间隙以黏膜作为衬里,并有鼻肌横部覆盖其上。其内或有为内鼻阀的外侧面提供支持的副软骨及纤维脂肪组织(图 3.7)。此间隙内的瘢痕组织或鼻重建手术中的软骨移植操作等医源性因素可能导致鼻塞的发生。

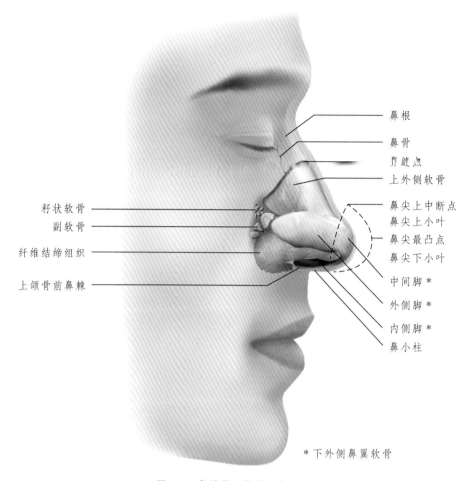

籽状软骨

副软骨

纤维结缔组织

上颌骨前鼻棘

鼻根

鼻骨

鼻缝点

上外侧软骨

鼻尖上中断点

鼻尖上小叶

鼻尖最凸点

鼻尖下小叶

中间脚 *

外侧脚 *

内侧脚 *

鼻小柱

* 下外侧鼻翼软骨

图 3.7 鼻的骨和软骨右侧面观。

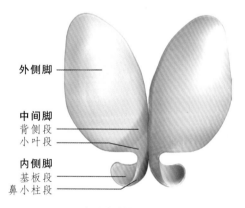

外侧脚

中间脚
背侧段
小叶段

内侧脚
基板段
鼻小柱段

图 3.8 成对鼻翼软骨的正面观。

鼻背骨部

鼻背骨部由成对的鼻骨和成对的上颌骨额突组成(图 3.6)。骨性穹隆呈金字塔形,最狭窄处位于内眦水平。通过内眦线可以将鼻背骨部大致平分。位于内眦线以上的鼻骨明显厚而致密。鼻梁点位于眉间点和鼻背之间软组织弧线的最深处,也是鼻额缝点的标志。鼻根点大致位于上眼睑重睑皱襞水平,鼻骨和上颌骨的额突在侧面相连。

(石冰 李承浩 译 蒉新春 校)

参考文献

Burget GC, Menick FJ. The subunit principle in nasal reconstruction. *Plastic and Reconstructive Surgery*. 1985; 76: 239.

Crumley RL, Lancer R. Quantitative analysis of nasal tip projection. *Laryngoscope*. 1988; 2: 202.

Daniel RK, Letourneau A. Rhinoplasty: Nasal anatomy. *Annals of Plastic Surgery*. 1988; 20: 5.

Firmin F. Discussion on Letourneau A, Daniel RK. The superficial musculoaponeurotic system of the nose. *Plastic and Reconstructive Surgery*. 1988; 82: 56.

Griesman BL. Muscles and cartilages of the nose from the standpoint of typical rhinoplasty. *Archives of Otolaryngology – Head and Neck Surgery.* 1994; 39: 334.

Letourneau A, Daniel RK. The superficial musculoaponeurotic system of the nose. *Plastic and Reconstructive Surgery.* 1988; 82: 4.

Lessard ML, Daniel RK. Surgical anatomy of septorhinoplasty. *Archives of Otolaryngology – Head and Neck Surgery.* 1985, 111:25.

Oneal RM, Beil RJ, Schlesinger J. Surgical anatomy of the nose. *Clinics in Plastic Surgery.* 1996; 23: 1985.

Simons RL. Adjunctive measures in rhinoplasty. *Otolaryngologic Clinics of North America.* 1975; 8: 717–42.

Wright WK. Surgery of the bony and cartilaginous dorsum. *Otolaryngologic Clinics of North America.* 1975; 8: 575.

Zingaro EA, Falces E. Aesthetic anatomy of the non-Caucasian nose. *Clinics in Plastic Surgery.* 1987; 14: 749.

第 4 章

内鼻和鼻旁窦

Tawakir Kamani，Anshul Sama

引言

鼻的功能是过滤、调节吸入的空气及提供嗅觉。本章将对鼻腔、鼻中隔、鼻腔外侧壁和鼻旁窦的解剖进行描述。有关外鼻的解剖已在第 3 章进行了介绍。由于与眶区及颅腔都非常接近，如果不能对鼻的相关解剖详细了解，则有可能导致极为严重的并发症。全面掌握内鼻及鼻旁窦的解剖并理解这些结构可能发生的变异，对于安全有效地实施鼻窦内镜手术至关重要。

鼻腔解剖

鼻腔前方起自鼻孔，向后延伸至鼻后孔，并在此与鼻咽相续。鼻腔底部前方由上颌骨的腭突构成，后方则为腭骨的水平部(图 4.1a)。鼻腔顶部前方由鼻外侧软骨(上外侧软骨及下外侧软骨)和鼻骨支撑，后方则由筛板支撑。鼻中隔将鼻腔分成两个鼻道。鼻腔的大部分为呼吸上皮被覆，在鼻中隔的上部及中鼻甲的上内侧部存在嗅上皮。

鼻腔的血液供应主要来自蝶腭动脉的分支，此外，前后筛动脉、腭大动脉和面动脉亦提供了部分血供。鼻腔后部的静脉回流至咽丛，鼻腔中部的静脉沿相应动脉汇入翼丛，而鼻腔前部的静脉回流至面静脉。鼻腔的淋巴引流沿静脉而非动脉走行，向前引流到下颌下淋巴结，向后则引流至咽后淋巴结和颈深上淋巴结。翼腭神经节分支鼻睫神经和腭前神经提供神经支配。

鼻中隔

鼻中隔由较小的位于前方的膜部、四边形软骨(鼻中隔软骨)、筛骨的垂直板、犁骨、上颌骨的鼻嵴以及腭骨组成(图 4.2)。上外侧软骨与鼻中隔软骨的背侧缘融合，有助于维持鼻部中 1/3 的突度和高度。鼻中隔软骨在鼻缝点附着于骨性鼻中隔及鼻骨，该处是鼻部的重要区域，为鼻在鼻缝点水平的突度提供了支撑，其完整性和稳固性对于鼻的美观和功能都很重要。

内鼻阀位于鼻腔前部，是鼻腔通气道最狭窄处。内鼻阀在冠状面上呈一个直角三角形的间隙，其边界为鼻中隔、上外侧软骨下缘和鼻腔底，有时下鼻甲前端会突入该间隙内。

鼻腔外侧壁和鼻旁窦

鼻甲和鼻道

鼻腔外侧壁上有 3 个显著突起的结构，称为鼻甲，分别为上鼻甲、中鼻甲和下鼻甲(图 4.1a)。偶可见第四鼻甲，称为最上鼻甲。鼻甲的存在为调节吸入的空气(使之变得温热、湿润)提供了更大的表面积。下鼻甲是一块与上颌骨内侧壁相连的独立骨。而中鼻甲、上鼻甲(和最上鼻甲，如果存在的话)则为筛骨的一部分。

筛骨甲(中鼻甲、上鼻甲与最上鼻甲)通过"板层结构"与筛骨复合体连接。中鼻甲基板的解剖结构最

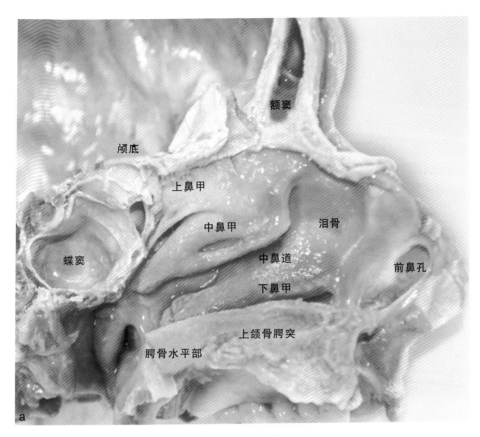

图 4.1a　鼻腔外侧壁。

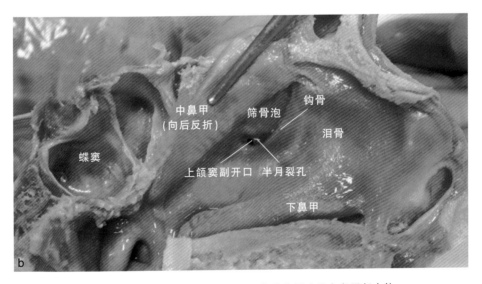

图 4.1b　将中鼻甲向后反折以显示鼻腔外侧壁的中鼻甲复合体。

为复杂且重要。中鼻甲的附着呈"S"形,可以分为 3 个部分(图 4.1b)。前 1/3 中鼻甲位于矢状面上,附着于鼻腔外侧面及筛板外侧板水平的颅底。中 1/3 特称为"基板",其位置更为接近冠状面。后 1/3 则再次回到矢状面上并附着于筛骨纸板,最远可附着至腭

骨垂直板。基板前方的筛骨气房归为"前筛骨气房",基板后方的则归为"后筛骨气房"。有气体充盈的中鼻甲称为泡状鼻甲。

鼻甲外侧的空间称为鼻道(分别称为上鼻道、中鼻道和下鼻道),在这些凹处存在不同的结构和腔道

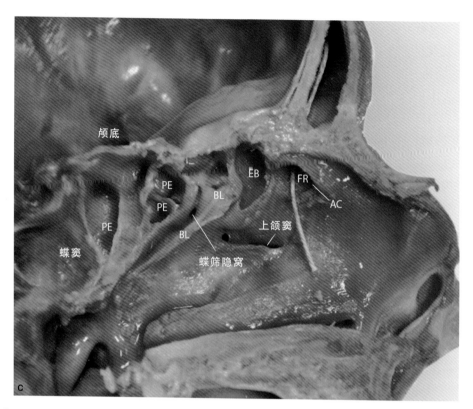

图 4.1c　中鼻甲切除后的鼻腔外侧壁显示基板(BL)分隔筛骨泡(EB)与后组筛骨气房(PE)。FR,额隐窝;AC,鼻丘气房。

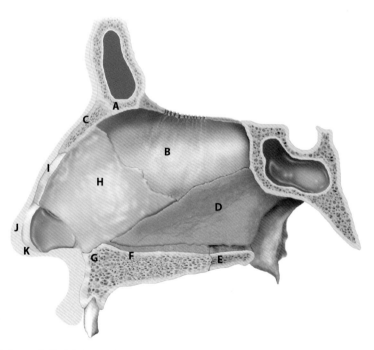

图 4.2　鼻中隔。A,额骨鼻突;B,筛骨垂直板;C,鼻骨;D,犁骨;E,腭骨水平板;F,上颌骨腭突;G,鼻前棘;H,鼻中隔软骨;I,上外侧软骨;J,鼻中隔膜部;K,鼻翼软骨。

的排入。下鼻道通过鼻泪管引流泪囊。上鼻道和最上鼻道引流后筛骨气房。中鼻道引流额窦、上颌窦和前组筛窦，该共同通道称为窦口鼻道复合体。

窦口鼻道复合体和中鼻道是一个重要的解剖复合体，需进行详细的描述。该复合体是一个相互沟通的龛状结构，为额窦、前组筛窦及上颌窦提供共同的黏液纤毛引流途径。其主要结构包括钩突、筛骨泡和筛骨漏斗。钩突是一块菲薄的呈矢状向的回旋镖形骨，前方与泪骨相连，下方与下鼻甲相连（图4.1a），其上方的附着因前组筛窦的气化程度而有所不同。钩突后方的游离缘形成半月裂孔，为筛漏斗和中鼻道提供交通。筛漏斗是额窦、前组筛窦气房和上颌窦引流的一个三维空间，其前界为鼻丘及额筛窦气房，内侧界为钩突，后界为筛骨泡，外侧界为筛骨纸板（图4.1b）。

筛窦

筛窦由筛骨气化而来，是变异最多的鼻窦。有时气化会超出筛骨范围之外，此时的气房通常被赋予不同的名称：在眶骨称为眶上气房，在上颌窦顶称为 Haller 气房，在额窦底部内称为额筛气房，在蝶窦的上外侧面称为 Onodi 气房。

筛窦的外侧界为筛骨纸板，上界为前颅底，内界为鼻甲的垂直板（在前方为中鼻甲，在后方为上鼻甲或最上鼻甲）。筛骨顶向后内呈斜坡状，向内构成筛骨凹和筛板，向后与蝶骨续连。蝶窦形成筛窦的后界。

骨性间隔将筛窦分割成多达 18 个气房（前文已述及），这些气房根据其与中鼻甲基板的关系可分为前组筛窦系统和后组筛窦系统。

有一些特定名称的筛骨气房应该被提及。鼻丘气房是所有筛骨气房中位置最靠前和最恒定的，在 98% 的患者中，均呈气化状态。鼻丘气房位于中鼻甲前附着的前上方（图4.1c），形成了筛漏斗和额隐窝的前界，是额隐窝的重要标志点。

筛骨泡是最为明显的前组筛骨气房，在钩突的后方容易得到辨认（图4.1b,c），其外侧与筛骨纸板相连。在筛骨泡的后壁和基板之间有一个潜在的间隙，即泡上隐窝及泡后隐窝，统称为侧窦（图4.1c）。

筛窦动脉横向走行于筛窦复合体的顶部，在鼻

窦手术中有潜在损伤的风险。筛前动脉常位于筛骨泡表面上附着于基板之间，而筛后动脉则位于基板和蝶骨面之间。筛后动脉呈冠状位，而筛前动脉却以一定角度自上外侧向前内侧走行。据文献报道，筛动脉破裂病例多达 40%，所以，在实施外科手术时应注意避免破坏筛动脉，以免引起血管回缩进入眶内导致眶内出血。

筛后气房更大，其数量为 1~5 个不等，均引流进入上鼻道及最上鼻道。在约 10% 的病例中，最后方的气房可向外上延伸，甚至超出蝶窦的前壁，称为 Onodi 气房。这些蝶筛气房具有重要意义，因为在其侧壁和后壁中可能包含视神经和颈内动脉。

筛窦的血供来自筛前动脉、筛后动脉和蝶腭动脉。静脉沿同名动脉回流。淋巴引流汇入下颌下淋巴结及咽后淋巴结。神经分布来自眶上神经、筛前神经和翼腭神经节的眼支。

上颌窦

上颌窦呈锥形，锥形的底部形成鼻腔外侧壁的一部分，而其顶点指向颧突。眶底为上颌窦的顶，其内包含眶下神经（约 14% 病例的眶下神经管为眶下神经裂）。上颌骨牙槽突和硬腭形成上颌窦的底，其前壁最薄弱的部位与尖牙窝对应。翼腭窝及其内容物（颌内动脉、蝶腭神经节和腭大神经）位于上颌窦后壁的后方。

上颌窦开口于漏斗下方，通常被钩突遮挡而不可见（图4.3）。上颌窦内侧壁上有被覆黏膜的骨性裂隙区域，称为前后囟门。在 30% 的病例中，这些裂隙可潜在形成副开口，通常无功能。

颌内动脉分支，如眶下动脉和腭大动脉，为上颌窦提供血供。上颌窦的静脉经翼丛和面静脉回流。上颌窦的淋巴引流至下颌下淋巴结。眶下神经、腭大神经和上牙槽神经为上颌窦黏膜提供神经支配。

额窦

额窦的气化程度变化很大，5%~10% 的病例额窦发育不全。额窦的前后壁由颅骨的板障构成。后壁比前壁薄，分隔额窦和颅前窝。窦间的分隔将两侧额窦分开，并各自独立引流，在窦腔最低位的内侧通过额隐窝引流至筛漏斗。额窦并没有一个确切的

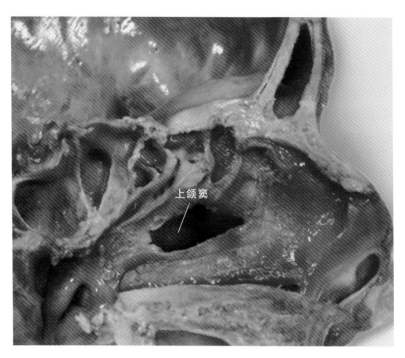

图 4.3 上颌窦。在去除中鼻甲后实施了钩突切除术,注意基板的显露。

开口,取而代之的是一条沟通额窦和额隐窝的引流通道,额隐窝再向筛漏斗的上方引流。这一引流通道受到称为"额筛气房"的前组筛骨气房的出现频率及气化程度的影响,不同个体有明显的差异。

眼动脉分支眶上动脉和滑车上动脉为额窦提供血供,而静脉回流则分别经眼上静脉至海绵窦和经过额窦后壁小静脉(Breschet 静脉)至硬脑膜窦。眶上神经和滑车上神经为额窦提供神经支配。

蝶窦

蝶窦的气化程度变异较大,人群中约 1% 的人蝶窦是缺如的。蝶窦通常被中隔分为不对称的两部分,其前下方,蝶骨喙与筛骨的垂直板及鼻中隔的犁骨相连(图 4.2a)。蝶窦口位于蝶窦的前内侧壁,并向上鼻甲内侧蝶筛隐窝引流(图 4.1b)。

根据蝶窦的气化程度,蝶窦后壁的上部由蝶鞍构成,下部由枕骨斜坡构成。颈动脉斜坡段在蝶窦后壁的斜坡部垂直走行,并在海绵窦部突向前呈环状。颈动脉斜坡段和视神经在蝶窦的上外侧壁均有明显隆起,两者之间的凹陷称为视神经颈内动脉隐窝。视神经(6%)和颈内动脉(8%)表面的骨缺如并不少见。蝶窦中隔常与颈动脉管和视神经管相延续。因此,不加控制的撕脱可能导致严重的出血和失明。

三叉神经上颌支(V2)行经蝶窦外侧壁,翼管神经行经蝶窦底部。

蝶窦的血供主要来自蝶腭动脉,顶部的血供来自筛后动脉。蝶窦的静脉经上颌静脉引流至颈静脉与翼丛系统。蝶窦顶部由鼻睫神经支配,底部则由蝶腭神经的分支支配。

(石冰 李承浩 译 蔡新春 校)

参考文献

Dharmbir S. *Applied Surgical Anatomy of the Nasal Cavity and Paranasal Sinuses.* In: Jones N. (Ed.). *Practical Rhinology.* London: Hodder Arnold, 2010: 1–14.

Lund V, Stammberger H. *Anatomy of the Nose and Paranasal Sinuses.* In: Gleeson M, Browning G, Burton MJ, et al. (Eds.). *Scott-Brown's Otorhinolaryngology, Head and Neck Surgery.* London: Hodder Arnold, 2008: 1313–43.

Stammberger H. *The Messerklinger Technique.* In: Stammberger H. (Ed.). *Functional Endoscopic Sinus Surgery.* Philadelphia: B.C. Dekker, 1991: 17–46.

Wormald PJ. *Endoscopic Sinus Surgery: Anatomy, Three-Dimensional Reconstruction, and Surgical Technique.* New York: Thieme, 2012.

第 5 章

外耳

David Richardson

胚胎学

外耳的胚胎学与手术解剖及病理有着密切的关联。外耳的发育从胚胎第 6 周开始,表现为第一及第二鳃弓的膨大,与器官形成的时期一致(第 4~8 周)。这也就不奇怪为什么耳的发育畸形常常伴随着其他器官的畸形,尤其是心脏与肾脏的问题。所以,当发现患者存在先天性耳部畸形时一定要加以注意,应对其他器官进行检查。

外耳最早出现在发育中面部的尾端,随着时间的推移逐渐向上方移行。许多畸形的外耳同时也是"低位耳"——这类疾病的外科手术难度相当大,但恰恰又是整形外科美学修复效果的关键。

外耳是由第一、二鳃弓发育而来的,而这两者同时也发育成了面部、口腔以及颌骨。因此这也就不奇怪为什么耳畸形和面部畸形在 50% 的病例中同时存在,通常来说这类疾病有眼-耳-脊椎综合征(OAVS)或半侧颜面发育不全(单侧常见)或是 Treacher Collins 综合征(双侧常见)。

第一鳃弓和咽囊参与形成外耳道、鼓膜、中耳以及咽鼓管。先天性外耳畸形常常会因为外耳道闭锁和(或)中耳畸形而导致传导性耳聋。对于双侧外耳畸形的患者来说,耳聋的评估以及治疗显得尤为重要。如果内耳发育正常,那么医师可以采用骨传导助听器来帮助患者改善听力。

外耳由 6 个耳丘发育而来,其中 3 个来源于第一鳃弓,另外 3 个来源于第二鳃弓。这些耳丘向上移行并融合为具有复杂三维外形特征的外耳结构。外耳的大部分结构来自第二鳃弓,只有前耳轮、耳屏、屏间切迹和耳垂是由第一鳃弓发育而来的。耳的不同区域的血管、淋巴及神经交通均有其相应的胚胎学起源。在小耳畸形的病例中,来源于第二鳃弓的组织常常缺如,同时伴有来源于第一鳃弓组织的增生和畸形残留。

耳丘的发育与融合如果出现异常将会导致一系列不同程度的畸形,如耳瘘、副耳、耳位异常(低位耳)、垂耳、杯状耳、问号耳、招风耳、隐耳、小耳和无耳等。

外形轮廓

在外耳的修复重建外科中,为了达到较好的美学效果,全面掌握外耳的轮廓解剖特点是至关重要的。同时,外科医师们需要不遗余力地追求精细操作才能重现外耳的复杂三维外形。外耳特征性的轮廓是由不同空间平面中的一系列嵴分隔围成的凹陷或窝所形成的(图 5.1)。

嵴与窝

嵴构成了耳轮、对耳轮及前后两处对耳轮脚、对耳屏、屏间切迹和耳屏。而这些脊又围成了耳甲、三角窝以及舟状窝,其中耳甲又被分成了耳甲艇与耳甲腔。

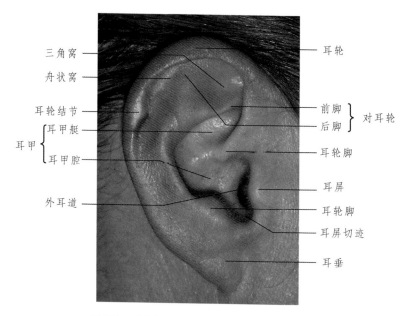

三角窝
舟状窝
耳轮结节
耳甲 { 耳甲艇
耳甲腔 }
外耳道

耳轮
前脚 } 对耳轮
后脚
耳轮脚
耳屏
耳轮脚
耳屏切迹
耳垂

图 5.1 耳的侧面观。耳的外形轮廓特征。

耳的垂直平面

二维的侧面观照片无法展示耳在垂直平面上的情况，而这恰恰是外耳重建手术成功的关键。人耳不是一个平面器官，而是包含了多个高度、深度各不相同的嵴与窝，有着复杂三维结构的器官。

其中耳甲腔位于最深的平面，较其稍浅的是耳甲艇。舟状窝与三角窝则是位于相对表浅的平面（图 5.2）。

耳的位置

耳的位置可以在一定的正常范围内变动，可以说世界上没有任何个体耳的位置是完全一样的，不过我们在临床上能够通过一定的方法来确定其正常位置。

垂直位置

当头部处于自然头位时，从正面看，耳的上极通常位于眉毛的下缘与瞳孔连线之间；耳轮附着点与外眦位于同一水平；耳的下极与鼻小柱基底平行（图 5.3a）。耳的垂直位置对于耳的形态美是最重要的，因为在日常生活中我们通常会从正面观察耳朵，因此即便是轻微的不对称，也能轻易被看出来。耳垂直位置的不对称可能源于某些会引起颅底骨结构不对称的疾病（如斜颈、单侧人字缝早闭），而如果是对称性的低位耳，则应当考虑可能伴发其他一系列的先天性畸形。

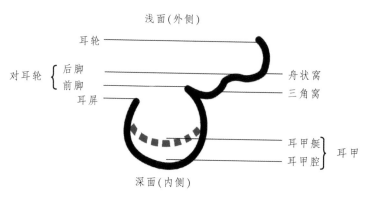

浅面(外侧)

耳轮
对耳轮 { 后脚
前脚 }
耳屏

舟状窝
三角窝

耳甲艇
耳甲腔 } 耳甲

深面(内侧)

图 5.2 耳的垂直投影。

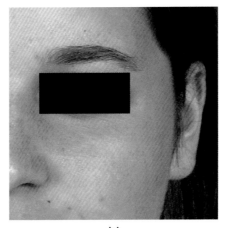

(a)

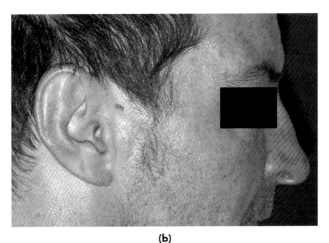

(b)

图 5.3　耳的位置。(a)垂直位置。(b)水平位置及角度。

前后位置

耳轮附着点距离眶外侧缘的距离等于耳沿长轴方向的长度。耳的前后位置相较于垂直位置来说重要性要稍弱一些,因为轻微的不对称必须得从头顶往下看才能发现。斜头畸形以及单侧冠状缝和单侧人字缝早闭都会引起颅底骨结构前后向的不对称,从而影响耳的水平位置。

角度

耳的长轴与垂直平面的夹角约为25°。耳的上极点位于下极点的后方,两点间的连线与垂直平面所成的角度等于(或略小于)鼻背线(正常情况下)所成的角度(图5.3b)。

外展

耳郭的外展程度取决于其深面颅骨的形态、耳甲深度、对耳轮高度及对耳轮后脚的弯曲角度(在招风耳中弯曲不够)。正常的耳颞角约为30°。

外科解剖

外耳的外科解剖相对简单,由前后面的皮肤和两层皮肤间的弹性软骨组成。耳垂内没有软骨结构,取而代之的是皮下的脂肪组织。

皮肤

皮肤覆盖于皮下脂肪层的表面,在皮下脂肪的深面为包裹耳软骨的软骨膜。皮肤的血供来源于真皮下血管网,为多种不同的薄层任意皮瓣和轴型皮瓣的制备创造了极好的血供条件。

血供

耳的动脉血供主要来自颞浅动脉(STA)和耳后动脉(PAA),而当 PAA 的穿支血管缺如时(约 20% 的病例)则由枕动脉(OA)为耳后区供血。

STA 向后有 2~3 个分支血管为耳前部皮肤提供血运。其中有一支耳上动脉经耳轮脚进入耳轮后成为耳轮动脉。耳轮动脉所形成的动脉网沟通了耳前与耳后的血液供应。在耳屏下方,颞浅动脉的另一分支进入了耳垂,称为耳垂支。在耳不完全撕脱伤中,即便只有少部分的耳前皮肤残留,但只要有一支颞浅动脉的分支存在就能保证整个耳的血供。有研究报道过第三分支,也就是耳中支的存在。这些血管均向耳甲发出分支,并且与 PAA 形成血管吻合。

PAA 在绝大多数情况下为耳后部皮肤提供血运。它在耳郭后沟内向耳轮发出 3 个分支——上支、中支和下支。这些分支的穿支穿过耳垂和耳甲软骨,越过耳轮边缘参与构成耳轮血管网,并且能为耳前部分区域提供血运。而在少数情况下,OA 取代 PAA 发挥相应的功能。

耳郭存在着广泛的血管吻合,超声影像学研究发现,一旦正向血流受阻,血液会出现反流现象,因此一系列基于耳郭血供的局部皮瓣应运而生。

颞浅动脉后支进入颞顶区,为颞肌筋膜提供血运;耳后动脉的后支则为枕骨乳突筋膜供血。这两者为耳重建的软组织覆盖提供了局部皮瓣的解剖学基础(图 5.4a,b)。耳郭的回流静脉与供血动脉伴行。

软骨

外耳的弹性软骨像支架一样撑起了耳郭的皮肤,造就了独具特色的外耳形态。因此,软骨的形状能够真实地反映出外耳的形态(耳垂除外)。所以,在耳整形手术中,我们采用的手术方式必须考虑耳软骨的弹性记忆特点,或避免(软骨划痕法)或利用(缝合技术),从而达到外科治疗的目的。同时我们还需要认识到,在对外耳的全层缺损进行修复时,原有的软骨强度无法抵抗瘢痕挛缩,所以除非是很小的缺损,否则不建议将撕脱的软骨再植回缺损面(或是取对侧耳甲软骨进行移植修复)来修复外伤性的全层缺损。

耳郭软骨与外耳道软骨是相延续的。然而,耳垂内只有脂肪组织而没有软骨,它仅有的软骨支持来自耳轮尾以及外耳道软骨下缘(图 5.5a,b)。

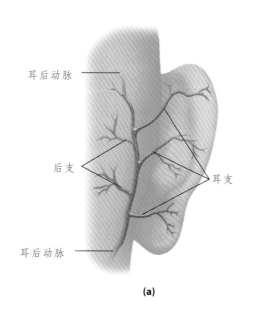

(a)

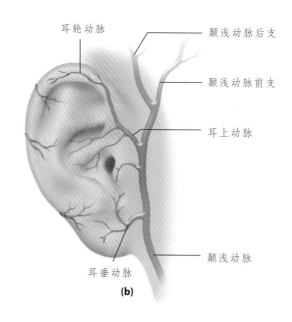

(b)

图 5.4 耳的动脉血供。

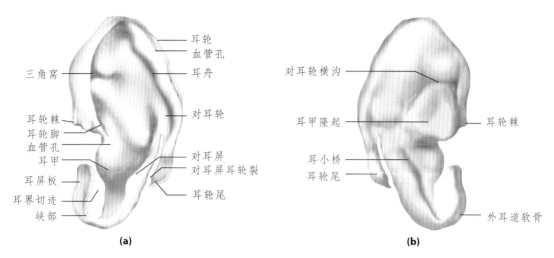

图 5.5　耳郭软骨。(a)前面观。(b)后面观[3]。

淋巴引流

　　Pan 等人证明耳郭存在 3 条淋巴引流通道:前通道将耳甲前面的淋巴引流至耳前淋巴结;下通道将耳垂的淋巴引流至耳下或腮腺淋巴结;上通道和中通道将耳郭上 2/3 的淋巴引流至耳下淋巴结(图 5.6)。淋巴引流的特征实际上反映了胚胎发育的起源。前耳轮、耳轮脚以及耳屏(第一鳃弓)的淋巴引流至耳前淋巴结,而剩余耳部(第二鳃弓)的淋巴引流至耳下淋巴结、腮腺淋巴结和乳突淋巴结。但是在临床实践中,耳郭淋巴引流的方式极其多变,研究者通过前哨淋巴结活检证实了这种多变性,同时也发现了跳跃式引流的存在,最远甚至可以引流至颏下区以及颈部的 4 区和 5 区。

神经支配

　　许多关于外耳感觉神经支配的描述在细节上均有所不同,足可见此处神经支配的复杂性(图 5.7)。

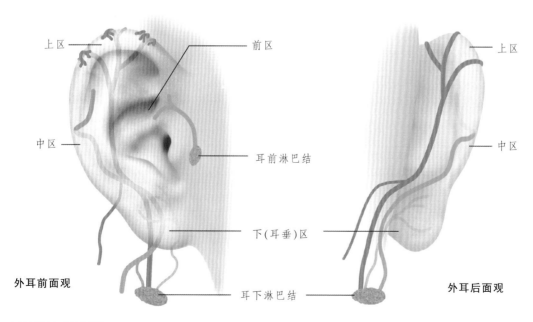

图 5.6　耳的淋巴引流通道。(From Pan WR, le Roux CM, Levy SM, Briggs CA. Lymphatic drainage of the external ear. Head & Neck. 2011 Jan;33(1):60–4.)

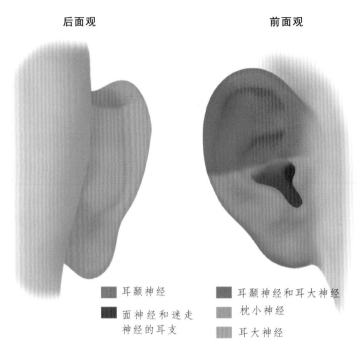

后面观　　　　　　　　前面观

■ 耳颞神经　　　　■ 耳颞神经和耳大神经
■ 面神经和迷走　　■ 枕小神经
　　神经的耳支　　　■ 耳大神经

图 5.7　耳的感觉神经支配，后面观与前面观。

耳大神经（C2,3）的后支支配大部分耳后皮肤、对耳轮至耳轮的前面及耳垂皮肤的感觉。有研究者指出，耳大神经支配的耳前区皮肤感觉局限于外耳道下方的下半耳。在腮腺手术中要注意保护该神经。

来自三叉神经的耳颞神经其中有两支进入耳轮及耳屏，还有一些分支则进入外耳道，它们共同支配耳前区域中外耳道上方皮肤的感觉，包括对耳轮及耳轮边缘。

枕小神经（C2）支配耳郭上极的耳轮上部皮肤以及与其相邻的一小部分耳后皮肤的感觉。

迷走神经耳支（Arnold 神经）支配小部分外耳道、耳甲腔及乳突皮肤的感觉。带状疱疹膝状神经节综合征（又称 Ramsay Hunt 综合征）中疱疹发病的位置正说明了该神经的分布。

肌肉

虽然有一些耳内肌的存在，但它们均为退化的肌肉，没有显著的功能。耳外肌（耳前肌、耳上肌、耳后肌）受面神经支配（颞支和耳后支）。它们起自帽状腱膜，随后进入耳郭前、上、后区域内软骨的后面。

耳外肌收缩使耳郭产生向上与向后的运动，与微笑和打哈欠有关。噪声会引起耳后肌与耳上肌的反射性收缩，可以依此来进行神经性耳聋的检测。

（袁勇翔 译　翦新春 校）

参考文献

Grey P. The clinical significance of the communi-cating branches of the somatic sensory sup-ply of the middle and external ear. *Journal of Laryngology and Otology*. 1995 Dec; (12): 1141–5.

Klockars T, Rautio J. Embryology and epidemiol-ogy of microtia. *Facial Plastic Surgery*. 2009 Aug; 25(3): 145–8.

Pan, WR, le Roux CM, Levy SM, Briggs CA. Lymphatic drainage of the external ear. *Head & Neck*. 2011 Jan; 33(1): 60–4.

Standring S. (Ed). *Gray's Anatomy, 40th ed.* Edinburgh: Churchill Livingstone, 2008.

Tillota F, Lazaroo B, Laujac M-H, Gaudy J-F. A study of the vascularisation of the auricle by dissection and diaphinization. *Surgical and Radiologic Anatomy*. 2009; 31: 259–65.

第 **6** 章

颞骨、中耳和乳突

Michael Gleeson

引言

　　颞骨包裹着听觉与平衡觉的器官。面神经、颈内动脉、乙状窦和颈静脉球要么走行其中,要么与之毗邻,这些都是十分重要和关键的结构。因此对于从事相关区域手术的外科医师来说,系统地了解颞骨的解剖是必须的。颞骨内的解剖变异较为常见,即便术前检查数据看起来相对良好,在手术过程中还是会常常出现让外科医师感到意外的情况。这有可能是因为慢性感染或者肿瘤侵犯导致了正常解剖结构的破坏,尤其是累及面神经管导致面神经走行的改变。本章将一并介绍颞骨、中耳和乳突的外科解剖,为外科医师及其患者展示涉及手术风险的相关内容。因篇幅所限,本章节不包含详细的内耳解剖内容。相关参考文献附在本章的末尾供读者查阅。

胚胎学

　　在胚胎时期,脑部由一层包裹在脊索外的致密间质所支撑。它向两侧与软骨化的耳软骨囊相融合,深面与鳃弓的间质相续。在间质中有 4 处明显的骨化区域,它们进一步发育共同构成了颞骨。

　　在子宫内的第 7 周或第 8 周,颞骨鳞部自颧弓根附近的一处生发中心开始骨化。在第 5 个月时,多个耳软骨囊中的骨化中心开始发育。它们相互融合,在第 6 个月时耳软骨囊完全骨化从而被颞骨的

岩乳部包裹。颞骨鼓部在大约第 3 个月时由一处骨化中心发育而来,并且直到出生时仍未形成完整的环状骨结构。其上方缺如,但却已经形成了容纳鼓膜鼓环的沟状结构。茎突由第二鳃弓软骨的头端发育而来,在出生的时候位于茎突两端的两处中心开始骨化。鼓环在出生前不久连于颞骨鳞部,并且在出生后 1 年内与岩乳部融合。茎突直到青春期之后才会完全骨化。

解剖

　　按照惯例,颞骨由 4 部分组成,正如上文所述,这也反映出颞骨的胚胎发育和骨化中心。这 4 个部分是鳞部、岩乳部、鼓部和茎突(图 6.1 至图 6.3)。

　　鳞部覆于颞叶的外侧与下方的部分区域,向下与岩乳部融合,前上方与顶骨之间由骨缝相隔,前下缘与蝶骨大翼毗邻。鳞部的内侧呈凹面,上有颞叶脑回形成的压迹以及脑膜中动脉沟。鳞部的外侧面光滑,稍凸,参与形成颞窝,颞窝内有颞肌附着。乳突上嵴弯向后上方越过颈椎后部结构,为颞筋膜提供附着处。鳞部向前发出颧突,颧突的前端薄且扁平,其上缘为颞筋膜附着处,下缘有部分咬肌附着,剩余咬肌附着于颧弓内侧凹面。颞骨颧突前方与颧骨颞突形成骨性结合,构成了完整的颧弓。下颌窝紧邻着颧突后方,其前界为关节结节或颧突的起始段。下颌窝的关节面光滑,呈卵圆形向内凹陷,内含颞下颌关节盘。下颌窝后方与颞骨的鼓部由岩鳞裂分隔。

　　岩乳部内含中耳与内耳的结构,有面神经、颈内

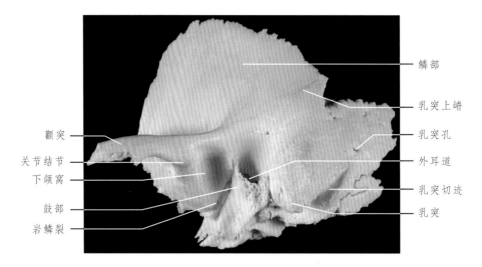

颧突
关节结节
下颌窝
鼓部
岩鳞裂

鳞部
乳突上嵴
乳突孔
外耳道
乳突切迹
乳突

图6.1 颞骨侧面观。

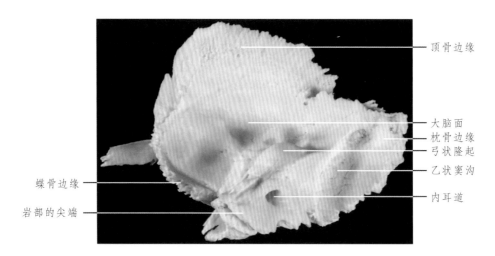

蝶骨边缘
岩部的尖端

顶骨边缘

大脑面
枕骨边缘
弓状隆起
乙状窦沟

内耳道

图6.2 颞骨内面观。

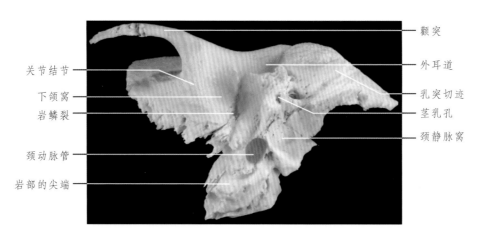

关节结节
下颌窝
岩鳞裂

颈动脉管
岩部的尖端

颧突
外耳道
乳突切迹
茎乳孔

颈静脉窝

图6.3 颞骨下面观。

动脉和乙状窦。岩部像楔子一样插在蝶骨与枕骨之间，其形状类似金字塔，分为基底、尖端和 3 个表面（前面、后面和下面）。基底与颞骨鳞部相邻，参与构成颅底的部分骨性结构。尖端位于蝶骨大翼后缘与枕骨基底部之间，形成破裂孔的后外侧界，内含颈动脉管内口。

岩部的前面参与构成颅中窝底部，且与颞骨鳞部的内侧面相连。三叉神经节在此面形成的三叉神经节压迹位于尖端的稍后方。压迹前外侧的骨性结构为颈动脉管、内耳道、耳蜗和迷路的顶部。其上最明显的标志为一处骨性隆起，称为弓状隆起，它是由前半规管向上耸起所致，但是并不直接位于前半规管的上方。弓状隆起的外侧骨质构成了内耳前庭和面神经管的顶部。这一区域内有一处薄骨板，称为鼓室盖，其上有一条指向破裂孔的沟，内有岩浅大神经走行。

岩部的后面参与构成颅后窝的前部，其上有内耳道的开口处，即内耳门，其内含有前庭蜗器、面神经以及迷路动脉。内耳门后方是前庭导水管外口，其内含有内淋巴管和内淋巴囊。

岩部的下面参与构成颅底外面骨性结构的一部分。靠近尖端的部分骨质为腭帆提肌、咽鼓管软骨提供附着的位置，其稍后方是颈动脉管外口。颈静脉窝位于颈动脉管外口的后方。茎乳孔位于颈静脉窝的后外侧，茎突根部的后方。

乳突部构成了颞骨的后部，其外侧面为枕额肌和耳后肌提供附着位置。乳突后缘附近的孔内有尺寸多变的血管穿出。乳突尖端向下方突出，其上有胸锁乳突肌、头夹肌和头最长肌附着，且这三组肌肉均附着在乳突的外侧面。而二腹肌后腹则附着在乳突内侧面的切迹内。乳突内面较宽且弯曲的沟是乙状窦所处的位置。

颞骨的鼓部为鳞部下方和乳突前方向后方卷曲的薄骨板，它与岩部和鳞部相融合。鼓部内凹的后面形成了外耳道的前壁、底壁和部分后壁，而其同样内凹的前面则构成了下颌窝的后壁。鼓膜位于鼓部内面一处窄小的沟内，即鼓沟。岩鼓裂由前向内走行，内含锤前韧带、上颌动脉的分支鼓室前动脉和鼓索神经。

茎突起自颞骨下面，伸向前下方。茎突的长度变异很大，有些人的茎突长度可达 3~4cm，而有些人却只有很短一截。茎突的基底部被鼓板外侧的骨质包裹起来，形成了鞘突。茎突上有茎突咽肌、茎突舌骨肌和茎突舌肌附着。茎乳孔位于茎突和乳突之间，内有面神经穿出，并随着茎乳动脉一同进入腮腺。

外耳道起自耳郭的耳甲腔底，终于鼓膜，全长约 2.5cm。外耳道的外 1/3 为软骨结构，并且与耳郭软骨相延续；而内 2/3 则为骨性结构。外耳道的走行先自外向前内且稍向上，随后转向后内侧，最后又转回前内但稍稍向下。因此，外耳道呈现的是 S 形的走行，并且在某些患者中因为外耳道曲度过大，阻碍了鼓膜的检查。外耳道的横断面呈椭圆形，存在两处狭窄的位置。其中一处位于软骨部和骨部交界处，另一处则位于靠近鼓膜的骨性管道内，称为外耳道峡。外耳道的底壁和前壁较顶壁和后壁要长一些，这就导致了鼓膜在外耳道尽头的位置呈倾斜状。这种倾斜在新生儿中尤为明显，此时的鼓膜几乎是呈水平的状态。

外耳道的后上方是一处外科手术的表面标志，即外耳道上三角，亦称为 Macewen 三角，它标志着鼓窦的外侧壁。此三角区域上界为乳突上嵴，前下界为外耳道后上缘，后界为与外耳道后缘相切的直线。

外耳道的动脉血供来自耳后动脉、上颌动脉的分支耳深动脉以及颞浅动脉的分支耳动脉；其静脉回流至颈外静脉、上颌静脉和翼静脉丛；而淋巴则引流至耳前淋巴结与耳后淋巴结。下颌神经的分支耳颞神经支配外耳道前壁与上壁的感觉，而迷走神经耳支和面神经感觉支则支配其后壁和下壁的感觉。

鼓膜薄且半透明，大致呈卵圆形，参与构成鼓室外侧壁，也称为中耳外侧壁。鼓膜边缘增厚形成纤维软骨环，即鼓环，鼓环位于鼓沟内。鼓沟上方缺如，称为鼓环切迹。锤前皱襞和锤后皱襞发于鼓环切迹并连于锤骨侧突，将鼓膜分为上、下两个部分。上部较薄，称为松弛部；下部较厚，张力较大，称为紧张部。锤骨柄紧贴在鼓膜内侧面的中心，即鼓膜脐的位置，牵拉鼓膜中心向鼓室突起。因此鼓膜的外表面呈现内凹的形态，最低点正位于鼓膜脐处。鼓膜由三层组织构成，包括最外的表皮层、中间的纤维层以及最内的黏膜层。纤维层的浅层为发自锤骨柄的放射状纤维成分,而深层则为环形纤维。鼓膜的感觉主要由迷走神经耳支、三叉神经颞支以及舌咽神经鼓膜支支配。

鼓室或中耳有6个壁,分别为顶壁、底壁、外壁、内壁、后壁和前壁。鼓室含有气体,内衬黏膜,与鼻咽部经咽鼓管相通,向后经鼓窦与乳突气房相通。鼓室前后向及垂直向约为15mm;上下鼓室内外向的宽度则分别为6mm与4mm;鼓膜脐处的宽度最小,为2mm。中耳内含3块听小骨,分别是锤骨、砧骨和镫骨。这三块听小骨相互连接,构成听骨链,将听觉的震动由鼓膜传递到内耳。鼓室通常被分为3个部分,包括鼓膜紧张部上缘上方的上鼓室,或鼓上隐窝、鼓膜紧张部上缘下缘之间的中鼓室,以及鼓膜下缘到鼓室底的下鼓室。

鼓室顶壁是薄层致密骨质,称为鼓室盖,它将颅腔与鼓室分隔开来。穿过鼓室盖的静脉回流至岩上窦。鼓室下壁亦为薄层骨板,因下方的颈静脉球抬举而使其凸向鼓室内,下壁常见缺如与裂隙。舌咽神经的鼓室支由鼓室内壁边的鼓室小管下口穿出。鼓膜构成了鼓室外侧壁的大部分。鼓膜上方的骨质结构像一块盾牌,称之为盾板,它构成了鼓上隐窝的外侧壁。

鼓室前壁最显著的表面标志为咽鼓管开口。开口稍下方的骨质较薄,其深面为颈内动脉的后面。颈内动脉的鼓室分支与颈鼓神经一同由鼓室前壁穿入。颈内动脉在咽鼓管鼓室口水平转向前并走行于咽鼓管的内侧。在咽鼓管鼓室口的上方为鼓膜张肌管,后者终于匙突,而匙突则是面神经膝状神经节的标志。鼓膜张肌绕经匙突后连于锤骨柄的上部。咽鼓管与鼓膜张肌管均向前下方走行继而转向前内侧,最终开口于颞骨鳞部与岩部所形成的夹角处,自始至终两者之间都有一层咽鼓管骨性隔将它们隔开。

鼓室的内壁最显著的结构为鼓岬,它是覆盖在耳蜗底周的软骨囊,较为致密。鼓室神经丛经鼓岬壁上的沟内走行。前庭窗,又称卵圆窗,位于鼓岬的后上方并且被镫骨足板及其周围的环状韧带所封闭。前庭窗的下方是蜗窗,又称圆窗,深藏于蜗窗龛的底部,通常被悬于鼓岬的黏膜皱襞覆盖,称为蜗窗膜。

面神经管鼓部水平走行于鼓室内壁的鼓岬上方,自匙突(第一膝部)至前庭窗(第二膝部),随后面神经转向后壁并向下穿出茎乳孔。在鼓室后壁面神经管的深面是鼓窦。面神经外侧,前庭窗的后方有一处小的骨性突起,称为锥隆起。镫骨肌肌腱穿出锥隆起,附着于镫骨小头的后面。在面神经的后上方约第二膝部的位置还存在一处隆起,是由覆盖在外侧半规管的软骨囊形成的。这个突起所在的位置正是中耳与乳突气房沟通的位置,称为鼓窦入口。砧骨短脚位于鼓窦入口前下方的砧骨窝内,有韧带与之相连。

乳突气房系统在同一个体不同侧或不同个体之间存在着一定的差异。乳突气房在新生儿时仅具雏形,随后不断发育至青春期。有些人的气房能够延伸至颞骨的尖端,甚至到达颧突的位置。在颞骨鳞部内发育的气房会被来自岩部的骨性分隔所隔开。在手术中,这一骨性分隔,称为Körner板或岩鳞隔,会被错误地当成鼓窦的后入路。然而,还有部分人群的整个颞骨中几乎不存在气房结构。如上文所述,鼓窦入口开口于鼓室,面神经管的降部位于它的前壁,包裹于软骨囊内的后半规管则位于鼓窦的内侧。乙状窦在鼓窦的后方并且横行至颈静脉球。在气化良好的颞骨内常常可以见到数个气房位于乙状窦后方。乳突气房系统的顶壁由鼓室盖的延续部分构成。在乳突尖部二腹肌后腹附着的位置有一处明显的骨性标志,称为二腹肌嵴。该嵴的前界是寻找穿出茎乳孔的面神经的表面标志。

面神经的鼓索支是面神经在距茎乳孔上方约6mm位置发出的一条分支。它走行于紧邻面神经总干外侧的骨性管道内,随后于前庭窗下方3~4mm水平进入中耳。我们可以很容易透过鼓膜看到面神经鼓索支,因为它正好从锤骨柄和砧骨长脚之间穿过,随后从岩鼓裂穿出中耳。

乳突与中耳手术中的解剖风险

面神经是任何外科医师都怕损伤的结构,而面神经管在颞骨内并不一定自始至终都有完整的管壁,先天性或后天性面神经管裂缺并不少见。由于胚胎发育时期中胚层关闭不全而导致的先天性面神经管裂缺最常见于前庭窗和鼓部附近。也正是因为裂隙处在这个位置所以导致了面神经对于激光镫骨切除术中的热损伤非常敏感。前庭窗周围面神经管广泛的裂缺将会使面神经脱垂至前庭窗上方。而面神经管全程的走行紊乱往往伴有耳郭或其他头面部的畸形。在这一类患者中,面神经可能直接走行于鼓岬表面而没有任何结构覆盖保护,看起来就像是增厚的或是压扁的黏膜;同时面神经分支的位置有可能紧贴在茎乳孔的上方,容易与面神经总干或鼓索支混淆。然而,更为常见的情况是因为胆脂瘤或其他肿瘤侵蚀了面神经管之后,粗心的外科医师对面神经造成了不可逆的医源性损伤。尽管面神经功能监测能够帮助外科医师避免此类情况发生,但是熟练的解剖知识仍旧是无可替代的。

乳突在新生儿或儿童中是消失或未发育的状态,这就导致了面神经在穿出茎乳孔之后所处的位置极其表浅,所以外科医师在儿童的腮腺手术中必须要保持警惕。

颈静脉球的高度和大小存在变异,它除了会安静地待在下鼓室下方以外,还常常能占满整个鼓室。

此时颈静脉的颜色透过鼓膜看起来会类似于中耳胆固醇肉芽肿的"蓝鼓膜"征。而误诊的医师为患者的颈静脉球做了鼓膜切开术后就惹上了大麻烦。颈内动脉走行的变异有时候会造成咽鼓管的部分阻塞,并且能够透过鼓膜检查得以发现。恒定的来自颈内动脉的镫骨动脉有时也会变异成越过鼓岬、穿过镫骨脚、横跨面神经最后替代脑膜中动脉的情况。

（袁勇翔 译　蔚新春 校）

参考文献

Anson BJ, Donaldson JA. *Surgical Anatomy of the Temporal Bone*, 3rd ed. Philadelphia: WB Saunders, 1981.

Gleeson M. External and middle ear. In: Standring, S. (Ed.). *Gray's Anatomy: The Anatomical Basis of Clinical Practice*, 40th ed. Edinburgh: Elsevier/Churchill Livingstone, 2008.

Schuknecht HF. (Ed.). Developmental defects. In: *Pathology of the Ear*, 2nd ed. Philadelphia: Lea & Febiger, 1993.

微信扫码,添加智能阅读助手
帮助您提高本书阅读效率

第 7 章

腮腺

Luke Cascarini，Zaid Sadiq

引言

对外科医师而言,腮腺手术具有一定挑战性,因为,腮腺肿瘤多为良性,患者期望手术后不会遗留畸形,尤其是面神经功能不受损伤。

肿瘤的大小以及肿瘤与面神经的特殊关系,增加了腮腺手术的难度。此外还有一些因素,如肿瘤累及深部、既往放疗、感染和手术等,也会使手术进一步复杂化。需要强调的是,正确理解外科手术的标志以及安全地显露面神经与主要血管结构是非常重要的。

腮腺的发育

胚胎发育6周时,来自原始口腔壁上的外胚层固有上皮芽陷入周围的间质中。在这个过程中,先形成一个沟状结构,然后再成为一个管状结构,在管的末端通过增殖、出芽和广泛分支的形式形成腮腺。间质则形成包膜及腺体周围的结缔组织。

面神经由一个与腮腺不相连的原基发育而来,形成初级分叉后向前生长,包绕从口凹向后生长的腮腺峡部。

外科解剖

腮腺在成对的大唾液腺中体积最大,呈不规则的楔形或底部朝外的锥形。腮腺主体的前方为下颌支及附着的咬肌与翼内肌,后方为乳突及附着的胸锁乳突肌与二腹肌。在腮腺切除后,能够较为容易地理解腮腺所在的位置(图7.1)。腮腺的楔状外形则可以在MRI图像上很好地得到辨认。

面神经及其分支将腮腺分为浅叶和深叶,深叶的体积小于浅叶。顾名思义,浅叶位于面神经的浅面,这在临床上有两个方面的意义:①与局限于浅叶的肿瘤相比,位于深叶的肿瘤其手术入路可能不同;②腮腺深叶的包膜相对不完整。但浅叶、深叶的这种划分在病理学上却并没有太大的意义。位于浅叶和深叶之间的连接部分称为峡部,所谓的"哑铃形"肿

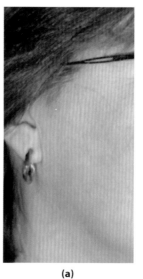
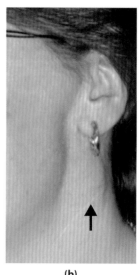

(a)   (b)

图7.1 与腮腺浅叶切除后形成明显的缺损相比(b),左图中腮腺位置清晰可辨(a),黑色箭头示手术瘢痕。

瘤横跨峡部同时累及浅叶和深叶。

腮腺有浅、深、前、后 4 个面。非病理状态下,腮腺不能作为一个独立的结构被触及。

来自颈深筋膜封套层的纤维分成两层从腮腺的浅面和深面包裹腮腺。浅层包膜发育良好,向上附着于颧弓、外耳道软骨和乳突。腮腺深面(深叶)的包膜发育不完整,腺体越向内突出,筋膜越薄。深层包膜附着于茎突、鼓板和乳突,来自该层包膜的茎突下颌韧带,起于茎突,止于下颌角,将腮腺与下颌下腺分离开来。

覆盖腮腺浅叶的包膜向前变薄并延续为所谓的腮腺咬肌筋膜覆盖咬肌表面。该浅层包膜是属于表浅肌肉腱膜系统(SMAS)的组成部分还是独立的一层筋膜,尚存在争议。如果是独立的一层,似乎不应如此紧密地附着于腮腺表面。

毗邻关系

前-外侧毗邻关系

腮腺表面覆盖有皮肤、浅筋膜、支配下颌角表面皮肤感觉的耳大神经分支、颈阔肌后缘和腮腺浅淋巴结(耳前淋巴结)。腮腺浅淋巴结位于腮腺包膜的浅面,而"腮腺淋巴结"位于包膜的深面,即腺体内。腮腺在腮腺导管的下方不同程度地向前延伸覆盖于咬肌表面,向上达颧弓并可能覆盖颞下颌关节囊的外侧面,向下延伸至下颌角下方(腮腺下极),向后邻接或覆盖胸锁乳突肌。

耳大神经自胸锁乳突肌后缘中点(Erb 点)浅出,在该肌表面立即进入皮下(或颈阔肌深面),故腮腺手术分离皮瓣时应谨慎,避免意外损伤。颈外静脉走行于相同的层面并与耳大神经的上半段平行,同样要小心避免损伤该静脉,腮腺手术中过早切断该静脉可能会导致腺体的充血水肿。

耳大神经直径为 2~4mm,在邻近进入腮腺处分为前、后两支。前支进入腮腺支配下颌角表面皮肤感觉,后支支配乳突表面、大部分耳背、耳垂及外耳侧方皮肤感觉。

在一些腮腺肿瘤手术中保留耳大神经后支是可能的(图 7.2)。当需要切除面神经主干或较大的分

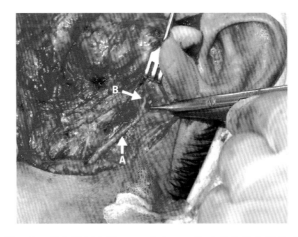

图 7.2 耳大神经主干。A,前支;B,位于手术剪尖端的后支。(Photo courtesy of Professor P Brennan.)

支时,耳大神经主干可用于神经移植。

耳颞神经邻近耳前区伴随颞浅动脉并紧贴动脉后方在颞顶(浅)筋膜表面进入颞部。在腮腺手术中耳颞神经可能受到损伤,但患者往往难以察觉到该区域的麻木。

如前所述,腮腺主体的前方为下颌支及附着的咬肌与翼内肌,后方为乳突及附着的胸锁乳突肌与二腹肌。

腮腺的前内侧被下颌支后缘压成槽形。在更深面的地方邻接翼内板(图 7.1)。

腮腺后内侧,在乳突和胸锁乳突肌交界处,直接位于二腹肌后腹、茎突及附着的肌肉与韧带(茎突装置)上。茎突及其附着将腮腺与颈内动脉和颈内静脉分离开来。颈外动脉在腮腺的后内方进入腺体。腮腺的后内侧面位于颞下颌关节之后,与外耳道软骨部和骨性部接触,称为关节窝叶。

腮腺的前内侧面与后内侧面在锥形腺体的尖端相交,紧邻咽上缩肌外侧。

腮腺导管(Stensen 管)自腺体深部的前外侧缘向前与颧弓平行,沿着下述的两条直线走行于咬肌表面:耳垂至上唇中点连线或外耳道底壁至口角稍上方的连线。这两条连线并没有明显区别,腮腺导管位于这条假想线的中 1/3。约 20% 的个体存在"副腮腺",位于咬肌表面邻近腮腺导管上方,也就是腮腺导管与颧弓之间。副腮腺也可能发生病变,表现为位于腮腺之前的肿块。腮腺导管长 4~6cm,直径 3~5mm,在咬肌前缘转向深面,于第三磨牙处穿过颊

肌,在颊肌的口腔侧向前斜向走行,穿过颊黏膜开口于正对第二磨牙咬合面上方的腮腺乳头。腮腺导管的这种结构特点能够防止口腔内压力升高时空气被挤入腺体(腮腺气肿)。

腮腺导管位置相对恒定,且由于其管径粗大,因此可作为腮腺手术中一个可靠的软组织标志。面神经颊支紧邻腮腺导管上方或下方。颊支之间或颊支与颧支之间在导管处发生吻合,且超过90%的情况位于导管表面。因此,在一些切除面神经浅面肿瘤的病例中,有可能保留腮腺导管和部分腺体功能。腮腺手术中,采用逆行方式解剖腺体(也称为"向心性"),即从神经外周分支到主干,可首先辨认出腮腺导管,再利用导管作为标志来定位颊支(图7.3)。

腮腺深叶肿瘤可能突入咽旁间隙,口内可见咽部膨隆。这些肿瘤有时在MRI检查时被偶然发现。深叶肿瘤需要评估肿瘤的大小,判断是否能够通过适当的组织牵拉进行切除。通过掀起并保护好腮腺浅叶可以顺利到达深叶。靠下的深叶肿瘤通过颈部入路切除也是一种可供选择的方法。突向深面的肿瘤需要在包膜外小心切除,并注意深部结构(如颈外动脉终末分支)。深叶或哑铃形肿瘤往往能够用手指轻轻地予以分离。深叶的恶性肿瘤可能需要下颌

骨截骨以获得安全的肿瘤切缘。切断二腹肌和向前脱位下颌骨能获得更好的暴露。

腮腺内结构

腮腺内结构包括颈外动脉及其分支、下颌后静脉及其属支、面神经主干及其周围分支以及腮腺内淋巴结。

腮腺的血液供应

颈外动脉从腮腺下面的后内侧进入腺体,并在腺体上中1/3交界处分为上颌动脉和颞浅动脉。颞浅动脉在从腺体上缘浅出继续上行之前,发出面横动脉供应面部。上颌动脉在髁突颈部后方深面的腺体内向前并略向上走行,从腺体穿出后进入颞下窝。腮腺血供来自位于其内和紧邻其旁的颈外动脉分支。

静脉回流

腮腺区的静脉回流变异较大,但较为典型的是颞浅静脉从腮腺上方进入腺体,接受上颌静脉的汇入,成为下颌后静脉(又名面后静脉)。上颌静脉在

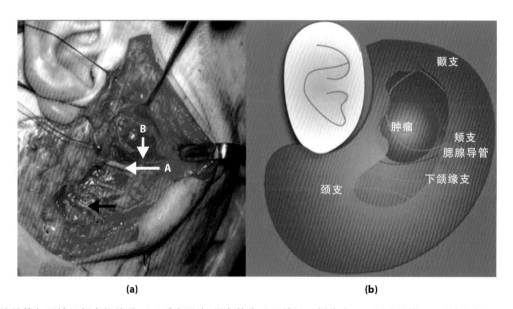

(a)   (b)

图7.3 腮腺导管与面神经颊支的关系。(a)手术照片,黑色箭头示面神经下颌缘支。A,腮腺导管;B,面神经颊支。(b)手术示意图。(Modified with permission from:O'Regan B, Bharadwaj B, Bhopal S and Cook V. Facial nerve morbidity after retrograde nerve dissection in parotid surgery for benign disease. A 10-year prospective observational study of 136 cases. *British Journal of Oral and Maxillofacial Surgery*. 2007;45:101-107.)

下颌骨髁突深面紧贴上颌动脉第一段走行。在腮腺内,下颌后静脉分为两支,后支与耳后静脉汇合形成颈外静脉,前支从腺体穿出后与面(前)静脉汇合形成面总静脉,再汇入颈内静脉。因此,腮腺的静脉回流同时汇入了颈内静脉和颈外静脉。面神经分支位于下颌后静脉浅面,面神经下颌缘支与下颌后静脉的关系是腮腺切除术中又一个有用的软组织标志。颈外动脉及其分支位于下颌后静脉深面。

淋巴引流

腮腺的淋巴引流在头部皮肤癌的评估中是非常重要的。位于浅筋膜层的耳前淋巴结接受颞部头皮、面上部和耳郭前部的淋巴引流。上睑和下睑外侧淋巴引流汇入耳前淋巴结(参见第 13 章)。腮腺内淋巴结接受腮腺、鼻咽、腭部、中耳和外耳道的淋巴引流。这些淋巴引流汇入颈内静脉和脊副淋巴结(颈后三角 V 区淋巴结)。

腮腺的神经支配

腮腺接受交感神经和副交感神经支配,这种混合性的支配方式负责行使血管收缩和分泌功能。

耳神经节在卵圆孔下方三叉神经下颌支深面受到良好保护,尽管位置上邻近三叉神经下颌支,然而其功能上却与舌咽神经密切相关。发自舌咽神经的岩小神经节前副交感纤维在耳神经节内交换神经元,节后神经分支随后进入耳颞神经分布于腮腺,负责腮腺的分泌。交感神经的部分来源于紧邻神经节后方的脑膜中动脉上的神经丛。节后交感神经纤维来自上颈部交感神经节,通过耳颞神经分布于腮腺血管系统。来自腺体的普通感觉神经纤维走行于耳颞神经中。

面神经

面神经是含有运动纤维、感觉纤维及副交感纤维的混合性神经,与腮腺关系密切。面神经自茎突基部之后、二腹肌附着之前的茎乳孔发出。婴儿出生时没有乳突,故茎乳孔位于皮下,这一特点在婴幼儿腮腺疾病的外科处理中要予以关注。

面神经出颅后约 1cm 进入腮腺的后表面。在进入腮腺前,发出分支到二腹肌后腹、茎突和支配枕额肌枕腹的耳后神经。随后,面神经转向前外方进入腺体,走行于下颌后静脉和颈外动脉浅面。再随后,面神经主干分为上方的颞面干和下方的颈面干。在这两个主要分支之间存在着数量不等的交通支,从而构成神经丛(鹅掌状)。面神经的 5 个终末分支(颞支、颧支、颊支、下颌支和颈支)发自该神经丛。

面神经颞支单独支配前额肌群,颞支和颧支共同支配眼轮匝肌的运动。颧支通常是最粗大的,可能体现了眼睑闭合的重要性。颊支与颧支之间往往存在交通支,通常位于腮腺导管浅面。下颌(缘)支支配下唇肌群,其与下颌骨下缘的关系将在第 8 章进行讨论。损伤这一面神经特殊分支会导致下唇严重外观畸形。下颌缘支与其余分支之间少有交通,导致腮腺手术后经常发生下唇运动减弱(通常为暂时性的)。颈支支配颈阔肌。

面神经主干恒定地分支为颞颧干和颈面干,但分支类型和各分支之间的吻合变异很大。这些交通支的存在能够解释小的神经分支切断后有时并不发生面神经麻痹(图 7.4)。

在腮腺手术中,常采用下述两种方法来寻找面神经主干及其分支:

- 在面神经出茎乳孔处寻找面神经主干,然后向前解剖各周围支,称为"顺行"式或"离心"式解剖。
- 首先寻找面神经周围支,然后向后解剖主干,称为"逆行"式或"向心"式解剖。

这些手术入路采用的解剖标志不同,由于术中有时需要改变原先的手术计划,外科医师应当对这两种手术入路可以利用的解剖标志均予以熟悉。在一些病例中,两种方法可以结合起来使用。

在明确全身麻醉诱导的面神经麻痹已经消失后,神经刺激器有助于辨认面神经的两支主干,但应当避免过度使用,同时也要避免将其用于相应的神经分支。

在"顺行"式手术入路中,寻找面神经主干最常用的标志是耳屏"指示点"、二腹肌后腹、外耳道骨性部下壁、乳突尖和鼓室乳突缝,术中可同时参考多个标志,甚至全部的标志。建议术者在试图寻找面神经主干之前充分暴露这些结构。

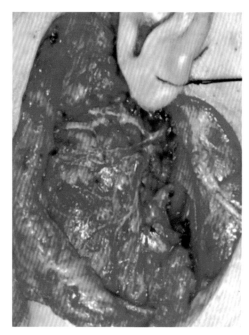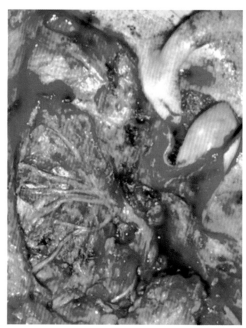

图 7.4　面神经主干分为颞颧干和颈面干,颧支相对粗大,较为明显。

耳屏"指示点"是外耳道软骨部的钝性突起尖端, 可以说是最常使用的标志。其紧贴外耳道软骨部前方, 打开无血管的耳前平面即可找到。CT 或 MRI 研究证实,面神经主干位于该点稍下方深面 1~1.5cm 处。从其大小与形状存在变异,以及有时甚至缺失的角度来看,该标志曾受到质疑。在这个标志深面的解剖要采用细小的蚊式血管钳,并熟知面神经主干的大致位置。

二腹肌后腹可作为耳屏指示点一个补充标志。面神经主干位于该肌肉上缘深面平均约 1cm 处,位于其颅底附着处(乳突二腹肌沟)前方平均 4~5mm 处。考虑到术中软组织收缩的影响和手术位置的改变,二腹肌作为独立的标志来寻找面神经主干的价值有限。

面神经主干沿着乳突尖与外耳道骨性部下壁连线的中点向前走行,用示指尖可辨认出这两个骨性标志,术者可以通过触摸进行大致定位。神经的深度可依据耳屏指示点和二腹肌后腹进行判断,即这条线深面大约 1cm(图 7.5)。

位于乳突和鼓板之间的鼓乳缝作为一个骨性结构被认为是寻找面神经主干最可靠的标志。面神经主干位于鼓乳缝最内侧界的深面平均 2.7mm。

茎突同样可以作为寻找面神经主干的标志。但

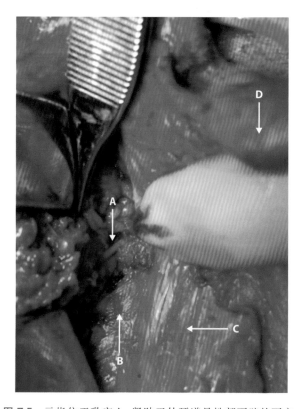

图 7.5　示指位于乳突上,紧贴于外耳道骨性部下壁的下方。指尖处箭头示面神经主干。A,面神经主干;B,二腹肌后腹;C,胸锁乳突肌;D,掀起的耳垂。(Image courtesy of Mr I P Downie, Consultant Oral and Maxillofacial Surgeon, Salisbury District Hospital.)

茎突是一个深部结构,在约 1/3 人群中缺如,因此并不可靠。有研究报道,利用茎突作为解剖标志增加了面神经主干损伤的可能性。

还有学者建议,必要时切除乳突尖作为进一步的辅助手段。但如果不需要进行神经主干移植的话,其价值是有限的。

肿瘤可能推移或覆盖面神经主干使其寻找变得困难。在这种情况下,借助"逆行"式入路标志会对手术提供帮助。

耳后动脉或耳后动脉的一个分支紧贴面神经主干走行,通常为茎乳支及其伴行静脉。在面神经的辨认得到确认前,不应结扎该血管。推荐采用双击电凝仔细止血。

当神经分支进入肿瘤时,应当怀疑肿瘤是恶性的。临床上神经被累及是进行神经切除的指征。耳大神经可用于神经移植。

"逆行"解剖时,采用细小的蚊式血管钳自前向后解剖出每一支神经分支,切断其浅面的腮腺组织并充分止血。随后将腮腺浅叶向后方掀起即可暴露面神经。完成切除后,术野之中的面神经及其分支可完全暴露。对于面神经深面的病变,需要首先切除表面的腮腺组织,然后,在神经分支之间小心地切除遗留的组织。

在"逆行"式手术方法中,利用腮腺导管作为标志,颊支常常是最先寻找的分支,这些结构之间的关系前文已述及。通过首先定位下颌后静脉从下方进入腮腺处,在静脉的浅面可以寻找到越过该静脉的下颌缘支。通过颧弓下缘下方的钝性分离可以识别颧支。通过采用蚊式血管钳在神经分支表面制作一个隧道,可使这一解剖过程很快就能到达面神经主干分叉处。根据病理检查结果的需要来决定对剩余组织的切除程度。

Frey(耳颞神经)综合征

Frey 综合征是行腮腺切除及面神经解剖术后常见的一种疾病,发生率为 35%~60%,表现为咀嚼食物时区域性出汗和面色潮红,常在术后数月出现,严重程度各异。其原因是支配腮腺分泌的节后副交感神经纤维与支配皮肤汗腺的节后交感神经纤维通过切断的轴突髓鞘发生错位再生愈合。

涎腺囊肿

涎腺囊肿是腮腺切除术或腮腺外伤后,皮下散在分泌的唾液发生蓄积。典型的涎腺囊肿在术后第 1 周内出现,常在 1 个月内自行消退。临床表现为下颌角处无触痛的波动性肿块,其在腮腺切除术后的发生率为 6%~40%。

(蒋灿华 译　翦新春 校)

参考文献

De Ru JA, van Bentham PP, Bleys RL, Lubsen H, Hordijk GJ. Landmarks for parotid gland surgery. *Journal of Laryngology and Otology*. 2001; 115(2): 122–5.

Langdon J, Patel M, Ord R, Brennan PA. (Eds.). *Operative Oral and Maxillofacial Surgery, 2nd ed.* London: Hodder Arnold, 2010.

McGurk M, Combes J. *Controversies in the Management of Salivary Gland Disease.* Oxford: Oxford University Press, 2012.

O'Regan B, Bharadwaj G, Bhopal S, Cook V. Facial nerve morbidity after retrograde nerve dissection for benign disease: a 10 year prospective study observational study of 136 cases. *British Journal of Oral and Maxillofacial Surgery*. 2007; 45:101-107.

Standring S. (Ed.). *Gray's Anatomy: The Anatomical Basis of Clinical Practice, 40th ed.* Edinburgh: Elsevier/Churchill Livingstone, 2008.

Zhao K, Qi DY, Wang LM. Functional superficial parotidectomy. *Journal of Oral and Maxillofacial Surgery*. 1994; 52: 1038–1041.

第 8 章

下颌下三角

Daryl Godden，Barrie T. Evans

引言

虽然下颌下三角只占颈前三角的小部分，但其在解剖学上的意义却非常重要，因为许多发生于该区域的疾病可能需要手术治疗。在癌症手术的颈清扫术中，需切除颈部淋巴结和下颌下腺，下颌下三角是颈清扫术的一个常规区域。此外，该三角区的清扫也是良性或恶性下颌下腺肿瘤外科手术的必要步骤。对解剖学知识的掌握是很有必要的，例如，为了明确诊断需要进行淋巴结活检；面颈部的感染可能累及下颌下间隙。在这些疾病的处理中，掌握解剖学方面的特点与疾病进展之间的关联至关重要。最后，下颌下三角的解剖分离能够提供到达下颌骨下缘的手术入路，如下颌骨骨折固定或下颌骨切除术；在需要进行微血管吻合时，也能暴露面动脉与面静脉。

下颌下三角包含下颌下腺、淋巴结、面部血管、舌动脉以及3根重要的神经(面神经下颌支、舌下神经和舌神经)。如果计划保留这些结构，那么，手术就必须围绕着这些结构以一种安全的方式来进行。以下将介绍下颌下三角的基本解剖结构，并将强调其解剖结构在外科手术中的意义。

基本解剖

下颌下三角上界为下颌骨下缘，后界为二腹肌后腹与茎突舌骨肌，前界为二腹肌前腹(图8.1)。应将下颌下三角与下颌下"间隙"区别开来。下颌下三角由浅入深可分成3个外科平面。

下颌下三角浅层

浅层由皮肤、皮下脂肪以及包绕颈阔肌的浅筋膜组成。该筋膜层菲薄，临床意义有限。面神经下颌支和颈支位于颈阔肌深面(图8.2)。

面神经下颌支，有时被称为下颌缘支，是面神经5个主要分支之一，跨越面部的距离最长。面神经各分支之间形成有丰富的吻合网，但是，仅12%的下颌支与颊支之间存在交通。这就解释了为什么下颌支神经损伤会引起如此严重的后果。下颌支支配降下唇肌，损伤后导致吹口哨时下唇不能外翻，以及微笑时面容不对称。

面神经下颌支离开腮腺前下界后，80%的情况下会沿着下颌骨下缘或在其上方跨越面部[1]。在其余的情况下，下颌支下行至低于下颌骨下缘，然后上行，在面动脉和面静脉表面再次跨过下颌骨下缘。在面动脉的前方，面神经总是位于下颌骨下缘以上。

下颌下间隙

由颈深筋膜封套层形成的下颌下间隙是下颌下三角的第二个外科平面，临床意义最大。该筋膜层形成下颌下间隙的顶部，下颌下间隙内容物包含在其顶部与底部之间，由下颌下腺、淋巴结、面动脉和面总静脉组成。

面总静脉由面静脉(前部)和下颌后静脉前支汇合形成，汇入颈内静脉。由于结扎线的松脱可能导致

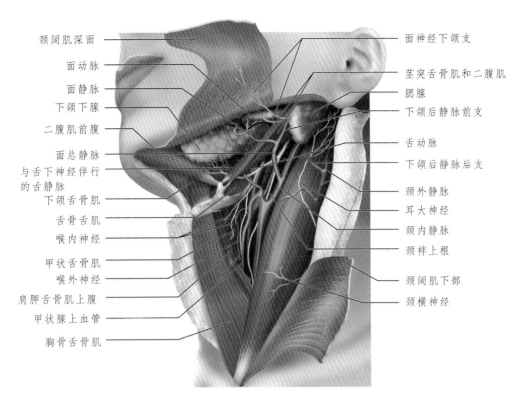

颈阔肌深面
面动脉
面静脉
下颌下腺
二腹肌前腹
面总静脉
与舌下神经伴行
的舌静脉
下颌舌骨肌
舌骨舌肌
喉内神经
甲状舌骨肌
喉外神经
肩胛舌骨肌上腹
甲状腺上血管
胸骨舌骨肌

面神经下颌支
茎突舌骨肌和二腹肌
腮腺
下颌后静脉前支
舌动脉
下颌后静脉后支
颈外静脉
耳大神经
颈内静脉
颈袢上根
颈阔肌下部
颈横神经

图 8.1 下颌下三角上界为下颌骨下缘，前界为二腹肌前腹，后界为二腹肌后腹。(Adapted from *Last's Anatomy: Regional and Applied*, by Chummy S. Sinnatamby.)

明显的致命性的大出血，切断面总静脉时应予以缝扎以保证安全。面动脉的走行与面静脉不同，在二腹肌后腹深面进入下颌下三角，穿过茎突舌骨肌，在下颌下腺浅叶深面的沟内向上、向前走行，于咬肌起始点前缘跨越下颌骨下缘。在该处可触及面动脉。

下颌下腺浅叶由颈深筋膜形成的致密下颌下腺包膜包裹，深叶绕下颌舌骨肌后缘延伸。颈深筋膜起自舌骨大角，分成两层形成下颌下腺包膜。浅层形成下颌下腺外侧面的包膜，附着于下颌骨下缘。深层形成下颌下腺内侧面的包膜，附着于下颌骨的下颌舌骨肌线。位于口底的深叶没有包膜。约一半的下颌下腺位于下颌骨下方，其余的位于下颌骨下缘上方的下颌骨舌侧下颌下腺窝内。

下颌下腺浅叶从二腹肌前腹向前延伸，向后通过茎突下颌韧带与腮腺尾部相隔。向下向二腹肌中心腱延伸。

下颌下腺深面向前邻近下颌舌骨肌、神经和血管。向后邻近舌骨舌肌并部分地被下颌神经节、舌神经和舌下神经相隔。再向后，邻近茎突舌肌和茎突舌骨韧带。

在下颌骨下缘以上，下颌下腺外侧面向上与下颌骨的下颌下腺窝相邻。面动脉在下颌骨的咬肌附着处前缘从下颌下腺深面浅出并在腺体上形成沟状压痕。在下颌骨下缘以下，下颌下腺外侧面与颈阔肌、面神经下颌（缘）支、面静脉相邻，并通过颈深筋膜封套层与这些结构分隔。

下颌下腺深叶，功能上可视为一个口腔结构，在下颌舌骨肌外侧面与舌骨舌肌和茎突舌肌内侧面之间向前延伸，呈弧形包绕下颌舌骨肌后缘。深面向上与舌神经，向下与舌下神经、舌深静脉相邻。舌下神经表面存在数量众多的并行静脉（小口径静脉），对这些血管判断不当行过分热凝可能引起神经损伤（图 8.2）。下颌下腺深叶向前与舌下腺融合，向后以茎突舌骨肌、二腹肌后腹和腮腺为界，上缘位于口底黏膜下。

下颌下腺管（Wharton 导管）在深叶内向前走行引流唾液，由于导管绕着下颌舌骨肌后缘（腺门）弯曲，故该处是唾液腺结石好发的部位（图 8.3），可能引起下颌下腺的阻塞和阻塞性唾液腺炎。从外科手术的角度来看，下颌下腺管与舌神经在口底有着十

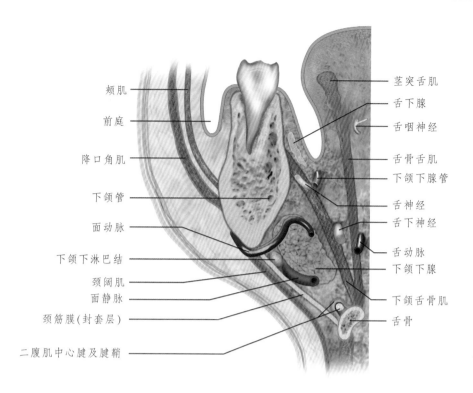

颊肌

前庭

降口角肌

下颌管

面动脉

下颌下淋巴结

颈阔肌

面静脉

颈筋膜(封套层)

二腹肌中心腱及腱鞘

茎突舌肌

舌下腺

舌咽神经

舌骨舌肌

下颌下腺管

舌神经

舌下神经

舌动脉

下颌下腺

下颌舌骨肌

舌骨

图 8.2　左侧下颌骨冠状面,示下颌下间隙的浅面与深面边界及内容物。(Adapted from *Last's Anatomy：Regional and Applied*, by Chummy S. Sinnatamby.)

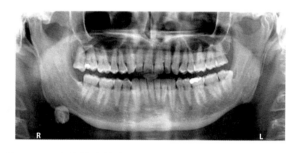

图 8.3　口腔全景放射片示下颌下腺管结石,位于右侧下颌舌骨肌后缘。

分密切的关系。在前口底从舌侧缘至第三磨牙区,舌神经的走行平面要比导管深。在腺门处,即导管进入腺体处,神经从导管下方经过,再上行于下颌骨内侧面与导管之间(图 8.4)。

　　下颌下间隙除下颌下腺外,还包含腺旁或腺体内的一些淋巴结。由于难以区分下颌下肿块是肿大的淋巴结还是肿大的下颌下腺,因而可能对诊断产生困扰。由于下颌下腺绕着下颌舌骨肌后缘经过,因此腺体内肿块可用双合诊触及,而肿大的淋巴结则不能。

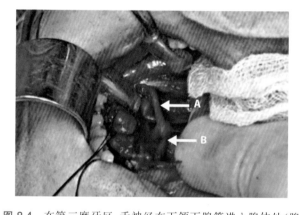

图 8.4　在第三磨牙区,舌神经在下颌下腺管进入腺体处(腺门)的下方经过导管,然后在导管外侧朝颅底方向上行。A,舌神经;B,下颌下腺管。(From McGurk M. Surgical release of a stone from the hilum of the submandibular gland：a technique note. *International Journal of Oral and Maxillofacial Surgery* 2005；34：208‑210.With permission.)

　　下颌下腺副交感神经促分泌纤维来自面神经的上泌涎核,通过鼓索(一个面神经分支)和舌神经进入下颌下神经节,再进入下颌下腺。来自颈上交感神经节的节后交感神经纤维沿着面动脉进入腺体。

下颌下三角的底部

下颌下三角和下颌下间隙的底部都由下颌舌骨肌、下颌舌骨肌神经、舌骨舌肌和咽中缩肌组成。这是下颌下三角的第三个外科平面。

淋巴引流

下颌下三角接受面部、颏下淋巴结和口腔的淋巴引流。淋巴回流汇入颈深淋巴结链的颈二腹肌和颈肩胛舌骨肌淋巴结。

胚胎学

下颌下三角的胚胎发育既复杂又令人感到惊奇，能够解释为什么不同的肌肉甚至同一肌肉的不同部位受不同的神经支配。二腹肌后腹、茎突舌骨肌和颈阔肌来源于第二鳃弓，因此由面神经支配。而二腹肌前腹、下颌舌骨肌来源于第一鳃弓，因此由三叉神经下颌支支配。舌骨小角和茎突舌骨韧带由第二鳃弓的软骨形成，而舌骨大角来自第三鳃弓。

下颌下腺在胚胎第 6 周发育自口凹（原始口腔）黏膜。相关的下颌下腺或原基呈索状增殖，并在此发育形成管腔。该过程被不断重复，直至终末球形成终末导管和腺泡。

下颌下腺发育不全少见，可能见于一些罕见的外胚层综合征，在少部分的 Treacher-Collins 患者中也有报道。下颌下三角最常见的胚胎发育畸形之一是鳃裂囊肿。一般认为鳃裂囊肿是先天性上皮囊肿，起自颈侧，因胚胎发育早期第二鳃裂的消退失败导致（图 8.4）。典型的鳃裂囊肿发生在胸锁乳突肌前，虽然来自颈动脉三角，但是可能覆盖下颌下三角。鳃裂囊肿经颈内动脉与颈外动脉之间到达扁桃体窝。多见于青年儿童，但也可见于以后的年龄段。在获得明确的组织病理学依据以前，这样的肿块应当作为一个囊性转移淋巴结来对待。较为少见的先天性畸形是第一鳃裂囊肿，位于下颌角至外耳道之间。

临床相关性

下颌下腺切除术

下颌下腺手术的切口入路应选择在适当的皮肤褶皱处，通常来说，低于下颌骨下缘 2 横指或 3cm 并与之平行。切口长约 5cm，切开皮肤、皮下脂肪和颈阔肌后，紧贴颈阔肌深面翻瓣至下颌骨下缘。仔细找到面神经下颌支，必要时可利用神经刺激器进行辅助。于下颌下腺上缘结扎面动脉和面静脉，将线结向上牵拉并夹持固定，这被称为 Hayes-Martin 技巧，这种技巧将静脉浅面的面神经下颌支上移至手术野外。有些外科医师通常会应用神经刺激器来辨识面神经下颌支，还有一些外科医师因为考虑到面神经位置靠上且表浅，只是简单地于舌骨水平切开下颌下腺包膜，并将操作限制在包膜内来进行下颌下腺切除。但这种技术不适宜于肿瘤切除。

随后，通过推移下颌下腺浅叶暴露下颌下腺深叶，再通过向前牵拉下颌舌骨肌推移深叶可暴露舌神经、下颌下神经节和下颌下腺管。尽可能在前端离断下颌下腺管，以避免发生术后导管内结石残余并发症。最后，在二腹肌后腹深面面动脉起始处双重结扎面动脉，腺体得以切除。该处动脉结扎失败可能会导致回缩的面动脉大量出血。术毕时，检查伤口出血情况，分层关创，颈阔肌采用可吸收缝合线缝合，皮肤采用皮内缝合。

下颌下腺切除术最常见的危险之一是意外损伤面神经下颌支、舌下神经和舌神经（图 8.5 和图 8.6）。虽然面神经下颌支的位置存在变异，但下颌下三角的解剖结构是非常恒定的。1962 年，Dingman 和

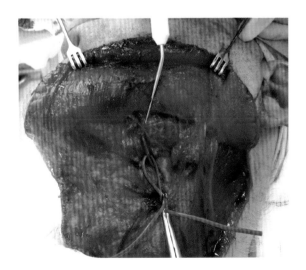

图 8.5　面神经下颌支（指针所指）跨过面静脉（血管吊带所示）表面沿下颌骨下缘走行，在该处，术中通过向上牵拉可以保护面神经下颌支。

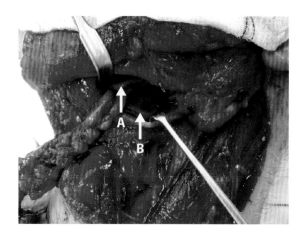

图8.6 颈清扫术中下颌下内容物切除后，在二腹肌中心腱上方，可见舌神经在上（A），舌下神经在下（B）。注意通过牵拉结扎面静脉的线结，面神经被向上提升。

Grabb报告了有关面神经跨越面部走行的尸体解剖结果，发现在所有的标本上，面神经下颌支跨过面静脉前面，在面动脉浅面或深面走行。面神经下颌支走行于下颌骨下缘以上占81%，走行于下颌骨下缘以下1cm或1cm以内占19%。由于颈部的延展性会影响面神经下颌支的位置，这些结果受到了质疑。有研究发现，面神经下颌支位于下颌骨下缘下3~4cm；Nason等发现低于下颌骨1cm以上占54%，低于2cm以上占10%。

约30%的病例发生暂时性神经损伤。面神经下颌支永久性损伤的发生率高达10%以上，而舌下神经与舌神经的损伤概率较低，分别为1%和5%。神经损伤最常见于慢性炎症、既往手术或放疗等情况。在患者同意接受这些危险与后果时，应当常规进行提醒、警示。

软组织间隙感染

下颌下间隙是一个潜在的间隙，在下颌舌骨肌深面与舌下间隙相通，在下颌舌骨肌浅面与颏下间隙相通。下颌下间隙感染来自颏下间隙、舌下间隙的脓液蔓延或者直接来源下颌舌骨肌线以下下颌骨内磨牙根尖的感染。实际上，颈深筋膜封套层将颈部变成了一个密闭的间隙（区室）。这样的一种筋膜排列促进了筋膜深面邻近组织间隙之间的开放、相通。其结果是，多数情况下自发性地向外（通过皮肤）引流发生较晚。危及气道的情形屡见不鲜，因为与

舌下间隙、颏下间隙和咽旁间隙相比，颈深筋膜对感染的蔓延具有更强大的阻挡作用。双侧下颌下间隙和舌下间隙同时发生的蜂窝织炎属外科急症，有可能出现急性气道阻塞。治疗效果有赖于针对所有间隙的开放引流。

下颌下肿块

下颌下肿块最常见的原因是感染或新生物。下颌下腺炎症、下颌下淋巴结病变以及不太常见的下颌下腺肿瘤是最主要的。

下颌下腺炎症需要与下颌下肿瘤和下颌下淋巴结病变鉴别，下颌下肿瘤良恶性比例基本相当。下颌下淋巴结接受口腔、面部以及颏下的淋巴引流，在对下颌下淋巴结进行检查时，应当同时检查这些区域。下颌下间隙可发生非唾液腺来源的肿瘤，其中脂肪瘤最常见，但也可能是囊肿，如皮脂腺囊肿或舌下腺囊肿。

（蒋灿华 译　翦新春 校）

参考文献

Dingman RO, Grabb WC. Surgical anatomy of the mandibular ramus of the facial nerve based on the dissection of 100 facial halves. *Plastic and Reconstructive Surgery and the Transplant Bulletin*. 1962; 29: 266–72.

McGurk M. Surgical release of a stone from the hilum of the submandibular gland: a technique note. *International Journal of Oral and Maxillofacial Surgery* 2005; 34: 208–210.

Nason RW, Binahmed A, Torchia MG, Thliversis J. Clinical observations of the anatomy and function of the marginal mandibular nerve. *International Journal of Oral and Maxillofacial Surgery*. 2007; 36: 712–5.

Preuss SF, Klussmann JP, Wittekindt C, Drebber U, Beutner D, Guntinas-Lichius O. Submandibular gland excision: 15 years of experience. *Journal of Oral and Maxillofacial Surgery*. 2007; 65(5): 953–7.

Sinnatamby CS. *Last's Anatomy: Regional and Applied, 12th ed.* Oxford: Churchill Livingstone Elsevier, 2011.

Standring S. (Ed.). *Gray's Anatomy: The Anatomical Basis of Clinical Practice, 40th ed.* Edinburgh: Elsevier/Churchill Livingstone, 2008.

口腔

Madan G. Ethunandan

口腔是消化道的起点,在食物的初级消化处理、吞咽、语言、呼吸、面部支撑及美容等方面具有重要作用。口腔的形状与大小随年龄而发生改变,并受到牙齿的萌出与丧失以及周围皮肤、肌肉、韧带和骨骼等组织的增龄性变化的影响。口腔被覆不同特征的黏膜,由大唾液腺、小唾液腺分泌的唾液润滑。强烈建议对口腔解剖学知识进行详细的学习、理解,以确保外科手术的安全。

口腔可以分成两个部分:口腔前庭和固有口腔。口腔前庭是一个狭窄的裂缝形间隙,一侧为唇与颊,另一侧为牙齿与牙龈,通过口裂与外界相通,通过磨牙后区和牙间间隙与固有口腔相通。固有口腔的边界为牙弓和咽峡(即口腔与口咽的交界),是一个主要由舌占据且只有在开口时才存在的潜在间隙。咽峡的边界:上界为软硬腭交界;两侧为腭舌弓;下界为舌体与舌根分界处的界沟。从口腔到口咽的过渡是基于功能与神经支配意义上的。从功能上来说,是从主动吞咽过渡到反射性(被动)吞咽。

口腔肌群,即口轮匝肌和颊肌(面神经下颌缘支和颊支)、舌(舌下神经)、下颌舌骨肌(三叉神经运动根)的运动是受机体主动控制的。唯一不由舌下神经支配的舌肌是舌腭肌(咽丛),该肌肉从功能上来说属于咽部结构。相反,腭帆张肌(三叉神经运动根)不具备咽功能的反射特性,虽然其为咽部结构,但却受机体主动控制。

软腭和咽的神经支配将在第18章讨论。

唇和前庭

唇属于动态性括约肌,由1块主要的环形肌(口轮匝肌)和10块放射状排列的扩张肌组成。口轮匝肌与放射状肌在口角外1cm处相交,称为口角轴。

唇外面被覆皮肤,内面有黏膜衬里。黏膜与皮肤的交界称为唇红缘。在相对干性和湿性的唇黏膜之间可以进一步辨认出一个不太清晰的交界,即湿线。上下唇交界形成的口的转角,称为口角。上唇唇红缘的外形像一张弓,称为唇弓(丘比特弓)。人中是上唇中线上的垂直的沟,两侧的边界是人中嵴。在任何有关唇的修复手术中,唇红缘的精确对位是非常重要的(图9.1)。

口角的位置随年龄增长而降低,与牙齿缺失或义齿佩戴和面部皮肤弹性的丧失有关。口角位置降低可能导致唾液外溢和真菌、葡萄球菌感染,继而引起口角炎。唇是鳞状细胞癌的好发部位,常与吸烟和日光暴晒有关。一般而言,唇部肿瘤的预后好于口腔其他

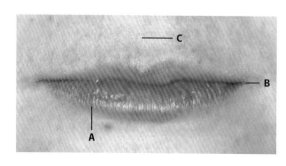

图9.1 A,唇红缘;B,口角;C,人中。

部位的肿瘤，但比面部皮肤其他部位肿瘤的预后差。

　　唇部同样包含有小唾液腺，这些小唾液腺为黏液腺。唇的血液供应来自唇动脉，感觉由颏神经和眶下神经支配，运动由面神经分支支配。颏神经（下牙槽神经终末支）出颏孔后，在降口角肌深面走行，分为 3~4 个分支（口角、下唇内、下唇外、颏部）支配唇、颏和牙龈的感觉。下牙槽神经在颏孔处更名为颏神经，两者进行转换处的形态可分为环形（61.5%）、直线（23.1%）和垂直（15.4%）3 种类型，颏孔前缘至前环的距离平均为 1.74mm（0.73~2.63mm）。

　　下唇外翻时，在黏膜下常可见到颏神经分布至唇的终末分支。颏神经下唇分支与口轮匝肌呈斜向走行，两者之间的角度平均为 36°。因此，建议在实施唇部软组织小手术时，黏膜切口与下唇长轴约呈 36°。如要暴露下颌骨正中联合处的骨质，建议采用一个略呈 U 形的切口，并且使其侧翼与神经分支平行（图 9.2）。

　　颏孔位置随年龄增长、牙齿缺失和牙槽骨吸收而发生改变。对于长期的无牙颌患者，颏孔可能位于牙槽嵴，这一点与切口位置的设计有关。

　　小唾液腺位于口腔黏膜下，与细小的颏神经纤维关系密切，后者在唇腺活检时可能受到损伤。黏液腺囊肿（黏液外渗性或潴留性囊肿）多见于下唇，上唇少见。上唇肿块更有可能是小唾液腺肿瘤。

　　上唇动脉和下唇动脉是面动脉的分支。上唇动脉长约 45mm（29~85mm），起自口角水平或以上，距离口角平均 12mm。高达 29% 的个体仅有单侧唇动脉。唇动脉沿着唇的游离缘走行于口轮匝肌后表面，

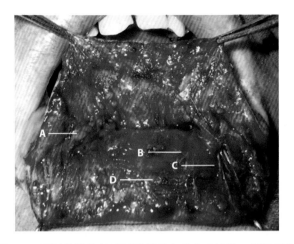

图 9.2　下唇黏膜掀起后可见其下方的小唾液腺、颏神经分支和口轮匝肌。A，黏液性小唾液腺；B、C，颏神经终末分支，注意与口轮匝肌放射状纤维（D）之间形成不同的角度。

距离黏膜要比皮肤近。这种位置关系与各种唇瓣的设计有关（图 9.3）。

　　上下唇系带（单一的系带）是从上唇和下唇跨过前庭沟附着于其下的牙槽黏膜或上下颌骨骨膜上的正中黏膜褶皱（图 9.4）。唇系带附着异常可能导致上颌切牙之间出现间隙或干扰义齿的稳定，需要切除，称为"系带矫正术"。儿童唇系带出现撕裂可能是受虐待的结果。

　　前庭的衬里黏膜是非角化黏膜，附着于其深面的颊肌和唇肌。颊肌是位置最深的与面部表情有关的肌肉，常认为是咀嚼的辅助肌。颊肌薄而扁平，向后起自邻近磨牙区的上下颌骨、翼上颌韧带和翼下颌缝，向前在口角轴处形成交叉。起自上颌骨和下颌骨的肌纤维分别进入上唇和下唇，但起自翼下颌

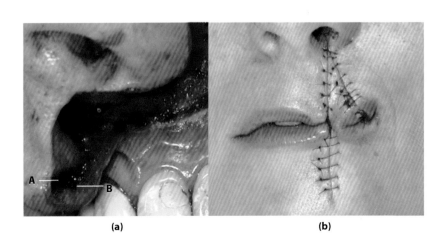

(a)　　　　　　　　　　**(b)**

图 9.3　(a) A，口轮匝肌纤维；B，唇动脉位于肌肉的黏膜侧。(b)唇修复术转移组织瓣的血供来自唇动脉。

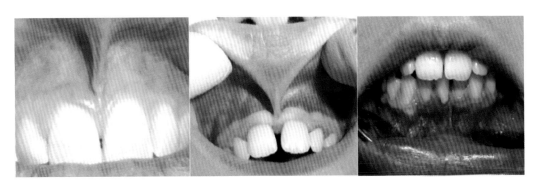

图 9.4　唇系带。

缝的中间的肌纤维在此发生交叉,上部纤维进入下唇,下部纤维进入上唇。

　　颊肌的运动由面神经颊支支配。相邻颊黏膜的感觉由下颌神经的颊长支支配。颊长神经出颞下窝后,在咬合平面水平越过下颌升支前缘,穿过颊肌分布于颊黏膜、牙龈和前庭黏膜。余下的神经纤维继续向前支配面颊部皮肤感觉。

　　腮腺导管(Stensen 导管)出腮腺前缘后,于咬肌表面前行,然后在咬肌前缘处急转向内,穿过颊脂垫和颊肌,在肌肉和黏膜之间斜向前进一步走行,止于邻近上颌第二磨牙的腮腺乳头。导管的远端部分位于颊肌和口腔黏膜之间,当口腔内压力增加时受到压迫,防止空气进入导管系统(腮腺气肿)。腮腺乳头可与周围黏膜平齐或下垂,这一点有时会影响经腮腺乳头插入导管的便利性。

舌

　　舌为被覆黏膜的肌性结构,由舌尖、舌背、舌腹面和舌根组成。前 2/3 形成舌的口腔部分,后 1/3 形成舌的咽腔部分,两者之间的分界为 V 形的界沟。舌盲孔位于 V 形的尖端,是退化的甲状舌管上末端的标志。

　　舌背前 2/3 的黏膜因存在丝状乳头、菌状乳头和轮廓乳头而变得粗糙。丝状乳头呈锥形,数量最多。菌状乳头为粉红色的散在菌状突起,主要位于舌尖和舌侧缘。轮廓乳头呈圆屋顶形,位于界沟之前,数量8~12 个。叶状乳头位于舌的后 1/3,表现为舌侧缘最末端的一系列黏膜褶皱,包含有味蕾。菌状乳头、轮廓乳头和叶状乳头存在大量的味蕾,称为

感受器乳头,但丝状乳头上没有味蕾。在出现"黑毛舌"的情形时,丝状乳头拉伸变长(图 9.5)。(舌唾液腺导管,称为 Von Ebner 腺,其导管开口进入轮廓乳头基底部的环形凹陷内。)

　　被覆于舌背、舌尖的粗糙黏膜在舌腹部被薄而光滑的黏膜所取代。舌腹与口底的交界不清晰。覆盖舌后 1/3 的黏膜由于其深面存在淋巴滤泡(舌扁桃体)、浆液腺和黏液腺,因而呈结节状外观。

　　舌肌附着于黏膜,并被中线的纤维隔分隔,包括 4 对舌内肌(整体均在舌内)和 4 对舌外肌(有骨性附着)。舌内肌没有骨性附着,起改变舌形状的作用,包括舌上纵肌、舌下纵肌,舌垂直肌和舌横肌。舌外肌除改变舌的形状外,主要与舌的位置有关,包括颏舌肌、舌骨舌肌、腭舌肌和茎突舌肌。

　　颏舌肌呈扇形,占据大部分舌体,起自上颏结节(上颏棘),肌纤维呈放射状止于舌黏膜,其最下部纤维止于舌骨。舌骨舌肌为一块薄的扁平肌,起自舌骨体和舌骨大角,向后与茎突舌肌和舌下纵肌纤维混合,止于舌侧缘下部。茎突舌肌为三角形肌,起自茎突前外侧面,向前止于舌的后外侧面。腭舌肌起自腭腱膜的下表面,向下止于舌的后外侧,形成舌腭弓,是口腔与口咽在侧面交界的标志。

　　舌的淋巴引流很复杂,包含浅表淋巴网和深部淋巴网。浅表淋巴网从舌尖延伸至轮廓乳头,引流进入更深的肌肉系统。深部淋巴系统进一步细分为 3 组:①舌尖(前)组,引流舌尖至Ⅰ区和Ⅲ区淋巴结;②边缘(外侧)组,引流从舌尖到轮廓乳头的舌侧 1/3 至Ⅰ区、Ⅱ区和Ⅲ区淋巴结;③中央组,引流舌背中 2/3 到Ⅰ区和Ⅲ区淋巴结。舌后部的引流进入Ⅱ区和Ⅲ区淋巴结。舌中线区域常见双侧引流。跳

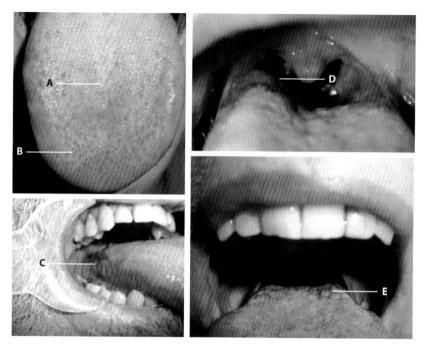

图 9.5 A,丝状乳头;B,菌状乳头;C,叶状乳头;D,增大的舌扁桃体组织;E,轮廓乳头。

跃性转移到Ⅳ区,而不累及介于其间的区域,有时可见于舌恶性肿瘤。有关颈部分区解剖的更多知识请参考第 24 章。

学者们越来越多地意识到存在一种"内在"的舌淋巴系统,包括位于舌中隔内的内侧淋巴结、位于舌下腺内侧的舌外侧淋巴结以及位于舌骨舌肌深面与舌动脉相邻的淋巴结。由于邻近原发肿瘤,意味着很难检测到这些淋巴结的隐匿性转移。遗漏这些淋巴结的切除可能是肿瘤局部复发的一个促进因素。

舌的主要动脉血供来自舌动脉,小部分来自面动脉和咽升动脉分支(图 9.6)。舌动脉于舌骨大角水平以独立分支的形式,也可能与面动脉或甲状腺上动脉共干起自颈外动脉。舌动脉以舌骨舌肌为界分为 3 段:第 1 段向上斜向走行至舌骨舌肌后缘;第 2 段水平走行于舌骨舌肌深面;第 3 段沿舌骨舌肌前缘垂直向上走行,再向前到达舌尖。Pirogov(Pirogoff)

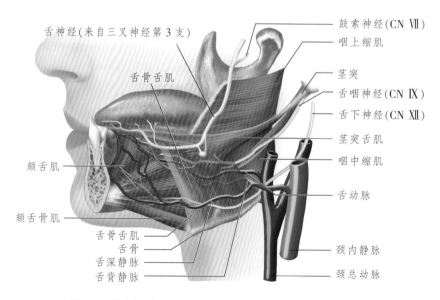

图 9.6 舌内解剖内结构。(Adapted from Student *Gray's Anatomy*.)

三角,现已少为人知,是以二腹肌腱、下颌舌骨肌后缘和舌下神经为边界形成的间隙,在该间隙内能寻找到舌动脉,是结扎舌动脉的推荐位置之一。舌动脉分支包括舌骨上动脉、舌下动脉、舌背动脉和舌深动脉,很少与对侧同名动脉跨过中线交叉吻合,因此,舌动脉常被认为是终末动脉。切除累及舌动脉附近的舌后部以及发生巨细胞动脉炎时可导致同侧舌的缺血性坏死。与此相反的是,口底前部有丰富的血管吻合跨越中线。

舌的静脉回流与动脉分支伴行(图9.6)。在舌腹面可见舌深静脉,该静脉引流舌尖,走行于舌腹中线两侧黏膜下,并在以后可发展为静脉曲张(图9.7)。在舌骨舌肌前缘,舌深静脉与舌下静脉汇合,形成舌神经伴行静脉汇入面静脉、舌静脉或颈内静脉。舌背静脉引流舌背和舌侧缘,与舌静脉汇合,再汇入颈内静脉。

除腭舌肌由咽丛神经支配外,其余所有舌肌的运动由舌下神经支配。舌下神经由舌下神经管出颅,在颈总动脉和颈内静脉之间向前走行,至舌骨舌肌表面支配舌部肌群。损伤舌下神经会导致同侧舌的萎缩,偏向患侧(图9.8)。

舌前2/3的感觉支配来自舌神经。舌后1/3来自舌咽神经,少部分来自喉内神经(迷走神经的分支)。鼓索神经传导味觉冲动,并携带分泌(内脏)运动纤维至颌下腺和舌下腺(图9.6)。一些解剖学家认为鼓索是第13对脑神经的组成部分。

口底

口底呈U形,位于舌下,前外侧以下颌骨舌侧为界,包含舌下腺、下颌下腺管和舌神经。舌系带是正中线上从舌腹(下)表面伸展至口底形成的黏膜褶皱,其厚度和附着程度变异很大,可能导致舌的运动受限(舌固连),通过舌系带修整术可以进行矫正。

下颌下腺乳头是下颌下腺管的开口,位于舌系带两旁。舌下襞覆盖着舌下腺(图9.9)。下颌舌骨肌附着在下颌骨舌侧的下颌舌骨肌线上,前部或中部纤维向内侧延伸与对侧纤维交叉形成中线缝,从下颌联合延伸至舌骨体。下颌舌骨肌后部肌纤维附着于舌骨体。下颌舌骨肌形成隔膜将口腔与颈部分离开来,该隔膜通过深面的颏舌骨肌和浅面的二腹肌前腹得以强化。隔膜裂较为常见,可导致舌下腺疝的形成。

舌下腺呈杏仁形,是最小的大唾液腺,位于下颌舌骨肌上方,表面被覆口底黏膜。舌下腺分泌的唾液由众多直接开口于舌下襞口腔黏膜的导管(Rivinus管)和一个开口于下颌下腺管远端或单独开口于舌下肉阜的大导管排出。舌下腺后缘常与下颌下腺深叶前部融合。起自舌下腺的黏液外渗性囊肿表

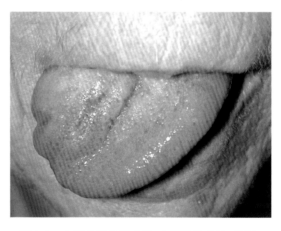

图9.8 右侧舌下神经麻痹,右侧舌体萎缩、偏斜。

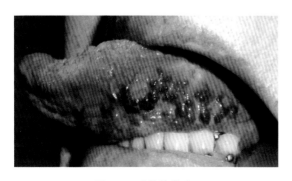

图9.7 舌静脉曲张。

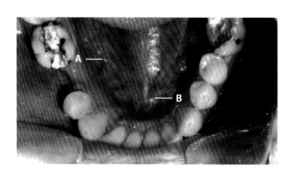

图9.9 A,舌下襞;B,下颌下腺乳头。

现为口底肿块,形如蛙腹,故称为蛤蟆肿(舌下腺囊肿)。下颌舌骨肌的裂开可导致舌下腺囊肿,表现为颈部肿块,称为"陷入"的蛤蟆肿。

下颌下腺骑跨于下颌舌骨肌的游离后缘,后者将其分为浅叶和深叶。下颌下腺主导管(Wharton管)长4~6cm,出腺体深叶后,在舌骨舌肌和颏舌肌表面向前走行,开口于下颌下腺乳头。下颌下腺深叶发出主导管的部位称为腺门。下颌下腺管内腺门以上的唾液腺结石能通过口内切口取出。在通过口内切口取出下颌下腺管尤其是腺门区的结石时,容易损伤舌神经。

舌神经是三叉神经下颌支的分支,离开颞下窝后,从翼下颌间隙的前缘出来,经下颌舌骨肌以上、舌骨舌肌外侧及翼下颌缝下附着的下方进入口腔。

舌神经与第三磨牙区的下颌骨舌侧面关系紧密,可能接触下颌骨骨膜。约15%(1/7)的舌神经可能走行于牙槽嵴上方。众所周知,在施行下颌第三磨牙手术或下颌骨截骨术时,可能损伤舌神经。有意思的是,舌神经保持紧贴于下颌骨的走行可能超过2.5cm,直至朝内进入口底,这意味着如果暴力损伤下颌骨舌侧皮质骨板,第二磨牙甚至第一磨牙的外科手术,也可能损伤舌神经。不同个体以及同一个体左右两侧之间,舌神经与下颌骨在垂直向和水平向的关系均存在变异。采用MRI进行评估,舌神经在第三磨牙区的直径平均为2.5mm。舌神经在口底从后外向前内经过下颌下腺管下方,并继续朝前和朝内侧走行,最后分成数支分布于舌、口底和舌侧牙龈黏膜(图9.10)。

在口底,下颌下腺管位于舌骨舌肌浅面,舌神经位于下颌下腺导管上方,舌下神经位于其下方。在舌骨舌肌深面,从上至下有舌咽神经、茎突韧带和舌动脉(图9.6)。

硬腭

硬腭形成口腔上界,分隔口腔与鼻腔,由成对的上颌骨腭突和腭骨水平板组成,其前外侧界是承载牙齿的牙槽突。鼻腭神经、腭大神经血管束和腭小神经血管束经硬腭穿孔而出:鼻腭神经经由切牙窝,腭大神经血管束和腭小神经血管束经由与之同名的

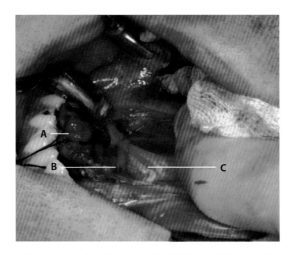

图9.10　右侧口底舌神经、下颌下腺管和舌下腺的关系。A,被牵拉的舌下腺;B,下颌下腺管;C,舌神经。(Photograph courtesy Professor M.McGurk.)

孔道。

前颌骨(Goethe骨)是上颌骨包含切牙的部分。切牙缝是标志前颌骨腭部与上颌骨腭突交界的一条横行骨缝。一些个体直至成年可能还存在切牙缝。

硬腭的一般感觉和味觉由腭神经支配。味觉神经的细胞体位于面神经节内,神经纤维向心性地走行至翼腭神经节,在该神经节内,并没有交换神经元,而是经由岩大神经出来。鼻腭神经支配尖牙或第一前磨牙硬腭以前的感觉。腭大神经支配硬腭后缘以前的感觉,并与鼻腭神经支配区域发生重叠。腭小神经支配软腭、腭垂和扁桃体的感觉。

硬腭的血液供应来自鼻腭和腭大血管,均为上颌动脉的分支,两者之间的血管吻合众多,腭大动脉的分支与鼻腭动脉经由切牙窝发生吻合。两侧腭大血管之间的吻合尚不清楚,表明存在吻合的间接证据是基于这样的事实,即利用一侧腭大血管就可以将整个硬腭黏膜制备成带蒂组织瓣。来自腭大血管的硬腭黏膜血供前后向走行是极其有利的,因为这一特点允许安全地掀起一块大的轴型腭黏膜瓣。供区裸露的骨面将在6周内上皮化。

硬腭角化黏膜厚且牢固地附着于其下方的骨膜。硬腭中线上有一狭窄的由前向后走行的黏膜嵴(腭中缝),缺乏黏膜下层。腭中缝前端有一卵圆形的突起覆盖切牙窝处,即切牙乳头(图9.11)。腭皱襞是硬腭前半部分从腭中缝放射状向外的横行黏膜

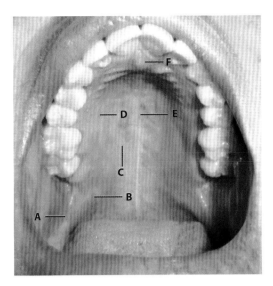

图 9.11　A,翼下颌缝;B,黏膜下翼钩的位置;C,软硬腭之间明显的分界;D,腭侧牙龈;E,腭中缝;F,切牙乳头。

嵴,有助于发音和咀嚼。腭中缝两侧存在黏膜下层,包含神经血管束。腭皱襞后方的硬腭后半部分,黏膜下层存在小唾液腺,该处发生赘生物并不少见。硬腭外界由上颌牙列的腭侧牙龈组成。

硬腭中线上可能存在腭隆凸,这一骨性突起除非干扰义齿佩戴并不需要治疗。诊断基于临床表现。如果进行活检,需用腭护板对伤口进行保护,否则愈合会延迟。

在硬腭后方,紧贴上颌结节内侧的软腭黏膜下可扪及翼突,这偶尔会成为患者产生抱怨的原因。

组织间隙感染

口面部感染可沿着骨、肌肉和筋膜之间“潜在的”组织间隙蓄积和扩散。这些组织间隙作为分隔开来的“区室”只是徒有其名,因为彼此之间能够自由连通,难以抵抗感染的扩散。

颊间隙

颊间隙是一个潜在的间隙,外界为皮肤,内界为颊肌,前界为口角,后界延伸至翼下颌缝。该间隙与翼下颌间隙、咽旁间隙和咬肌间隙相通。其感染来源:根尖感染分别在上颌骨颊肌附着以上或下颌骨颊肌附着以下穿透颊侧皮质骨。前磨牙和磨牙是主要的责任牙。如根尖感染穿透颊侧皮质骨的部位发生在上颌骨颊肌附着以下或下颌骨颊肌附着以上,则表现为口内前庭沟的肿胀。颊间隙感染表现为面颊的肿胀(图 9.12)。

下颌下间隙

下颌下间隙是一个潜在的间隙,上界为下颌舌骨肌,下界为颈阔肌和筋膜封套层,外界为下颌骨体部,前、后分别以二腹肌前、后腹为界,包含下颌下腺和淋巴结。该间隙的感染来源于在下颌舌骨肌附着以下穿透舌侧皮质骨的根尖感染,以及下颌下腺和淋巴结的感染。下磨牙是主要的责任牙。

下颌下间隙感染表现为该部位的肿胀(图 9.13)。

颏下间隙

颏下间隙的边界与颏下三角的边界相同:以舌骨体作为三角形的底边,下颌骨正中联合处下缘作为三角形的尖,两侧以二腹肌前腹为界(图 9.14)。

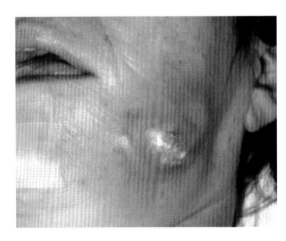

图 9.12　颊间隙感染。

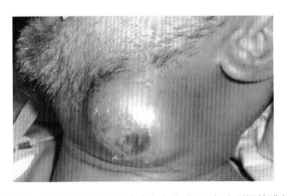

图 9.13　广泛的下颌下间隙感染或化脓,已突破颈深筋膜封套层。

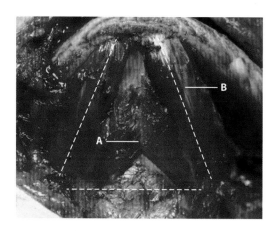

图 9.14　颏下三角。虚线示颏下三角。A,下颌舌骨肌中缝;B,二腹肌前腹。

该间隙的底部是下颌舌骨肌,顶部是颈深筋膜封套层。间隙内存在少量的淋巴结(1~6 个),接受下切牙、下唇、颏部、前口底及舌尖的淋巴回流。由于受到下颌舌骨肌与颈深筋膜的限制,感染易于扩散至下颌下间隙。颏下间隙内没有十分重要的解剖结构。

舌下间隙

舌下间隙是一潜在的间隙,下界为下颌舌骨肌,上界为口腔黏膜,前外侧为下颌骨,内侧为颏舌肌和舌。该间隙的感染来源于:根尖感染在下颌舌骨肌附着的上方穿透下颌骨舌侧皮质骨;下颌下腺管阻塞引起的感染。切牙、尖牙和前磨牙是主要的责任牙。

口底肿胀向后上推移舌体。由于两侧舌下间隙之间组织结构薄弱,感染极易扩散至对侧。

舌下间隙通过下颌舌骨肌与舌骨舌肌之间所谓的“下颌舌骨肌–舌骨舌肌裂”与下颌下间隙相通。

Ludwig 咽峡炎

Ludwig 咽峡炎为累及双侧下颌下、舌下和颏下间隙的弥漫性炎性水肿。双侧下颌舌骨肌隔膜的上方和下方均发生坚硬、发红的严重肿胀,舌体被向后上方推移,患者常出现吞咽困难、唾液外流和呼吸困难。炎症常扩散至咽旁间隙。Ludwig 咽峡炎属外科急症,可能危及气道,导致发生严重后果(图 9.15)。

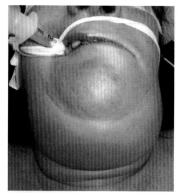

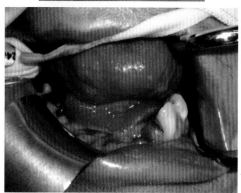

图 9.15　Ludwig 咽峡炎,注意舌体被抬高。

(蒋灿华 译　蒉新春 校)

参考文献

Alantar, Roche Y, Maman L, Carpentier P. The lower labial branches of the mental nerve: Anatomic variations and surgical relevance. *Journal of Oral and Maxillofacial Surgery.* 2000; 58: 415–8.

Ettinger RL, Manderson RD. A clinical study of sublingual varices. *Oral Surgery, Oral Medicine, Oral Pathology.* 1974; 38: 540–5.

Hennekam, RC, Cormier-Daire V, Hall J, Méhes K, Patton M, Stevenson R. Elements of morphology: Standard terminology for the nose and philtrum. *American Journal of Medical Genetics Part A.* 2009; 149A: 61–76.

Hu KS, Yun HS, Hur MS, Kwon HJ, Abe S, Kim HJ. Branching patterns and intraosseous course of the mental nerve. *Journal of Oral and Maxillofacial Surgery.* 2007; 65: 2288–94.

Lang J. *Clinical Anatomy of the Masticatory Apparatus and Peripharyngeal Spaces.* New York: Thieme Publishers, 1995.

Magden O, Edizer M, Atabey A, Tayfur V, Ergur I. Cadaveric study of the arterial anatomy of the upper lip. *Plastic and Reconstructive Surgery.* 2004; 114: 355–9.

Miloro M, Halkias LE, Slone HW, Chakeres DW. Assessment of the lingual nerve in the third molar region. *Journal of Oral and Maxillofacial Surgery.* 1997; 58: 134–7.

Mukherji SK, Armao D, Joshi VM. Cervical nodal metastasis in squamous cell carcinoma of the head and neck: What to expect. *Head and Neck.* 2001; 23: 995–1005.

Ong HS, Ji T, Zhang CP. Resection for oral tongue squamous cell carcinoma: A paradigm shift from conventional wide resection towards compartment resection. *International Journal of Oral and Maxillofacial Surgery.* 2014; 43: 784–6.

Pogrel MA, Renaut A, Schmidt B, Ammar A. The relationship of the lingual nerve to the mandible third molar region: An anatomic study. *Journal of Oral and Maxillofacial Surgery.* 1995; 53: 1178–81.

Zhang L, Cai ZG, Wang Y, Zhu ZH. Clinical and anatomic study on the ducts of the submandibular and sublingual glands. *Journal of Oral and Maxillofacial Surgery.* 2010; 68: 606–10.

第 **10** 章

牙槽突

Niall McLeod

牙槽突指上下颌骨形成牙槽窝容纳牙根的部分。严格来说，牙槽突仅在牙齿萌出时发育形成。

牙槽骨的胚胎发育

胚胎鼻内侧突与上颌突融合形成上颌和上唇，并将口腔与鼻腔分开，两侧下颌突融合形成下颌和下唇。胚胎第六周，在下牙槽神经、血管分为颏支和切牙支处的 Meckel 软骨侧方出现骨化中心，通过膜内成骨的方式逐渐形成下颌骨(图 10.1 和图 10.2)。

此时，牙胚位于下颌骨的上缘。胚胎于第二月

末，牙蕾刺激牙槽突发育成槽状并逐渐移至上下颌骨基部(图 10.3)。随后，牙槽突将牙胚、牙神经和血管包绕在内，相邻牙胚之间逐渐形成骨板，最终与下颌神经管分离。

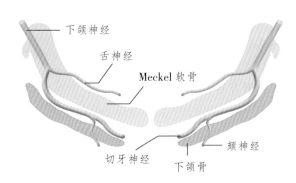

图 10.2　下颌骨的发育。

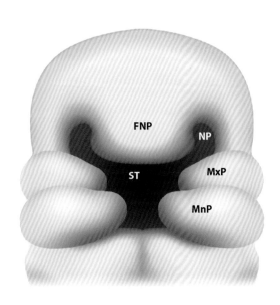

图 10.1　约第 5 周时面部胚胎发育。图为发育成面部的 5 个主要的突起:FNP,额鼻突;NP,嗅凹;MxP,上颌突;MnP,下颌突;ST,口凹。

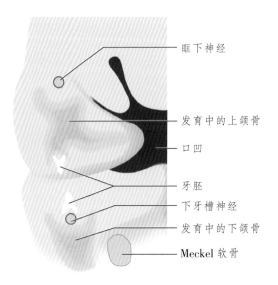

图 10.3　牙–牙槽骨的发育。

62

牙囊周围的间质骨化形成牙隐窝,成为牙发育的场所,内层的间质分化形成牙周膜。

牙槽骨的生长与重塑

面部骨骼生长不仅决定了上下颌牙槽骨之间的位置关系,还决定了它们与颅底的相对位置关系。

上颌结节后方骨沉积导致上颌骨相对于颅底的位置前移,腭中缝骨生长又使上颌骨的宽度增加,这就使上颌骨在生长发育过程中,其牙槽骨前外侧表现为骨吸收,腭部和上颌结节处表现为骨沉积(图10.4)。

在下颌,下颌升支后缘出现骨沉积,前缘骨吸收,下颌升支相对于下颌骨体的位置从前缘向后移动至后缘,如此下颌骨体的长度增加。在这一过程中,下颌前部牙槽骨唇侧骨吸收,导致颏突突度增加,其余牙槽骨则出现骨沉积(图10.4)。

牙槽弓的生长模式与面部骨骼不同,与牙齿的发育顺序有关。牙槽突的生长可显著增加上下颌骨的垂直高度。在上颌,可增加腭部的深度,允许上颌窦向牙根方向扩张。

在下颌,可使下颌骨体的高度和厚度都增加,并在下颌升支舌侧形成平台以容纳第三磨牙。

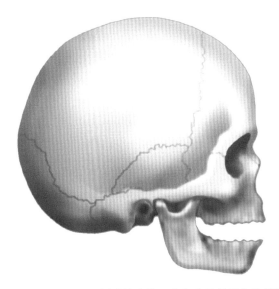

图10.4　上颌骨和下颌骨的生长。蓝色表示骨吸收的区域,绿色表示骨沉积的区域。

牙槽骨解剖

牙槽骨

牙槽骨包含皮质骨和松质骨,表面覆盖黏骨膜,牙齿从其口腔侧萌出。上下颌基骨与对应的牙槽突之间并没有明显的解剖学界线。

牙槽骨功能性改建后,会出现两个明显特征。一是牙槽骨包绕牙根,在牙根周围形成薄层骨板包埋来自牙周膜的主纤维,称为固有牙槽骨。二是支撑固有牙槽骨的部分,由致密的皮质骨和疏松的松质骨组成。皮质骨形成牙槽突的前庭和口腔板,松质骨充填于皮质骨和固有牙槽骨之间。

上下颌牙槽皮质骨与对应颌骨体皮质骨相连,上颌骨的皮质骨通常比下颌骨的皮质骨薄得多。其中,下颌骨的前磨牙区和磨牙区最厚,尤其是颊侧,而前牙区最薄,可能是由于牙槽骨硬骨板与外侧的密质骨发生了融合。

黏膜

上下颌牙槽骨被一层致密的黏膜骨膜包围覆盖并形成牙龈,这层黏膜骨膜与腭黏膜、颊前庭外侧牙槽黏膜和口底下颌骨内侧牙槽黏膜相延续。通过颜色可以将牙槽黏膜和牙龈区分开来,牙槽黏膜的颜色较深红,而牙龈的颜色为粉红色。从组织学上来看,牙槽黏膜是一层很薄的非角化复层鳞状上皮。

牙周膜

牙周韧带是一种特殊的结缔组织,它包绕牙根,连接牙根表面的牙本质和牙槽骨,将牙固定在牙槽窝内,并使其能承受咬合力。牙周韧带由 I 型胶原汇聚形成的致密纤维束构成。

血液供应

上颌牙槽骨的血液主要由上颌动脉第三段供应。

上牙槽后上动脉为上颌动脉的第一分支,发出许多小分支与相应神经一起进入上颌骨后部,供应上颌牙槽骨。腭大动脉出腭大孔,沿腭部前行进入切牙孔,供应上颌牙槽骨骨膜。眶下动脉是上颌动脉的最后一个分支,经眶下裂,沿眶底前行,最后出眶下孔,供应上颌牙槽骨及骨膜。

下颌牙槽骨的血液由下牙槽动脉供应,它是上颌动脉第一段的分支,穿行于下颌骨颈部和蝶下颌韧带之间,沿下颌支内侧面与下牙槽神经伴行进入下颌孔,前行供应下颌牙齿、牙槽骨和下颌骨体。其颏动脉分支出颏孔供应周围的肌肉和皮肤。

下颌牙槽骨周围黏膜的血液供应丰富,舌侧牙龈和牙槽黏膜由舌动脉供应,颊侧牙龈和磨牙区的牙槽黏膜由颊动脉供应。

有多项研究利用动脉造影发现老年患者的下颌骨缺少下牙槽动脉,因此有人对下牙槽动脉是老年患者下颌骨(特别是下颌无牙颌的患者)主要血液供应的说法提出质疑。然而采用多普勒超声对颏动脉进行研究却发现,虽然血流减少,但所有患者的颏动脉均存在,且组织学研究发现,颏动脉狭窄或闭锁的发生率并未随着年龄增长而有所上升。

淋巴引流

上下颌牙槽突的淋巴引流与血液回流伴行,有两种途径,大部分遵循骨的主要静脉回流路径,小部分遵循骨膜的静脉回流路径。几乎所有的淋巴液都引流入区域淋巴结和颈内静脉周围的颈深淋巴结。

上颌骨的淋巴管与血管伴行,注入咽后和颈深淋巴结。

下颌切牙及牙龈的淋巴引流入颏下淋巴结,最后注入下颌下淋巴结。

下颌其余牙槽骨和大部分上颌牙槽骨的淋巴引流入颊淋巴结和下颌淋巴结,然后注入颈深淋巴结。

部分牙槽骨后部的淋巴引流入咽后淋巴结,再注入颈深淋巴结。

神经支配

三叉神经上颌支支配上颌牙槽骨和牙齿的感觉。

上颌神经进入翼腭窝发出上牙槽后神经进入上颌骨后部,支配上颌第二和第三磨牙、上颌第一磨牙的腭根和远中颊根以及周围牙槽骨的感觉。在眶下管内,上颌神经发出上牙槽中神经,支配上颌第一磨牙近中颊根、第一和第二前磨牙及周围牙槽骨的感觉。眶下神经出眶下孔前发出分支支配前牙,出眶下孔后发出分支支配上颌牙槽骨前部牙龈。上牙槽后神经牙龈支支配颊侧牙龈,但并未穿透上颌骨后部骨壁。鼻腭神经终支出切牙管支配上颌切牙腭侧牙龈,腭大神经支配其余牙的腭侧牙龈。

三叉神经下颌支支配下颌牙槽骨和牙齿的感觉。下牙槽神经(或下牙神经)是下颌神经后干的分支,在翼外肌下缘跨过翼内肌的外侧面,走行于蝶下颌韧带和下颌升支之间,进入下颌管。其在颏孔处分为两个终支:一是切牙支,支配下颌骨前部、下颌切牙和前磨牙的感觉;二是颏支,支配下颌唇侧牙龈、下唇及颏部的感觉。舌神经也是下颌神经后干的分支,主要支配舌和下颌舌侧黏膜的感觉。

颊神经是下颌神经前干的分支,属于完全的感觉神经,支配颏孔向后下颌颊侧牙龈的感觉。

牙槽骨生理性变化

骨组织具有在压力作用下变化的能力,生理性变化即是适应功能性压力的结果,存在于整个生长过程。

牙槽骨生理性变化发生于牙齿生长、萌出、磨耗和缺失的过程中。

牙齿的生长与萌出

关于牙齿萌出的机制至今仍不十分清楚。牙根发育伸长、牙根形成后牙骨质沉积,Gubernacular 索(牙囊在口腔上皮的剩余)的引导作用、牙根周围组织的压力、牙周组织血供的变化、牙周韧带纤维收缩,均被认为是牙齿萌出的作用因素。

通常,在出生时乳牙的牙根开始形成,部分恒牙也开始钙化,但并没有牙齿萌出(表10.1)。

牙齿的萌出顺序具有一定的规律,但萌出年龄可能出现明显差异,比如牙胚缺失或异位均会影响该区域牙槽骨的发育。

牙齿的萌出高度与咬合等因素有关,很大程度上影响了牙槽骨的高度。牙齿萌出的基本部位虽然是由基因决定的,但萌出后受到外力作用(唇、颊、舌的肌肉力量,伸舌或吮指等惯性力),其位置仍会发

表 10.1　乳牙、恒牙的发育和萌出时间表

牙	牙胚形成	钙化开始	牙冠形成	萌出	牙根形成
乳牙					
切牙	胎龄 12~16 周	胎龄 3~4 个月	2~4 月龄	6~8 月龄	18~24 月龄
尖牙		胎龄 4~5 个月	9 月龄	18~20 月龄	30~36 月龄
第一磨牙		胎龄 4~5 个月	6 月龄	12~15 月龄	24~30 月龄
第二磨牙		胎龄 5~7 个月	11~12 月龄	24~30 月龄	3 岁
恒牙					
中切牙	胎龄 30 周	3~4 月龄	4~5 岁	上颌 7~8 岁 下颌 6~7 岁	9~10 岁
侧切牙	胎龄 32 周	上颌 10~12 月龄 下颌 3~4 月龄	4~5 岁	上颌 8~9 岁 下颌 6~7 岁	10~11 岁
尖牙	胎龄 30 周	4~5 月龄	6~7 岁	上颌 11~12 岁 下颌 9~10 岁	12~15 岁
第一前磨牙	胎龄 30 周	18~24 月龄	5~6 岁	10~12 岁	12~14 岁
第二前磨牙	胎龄 31 周	24~30 月龄	6~7 岁	10~12 岁	12~14 岁
第一磨牙	胎龄 24 周	出生时	3~5 岁	5~7 岁	9~10 岁
第二磨牙	6 月龄	30~36 月龄	7~8 岁	12~13 岁	14~16 岁
第三磨牙	6 岁	7~10 岁	12~16 岁	17~21 岁	18~25 岁

生改变。牙相对于牙槽骨的大小，与上下颌生长所决定的上下牙弓的位置关系是咬合关系建立的最终要素。在牙齿萌出时或牙拔除后，由于对牙的缺失，牙齿会过度萌出，牙槽骨也会相应地过度生长。

牙齿缺失后牙槽骨的适应性

牙槽骨的主要作用是对牙齿提供支持，一旦牙齿缺失，牙槽突缺少咬合力的刺激会逐渐吸收，甚至上下颌基骨也会出现吸收。这种适应性骨吸收在牙缺失后的 6 个月内达到高峰，之后便逐渐减缓但并不会停止。骨质疏松、肾损伤和营养不良等系统性因素会影响骨吸收的速度和程度。

Cawood 和 Howell（1988）提出牙槽骨的吸收并非以对称的方式发生，而是呈一定的角度：上颌牙槽骨从牙槽嵴斜向唇侧，下颌牙槽骨从牙槽嵴斜向舌侧（图 10.5）。根据牙槽骨的外形，他们将其分为 6 种类型（表 10.2）。牙磨耗、咬合接触牙缺失或牙列缺失，会导致颌间距离降低，下颌骨向逆时针方向旋转。牙槽骨不对称性吸收和下颌骨逆时针旋转均会导致出现不利的上下颌关系，其典型表现为剩余牙槽嵴反𬌗或后牙反𬌗。因此，在修复缺失的牙齿时，

尤其是对长期缺失牙进行修复时，需特别注意恢复正确的上下颌关系，否则会出现功能障碍并影响美观。

下颌牙槽骨的吸收还会使颏神经的相对位置发生变化。颏神经从下颌第一、二前磨牙之间的颏孔穿出，在有牙颌患者中，其位置在下颌骨高度一半左右。在无牙颌患者中，牙槽嵴高度降低，颏神经的出孔位置便相对抬高，最终将位于剩余的牙槽嵴上。这会对义齿修复造成困难，因为基托压迫神经会引起疼痛。

牙槽骨相邻的解剖结构

上颌窦

上颌窦在胚胎第 16 周形成，起初是位于上颌骨鼻腔侧的浅沟，在出生时很小（宽 3~4mm，深约 0.5cm），随年龄增长而不断扩张，在 7~8 岁和 12~14 岁时出现持续性生长（图 10.6）。从出生到成年的这段时间，上颌窦的扩张主要依靠上颌窦周围骨壁向外生长，成年以后则主要依靠骨壁松质骨的吸收。

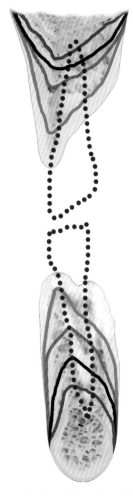

图 10.5   拔牙后上下颌骨吸收的过程。详细描述见表 10.1。

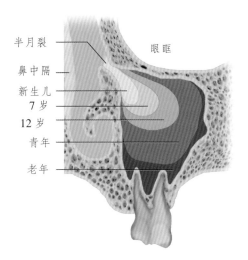

图 10.6   上颌窦的发育及其与牙齿的关系。

上颌骨下部骨吸收使上颌窦扩张至上颌后牙的牙根周围,从而导致牙根与上颌窦底黏膜衬里之间的颌骨非常薄,甚至缺如。

舌神经

舌神经在翼外肌下方从下颌神经后干发出,穿过下颌支和翼内肌之间,走行于翼突下颌缝和下颌

舌骨肌后缘之间下颌第三磨牙相对的下颌牙槽骨的舌面。舌神经在此处发出牙龈支,然后继续向前下内走行至舌前部。

牙槽突外科相关解剖学基础

牙槽突外科主要与牙齿拔除和牙种植相关。

局部麻醉

大多数的牙齿拔除和其他牙槽突手术可在局部麻醉下完成,了解牙槽突的感觉神经支配对成功实施麻醉非常重要。

局部麻醉包括局部浸润麻醉、神经阻滞麻醉和牙周膜浸润麻醉。局部浸润麻醉是将麻药注射至骨膜上,然后麻药扩散至牙周围的骨及骨膜。影响局部浸润麻醉效果的因素包括麻醉药物的生化性质和牙周围的骨厚度。多数情况下,在牙的颊侧或唇侧施行浸润麻醉,可以在牙体预备时取得良好的麻醉效果;但若行牙拔除术,尚需在牙的舌侧或腭侧进行注射以麻醉该黏膜,或选择神经阻滞麻醉。

下牙槽神经阻滞麻醉将麻醉药物注射至下颌小舌附近,是牙科最常用的阻滞麻醉方法,能有效麻醉下颌牙齿。由于舌神经紧邻下颌小舌,此方法可同时麻醉舌部。上牙槽后神经阻滞麻醉常用于麻醉上颌后牙,尤其是上颌后牙腭根。

牙周膜麻醉也是非常有效的麻醉方法,但需要

表 10.2   Cawood 无牙颌牙槽骨分类

I	有牙状态
II	拔牙后即刻
III	凸出牙槽嵴,有足够高度和宽度
IV	刃状牙槽突,高度足够但宽度不足
V	低平牙槽嵴,牙槽突结构丧失
VI	无规律的基骨广泛性丧失

半月裂　　　　眼眶
鼻中隔
新生儿
7 岁
12 岁
青年
老年

配备专用的细注射针头和能在较大压力下扩散的麻醉药物。

另外,还有一种麻醉方法,使用特殊器械穿透颊侧骨壁,将局麻药物直接注射入骨内。

牙拔除术

牙拔除需要离断牙齿周围的牙周膜,并扩大牙槽窝以便牙根脱位。

在牙拔除时了解牙根的形态和周围骨的厚度对减少手术创伤至关重要。

在上颌,腭侧的牙槽骨最厚,且越靠近根尖,其厚度增加;而在下颌,磨牙区颊侧的牙槽骨最厚,逐渐向切牙区舌侧移行。拔牙时,应沿牙根的长轴施力,并向骨板较薄的一侧加力扩大牙槽窝。

种植体植入

牙种植体植入需要足够的牙槽骨高度和宽度,以实现骨整合,支持种植体的上部结构。

虽然牙萌出后其周围的牙槽骨骨量满足种植体植入的要求,但牙周病、牙拔除后骨吸收、囊肿或脓肿等病变会导致牙槽骨的高度和质量降低,影响种植体植入的效果。同时,上颌窦底和下颌神经管的位置也会影响种植体的顺利植入。

如果种植区牙槽骨的高度和宽度不足,可以通过 Onlay 植骨和内置植骨,以及牙槽骨牵引技术达到骨增量的目的。牙槽骨牵引相对于植骨来说有一定的优势,它可以在骨增量的同时扩张软组织,使骨量恢复到接近正常以容纳种植体。而对于植骨患者,需要强调的是,应在达到充分骨愈合后尽快植入种植体,否则会再次出现骨吸收。

神经损伤和牙–牙槽手术

下颌神经管位于下颌牙槽突的下缘,紧邻牙根,很容易在牙拔除过程中受到损伤,尤其是在拔除下颌第三磨牙时。许多研究分析了暂时性或永久性下牙槽神经损伤的风险,但由于方法学的缺陷(多因牙的位置、手术技术、术者经验及患者方面的因素无法标准化),难以获得可靠数据。据报道,拔牙患者出现暂时性神经损伤的风险为 1.3%~7.8%,出现永久性神经损伤的风险为 0.02%~2%。研究认为,患者的

年龄、牙的倾斜角度、牙根与下颌神经管的关系,以及术者的经验均与术后出现神经损伤的风险有关。Rood 和 Shehab(1990)分析了 X 线片中下颌神经管的位置,提出 5 个与下牙槽神经损伤相关的特征性影像:下颌神经管的透射影横跨下颌第三磨牙的牙根;下颌神经管移位;下颌神经管的白线不延续;下颌第三磨牙的牙根被下颌管挤压移位;下颌第三磨牙牙根变窄。另外,使用横断面成像如锥体束 CT 可以更准确地评估下颌神经管与下颌第三磨牙牙根的关系。

除下颌第三磨牙外,拔除其他下颌牙也有可能引起下牙槽神经损伤,尤其当患牙异位或处于低位时。在下颌骨后部植入种植体时也有损伤下牙槽神经的可能,因为牙拔除后牙槽骨吸收,下牙槽神经的位置会相对抬高。因此在下颌骨后部进行种植体植入前,必须充分评估下牙槽神经的位置,最好利用横断面成像来进行准确评估。

需要提醒的是,颏神经在穿出颏孔向上后走行之前,常在下颌骨的前部穿行(颏孔的前方),这一现象有时可以在 X 线片上观察到。

因此,术者应意识到颏神经并非直接从颏孔穿出,应避免在颏孔前方进行牙拔除和种植体植入时损伤颏神经。

舌神经走行于下颌第三磨牙相对应的舌侧牙槽骨表面,在拔除下颌牙时也可能被损伤。拔除下颌第三磨牙引起舌神经暂时性损伤的风险为 0.2%~22%,永久性损伤的风险为 0~2%。舌侧黏骨膜翻瓣和手术器械穿通舌侧骨壁均可增加舌神经损伤的风险。

发育异常

在原始面部,神经嵴发育形成大部分的骨和结缔组织。先天性畸形多源于神经嵴的异常发育,如细胞数量不足、细胞迁移异常、细胞诱导分化能力降低等。

牙槽骨的发育不足多与上下颌骨基骨发育不足有关,使相关面突细胞不能迁移形成牙槽骨。

常见的牙槽突发育畸形多与唇裂伴发,将在本书中的其他章节进行描述。

在半侧颜面发育不全的患者中，上下颌牙槽骨发育的相互影响已被阐明。下颌骨发育不全导致上颌骨后部及牙槽突不能正常地向下方生长，引起咬合平面倾斜。颞下颌关节强直等后天性畸形患者中也观察到类似现象。

利用肋软骨移植矫正下颌骨畸形后，上颌骨会出现追赶性生长，能在很大程度上与对侧相协调。

（石冰 曾妮 译 蒉新春 校）

参考文献

Cawood JL, Howell RA. A classification of the edentulous jaws. *International Journal of Oral and Maxillofacial Surgery*. 1988; 17: 232–6.

Ethunandan M, Birch A, Evans BT, Goddard JR. Doppler sonography for the assessment of central mandibular blood flow. *British Journal of Oral and Maxillofacial Surgery*. 2000; 38(4): 294–8.

Loescher AR, Smith KG, Robinson PP. Nerve damage and third molar removal. *Dental Update*. 2003; 30: 375–82.

Proffit WR, Fields HW, Sarver DM. *Contemporary Orthodontics*. London: Mosby, 2012.

Rood JP, Sheheb BAAN. The radiological prediction of inferior alveolar nerve injury during third molar surgery. *British Journal of Oral and Maxillofacial Surgery*. 1990; 28: 20–5.

Sinnatamby CS. *Last's Anatomy, Regional and Applied*. London: Churchill Livingstone, 2011.

Tobias PV, Sperber GH. *Craniofacial Embryology*. London: Butterworth-Heinemann Ltd., 1989.

第 11 章

唇腭裂的解剖学

Serryth Colbert, Chris Penfold

引言

唇腭裂(CLP)是最常见的先天性颅面畸形,也是最常见的出生缺陷之一,在不同人群中的发病率为0.05%~0.2%。CLP伴随患者终身,病因复杂,是严重的公共卫生问题。了解CLP的胚胎发育和解剖将有助于提高CLP手术的治疗效果。

唇腭裂的胚胎发育

妊娠30~37天,中鼻突、侧鼻突和上颌突生长融合形成原发腭(图11.1)。上颌突起源于第一腮弓的近心端,不断生长与鼻突接触并融合,鼻突位于嗅板两侧。两侧的腭突发育形成继发腭,最初在舌的两侧垂直向生长。妊娠第7周,随着头部的发育和下颌骨的生长,舌的位置下降,腭突向上方转动,向内侧生长,并在中线处接触融合。如果腭突无法在中线接触或接触后融合不全,将会导致腭裂的出现。

CLP的发生可因单一因素导致,也可因多个因素联合导致,主要包括发育不全、面突定向生长异常、面突融合失败或面突融合不全。研究认为,遗传和环境因素可能会通过相同的信号通路发挥作用引起腭裂,基质金属蛋白酶(MMP)就是其中之一,其活性异常将对内侧缘上皮造成影响。CLP畸形的严重程度取决于干扰因素出现在胚胎发育过程中的程度、时间和部位。

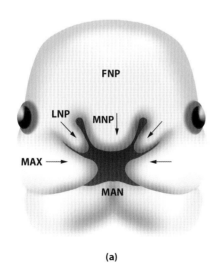
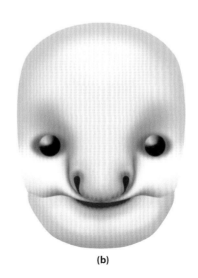

(a)   (b)

图11.1 面突的发育。(a)人胚胎第30~32天的面突发育。FNP,前鼻突;MAX,上颌突;MAN,下颌突;MNP,中鼻突;LNP,侧鼻突。(b)人胚胎第8周半的面突发育。

唇部解剖

唇部

　　唇部的厚度不一,分为浅层和深层。浅层(或表层)又分为白唇(皮肤)和唇红(黏膜)两部分,两者交界处为皮肤黏膜嵴,或称白唇嵴,从一侧口角延伸至另一侧。白唇嵴在中线形成特征性的 V 形或 U 形,称为唇弓。

人中

　　唇弓正上方,上唇正中的纵向浅沟称为人中。人中两侧的纵向隆起称为人中嵴,两侧人中嵴向鼻小柱横沟或鼻小柱基底中点汇聚。

唇红

　　唇红可被分为两部分,两者之间的界限不清。外侧色泽粉红,干燥,没有光泽。内侧色泽深红,半透明,湿润,与口腔黏膜相延续。唇红表面可见细小的纵行条纹。

白唇嵴

　　白唇嵴指唇部皮肤与唇红交界处的隆起,白色,高度不一。在上唇最为明显,是唇裂修复的重要标志。

上唇系带

　　上唇系带是上唇在中线处与牙龈相连的一束黏膜条带。正常唇部的关键解剖特征见图 11.2。

肌肉解剖

　　唇部相关的三个肌肉环彼此相互联系,起于眶下缘和鼻部,止于颏部,是面部封套层的一部分,与面部表浅肌肉腱膜系统(SMAS)相延续(图 11.3)。

　　就唇裂修复而言,以下解剖特征值得注意:

　　• 鼻肌横部止于前鼻棘和鼻中隔。

　　• 鼻肌横部与提上唇肌、提上唇鼻翼肌相互交织形成口角轴,呈扇形插入鼻槛,影响鼻翼软骨的形状、位置及鼻槛的高度。

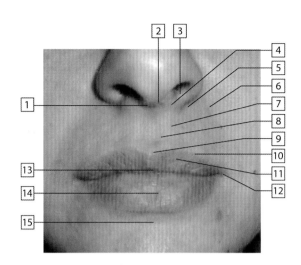

图 11.2　唇部解剖。1,鼻翼沟;2,鼻槛;3,鼻小柱基底鼻翼软骨内侧脚隆起;4,鼻小柱横沟;5,鼻翼基底;6,鼻唇三角;7,人中嵴;8,人中;9,鼻唇沟;10,唇弓;11,上唇唇珠;12,白唇嵴/皮肤黏膜嵴;13,唇红;14,细纹;15,颏唇沟。

　　• 表层或浅层的口轮匝肌纤维走向几乎垂直,与上部肌肉环直接相连,并通过口角轴与下部肌肉环相连。

　　单侧 CLP 患者的上部和中部肌肉环不完整,本应附着于前鼻棘、鼻中隔和前颌突前方的肌肉全部汇集成为肌肉束附着于裂隙边缘。异常的肌肉功能导致 CLP 患者表现出特征性的鼻部和皮肤黏膜畸形,在一期唇裂修复时应引起重视,予以矫正。

单侧唇裂

　　唇裂患者裂隙周围的皮肤后缩移位(图 11.4),鼻底皮肤被牵拉至白唇上部。鼻底皮肤较薄且无毛,可与白唇皮肤相区别。

　　裂侧肌肉不再附着于前鼻棘和鼻中隔,将侧唇和鼻翼基底向外牵拉。鼻翼软骨的发育程度正常但形态畸形,其外侧脚变长而内侧脚变短,穹隆部平坦,且下缘向下扭转,在鼻孔形成蹼。鼻中隔前部和鼻小柱常向非裂侧偏斜。

　　由于缺乏鼻唇肌肉的刺激,裂隙周围的组织生长缓慢。

双侧唇裂

　　双侧完全性唇裂患者的鼻唇肌肉环中断,肌肉异常附着导致侧方的鼻唇组织向外侧移位(图 11.5)。

　　前唇没有肌肉和正常的唇红,完全孤立,向前方

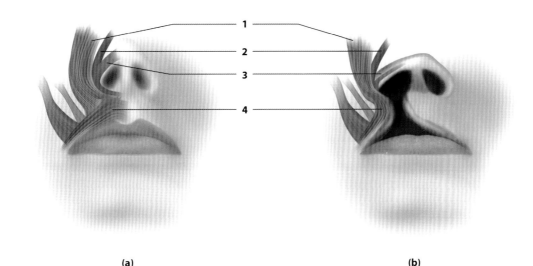

图 11.3 单侧完全性唇裂鼻唇肌肉解剖。另一侧的异常肌肉排列通常是相同的。(a)正常。(b)单侧唇裂。肌肉:1,提上唇肌;2,提上唇鼻翼肌;3,鼻肌横部;4,单侧唇裂上唇口轮匝肌。

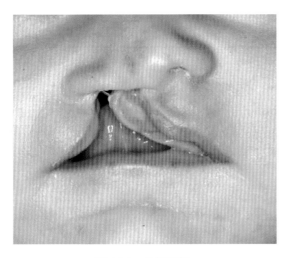

图 11.4 单侧唇裂。

突起,向上方卷翘(图 11.6),出生后还会因发育不足和侧切牙的缺失而变短。仔细分析唇裂周围皮肤发现,由于缺乏正常的肌肉功能,裂侧皮肤后缩移位(图 11.7)。

鼻小柱过短是双侧完全性唇裂最重要的特征,形成原因是胎儿发育早期缺乏对抗侧唇肌肉牵拉的力量。单纯的功能性手术缺少对鼻底的恢复,术后患者常会表现为鼻小柱过短、牵拉和鼻尖宽大。

硬腭解剖

硬腭由前颌骨、上颌骨和腭骨组成。切牙孔在切牙连线中点后方斜向上后进入鼻部。腭大孔由腭骨和上颌骨组成。

硬腭的主要血液供应来源于腭大动脉降支,它从腭大孔穿出后向前走行,与从切牙孔穿出的蝶腭动脉终支吻合。腭大动脉还向后发出分支供应软腭,但实际上软腭的主要血液供应来源于腭升动脉分支。此外,咽升动脉分支也进入软腭,供应腭帆提肌和腭咽肌。

硬腭的口腔面覆盖黏骨膜,在前部形成横向的嵴或皱襞,通过 Sharpey 纤维与下方的骨质紧密相连。硬腭黏骨膜的冠状面可分为三个区域(图 11.8),中间部分厚,有结缔组织包裹着从腭大孔穿出的神经肌肉束,后部腭骨表面的黏膜含有黏液腺,与前部的骨膜相区别。

软腭解剖

了解正常软腭的解剖结构是达到满意的腭裂修复效果的基础。软腭肌肉包括:

- 腭帆张肌(TVP)。
- 腭帆提肌(LP)。
- 腭咽肌(PP)。
- 腭舌肌(PG)。
- 腭垂肌(MU)。

纤维状的腭腱膜组成软腭前 1/3(图 11.9),它附着于硬腭骨板的后缘,与 TVP 的肌腱相延续。TVP 肌腱起自蝶骨翼突舟状窝、蝶骨嵴和鼓室管的

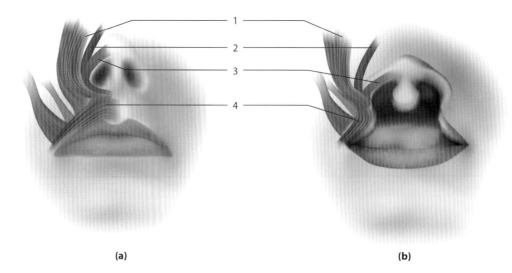

(a) **(b)**

图 11.5　双侧完全性唇裂鼻唇肌肉解剖。(a)正常。(b)双侧唇裂的一侧,另一侧的异常肌肉排列与此相同。肌肉:1,提上唇肌;2,提上唇鼻翼肌;3,鼻肌横部;4,上唇口轮匝肌。

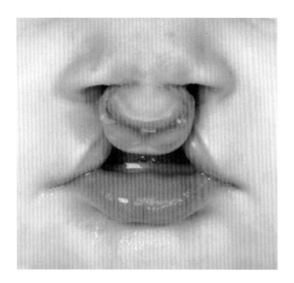

图 11.6　双侧唇裂。

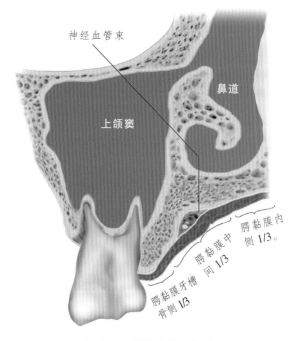

图 11.8　硬腭中部冠状面。

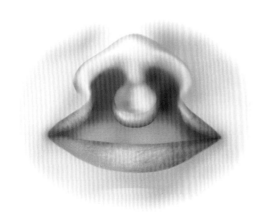

图 11.7　双侧唇裂皮肤扭转和后天性发育不足。

膜部,随后向下方勾绕并部分附着于翼钩,行至软腭两侧。它的起止点提示了 TVP 的两个主要的功能,一是维持咽鼓管的开放;二是紧张软腭,辅助腭帆提肌上抬软腭,防止吞咽时食物进入鼻咽。

　　软腭的主要肌肉是 LP、PP 和 PG。PP 和 PG 分别起始于腭腱膜的上下表面,向后外侧走行至软腭后缘分离形成两侧扁桃体的前后咽柱。PG 很薄,形成咽前柱,PP 粗大,形成咽后柱。PP 在软腭内因 LP

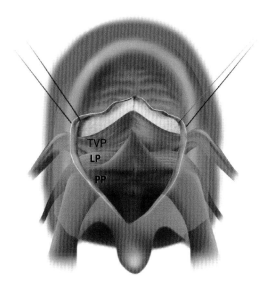

图 11.9　软腭肌群下面观。LP,腭帆提肌;PP,腭咽肌;TVP,腭帆张肌。

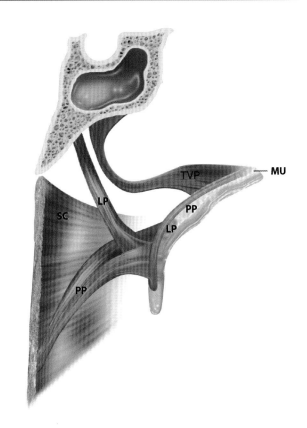

图 11.10　软腭肌群内侧面观。LP,腭帆提肌;PP,腭咽肌;TVP,腭帆张肌;SC,咽上缩肌;MU,腭垂肌。

的插入被分成上下两头(图 11.10),其另一端附着于甲状软骨和咽腱膜。吞咽时,咽上缩肌收缩在咽后壁形成一个突起,称为派氏嵴。

　　LP 起自咽鼓管内侧和颞骨岩部,向前下内走行,进入软腭中 1/3,穿过 PP 两头之间,与对侧的 LP 汇合形成"提腭吊带"(图 11.11)。

　　最后一个软腭肌肉是 MU,起自后鼻棘,垂直向下,止于腭垂鼻黏膜下方。

　　LP 是上抬软腭最主要的肌肉,而 PP 和 PG 是下降软腭的肌肉,它们均能使软腭延长。但 MU 的作用仍不清楚。

　　软腭和咽壁共同运动以实现正常的腭咽闭合,闭合方式因个体和发音不同而有差异。与发音相比,吞咽时腭咽闭合的速度要慢得多,位置也较低。

　　软腭的长度、咽腔的深度和宽度、咽后壁的斜度决定了腭咽闭合时软腭与咽后壁接触的位置。位于接触区内的腺样体,能在很大程度上帮助实现腭咽闭合。软腭具有可伸展性,且软腭肌肉能上抬和牵拉软腭向后,因而软腭在发音或吞咽时可以上抬并与咽后壁发生接触,将口咽和鼻咽分开。软腭上与咽后壁发生接触的点称为膝点。

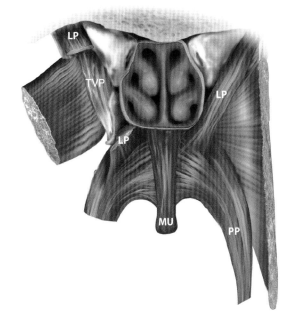

图 11.11　软腭肌群后面观。LP,腭帆提肌;PP,腭咽肌;TVP,腭帆张肌;MU,腭垂肌。

腭裂解剖

单纯腭裂的裂隙位于中线,可累及腭垂至切牙孔的任一部位。裂隙的严重程度不一,可从最轻微的腭垂裂和黏膜下裂,到硬腭和软腭至切牙孔完全裂开。其中,以软腭和硬腭后 1/3 完全裂开最为常见(图 11.12)。

裂隙宽度也不一致,在硬腭后缘,裂隙宽度可从几毫米至 2cm(图 11.13)。完全性 CLP 患者的裂隙从腭部正中延伸至前颌突和上颌突融合处的牙槽突(图 11.14)。单侧完全性 CLP 患者牙槽突裂只累及一侧,牙槽突被裂隙分为一大一小两部分。双侧完全性 CLP 的患者其鼻唇肌肉环完全断裂,前颌骨的生长不受限制,出现严重的前突并且上翘(图 11.15)。

Veau 首次对腭裂患者的软腭肌肉异常进行了描述,此后学者们又对其进行了详细的研究。腭裂患者腭帆张肌腱膜增厚成扇形,异常附着于硬腭骨板后缘外侧。LP 和 PP 无法在中线处交汇,只能向前走行附着于硬腭骨板后缘内侧和腭腱膜的边缘(图 11.16)。

黏膜下腭裂以腭部黏膜完整,但肌肉吊带在中线处不延续为特征,常伴有腭垂裂和鼻后棘缺如。

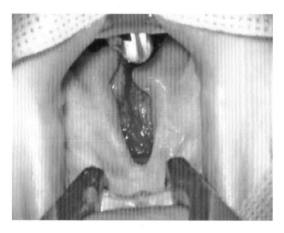

图 11.12　腭裂:软腭和部分硬腭完全裂开。

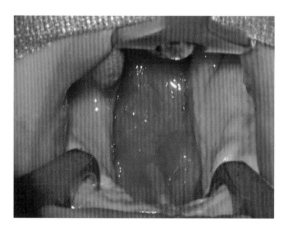

图 11.13　腭裂:硬腭和软腭完全裂开,裂隙呈 U 形。

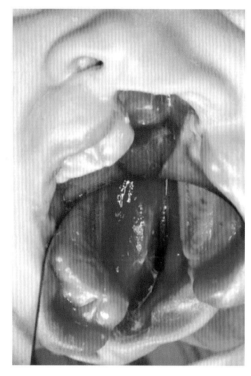

图 11.14　单侧完全性唇腭裂。

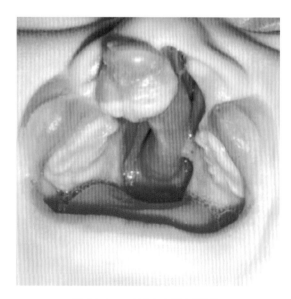

图 11.15　双侧完全性唇腭裂。

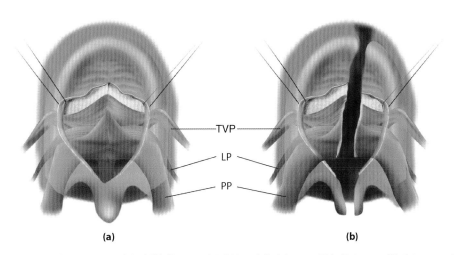

图 11.16　腭裂软腭肌肉群。(a)正常解剖结构。(b)腭裂的肌肉解剖。LP,腭帆提肌;PP,腭咽肌;TVP,腭帆张肌。

肌肉异常的程度变异较大,从轻微的肌肉不延续,至肌肉在中线处完全分离且肌性腭垂缺如。

硬腭修补

传统的裂隙封闭方法包括带蒂皮瓣转移修复(Langenbeck)或带腭大血管的轴型皮瓣修复(Veau瓣)。现已公认,硬腭的骨暴露面(尤其在硬腭的前部和两侧)会形成瘢痕,抑制上颌骨向前方和侧方发育。

1926 年,Pichler 首次报道利用犁骨瓣修补硬腭裂隙,现已成为腭裂修补非常成熟的方法。该方法可在牙槽突和硬腭形成单层封闭,也可作为双层封闭的其中一层。手术将犁骨瓣骨膜面翻转至腭侧,随后上皮化,在犁骨留下较大的骨暴露面,通过二期

愈合进行修复。对于双侧裂隙,常先对一侧进行修补,6~8 周后再行手术修补另一侧,以防止孤立的前颌骨供血不足。现有证据表明,犁骨瓣修复术仅会对颌面部生长发育产生微弱的影响。

软腭修补

软腭裂肌肉修补的首要步骤是将异常附着的腭腱膜和肌肉从硬腭后缘剥离,然后再将其从鼻腔侧和口腔侧黏膜上解剖下来,向正常的方向旋转。最彻底的术式是将两侧 LP 从鼻腔侧黏膜上完全解剖,然后在腭垂基部前方中线处重新连接成一整体(图 11.17)。有证据支持使用手术显微镜可更彻底解剖软腭肌肉,提高术后的软腭功能。

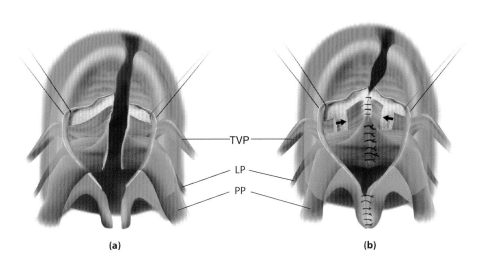

图 11.17　腭裂修补后的腭裂肌群。(a)腭裂肌肉解剖。(b)腭裂修补后的腭裂肌群。LP,腭帆提肌;PP,腭咽肌;TVP,腭帆张肌。

(石冰　曾妮　译　蔺新春　校)

参考文献

Birch M. Sommerlad BC, Bhatt A. Image analysis of lateral velopharyngeal closure in repaired cleft palates and normal palates [erratum appears in *British Journal of Plastic Surgery*. 1995 Apr; 48(3): 178]. *British Journal of Plastic Surgery*. 1994; 47(6): 400–5.

Boorman JG, Freelander E. Surgical anatomy of the velum and pharynx. In: *Recent Advances in Plastic Surgery 4*. Edinburgh: Churchill Livingstone, 1992; Ch. 2:17–28.

Carinci F, Pezzetti F, Scapoli L, Martinelli M, Avantaggiato A, et al. Recent developments in orofacial cleft genetics. *Journal of Craniofacial Surgery*. 2003; 14: 130–43.

Ferguson MWJ. Developmental mechanisms in normal and abnormal palate formation with particular reference to the artiology, pathogenesis and prevention of cleft palate. *British Journal of Orthodontics*. 1987; 8: 115–37.

Finkelstein Y, Berger G, Nachmani A, Ophir D. The functional role of the adenoids in speech. *International Journal of Pediatric Otorhinolaryngology*. 1996; 34(1–2): 61–74.

Gorlin RJ, Cohen MM Jr, Hennekam RCM. *Syndromes of the Head and Neck*. 4th ed. New York: Oxford University Press, 2003.

Kerrigan JJ, Mansell JP, Sengupta N. Palatogenesis and potential mechanisms for clefting. *Journal of the Royal College of Surgeons of Edinburgh*. 2000: 45: 351–8.

Kriens O. Anatomical approach to veloplasty. *Plastic and Reconstructive Surgery*. 1969; 43: 29.

Marazita ML, Mooney MP. Current concepts in the embryology and genetics of cleft lip and cleft palate. *Clinics in Plastic Surgery*. 2004; 31: 125–40.

Malek R, Psaume J. Nouvelle conception de la chronologie et de la technique du traitement des fentes labio-palatines. *Annals de Chirurgie Plastique Esthétique*. 1983; 28: 237.

Marsh JL, Grames LM, Holtman B. Intravelarveloplasty: A prospective study. *Cleft Palate Journal*. 1989; 26: 46–50.

Oneida A, Arosarena, MD. Cleft lip and palate. *Otolaryngologic Clinics of North America*. 2007; 40: 27–60.

Pichler H. Zur operation der doppelten lippengaumenspalten. *Deutsche Zeitschrift für Chirurgie*. 1926; 195: 104.

Ross B. Treatment variables affecting facial growth in complete unilateral cleft lip and palate. Part 7: An overview of treatment and facial growth. *Cleft Palate Journal*. 1987; 24: 71–7.

Semb G, Borchgrevink H, Saelher IL, Ramsted T. *Multidisciplinary Management of Cleft Lip and Palate in Oslo, Norway*. In: *Multidisciplinary Management of Cleft Palate*. Eds. Bardach J, Morris HL. Philadelphia: WB Saunders, 1990: 27–37.

Stanier P, Moore GE. Genetics of cleft lip and palate: Syndromic genes contribute to the incidence of non-syndromic clefts. *Human Molecular Genetics*. 2004; 13: 73–81.

Sommerlad BC. A technique for cleft palate repair. *Plastic and Reconstructive Surgery*. 2003; 112(6): 1542–8.

Sykes JM, Senders CW. *Facial Plastic Surgery: Cleft Lip and Palate, Volume 9*. New York: Thieme Medical Publishers, 1993.

Sykes JM, Tollefson TT. Management of the cleft lip deformity. *Facial Plastic Surgery Clinics of North America*. 2005; 13: 157–67.

Veau V. *Division Palatine*. Paris: Masson, 1931.

第 12 章

眶骨

Barrie T. Evans, Simon Holmes

引言

眼眶容纳并保护眼球和视觉系统组织。眼眶呈四边形锥体,锥体底朝向前外,而朝向后内的眶尖位于视神经孔及眶上裂内侧端之间。除眶缘、骨缝、裂隙和孔隙外,眶骨膜疏松附着于眶骨壁,发生肿瘤和感染时,骨膜常出现隆起。两侧眶内侧壁相互平行,外侧壁与内侧壁相交呈 45°夹角。如果两侧眶外侧壁向后方延长,其在颅中窝处相交的夹角为 90°。

平均眼眶测量值

成人平均眼眶测量值如下:

• 眶缘处垂直高度(眶高)为 35mm。

• 眶缘处水平宽度(眶宽)为 40mm。

• 眶缘到视柱(位于视神经孔和眶上裂之间的骨性结构)的深度为 45~55mm。

• 眶上裂的长度为 22mm。

• 眶下孔位于眶下缘以下 7~10mm 处,直径为4mm。

• 眶内容积为 30cm³。

• 眼球体积为 7cm³。

这些测量值变化较大。因此,涉及眶区,特别是有关眶上裂和视神经管的手术不能完全依赖这些测量值(图 12.1)。

眶骨围绕眼球生长,并在泪腺部位进一步扩大,类似于大脑的发育刺激颅骨生长。当眼球发育异常时 (如无眼畸形/小眼畸形),眼眶的大小明显缩小(图 12.2)。

眼球的生长约在 7 岁时完成,表现为眶内壁部分发育趋向于球形,其最大凹面也是最宽的部分,约在眶缘后 1.5cm 处,对应眼球的冠状赤道部。

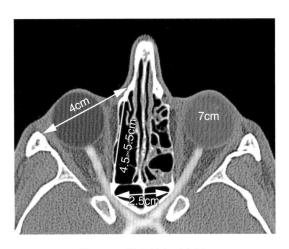

图 12.1 眼眶轴向示意图。

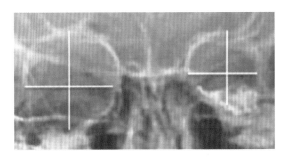

图 12.2 左侧眼眶(左眼小眼畸形)。

眼球位置

眼球位于眼眶前部,这样可以保证最佳的视野范围,但缺点是失去了眶壁的保护。眼球的外侧部分尤其容易受到伤害。眼眶外侧缘在内侧缘后方约20mm处,约有一半的眼球位于两者间的平面之前。

眼眶上、内侧缘位于眶下、外侧缘的前方。正常成人角膜顶点位于眼眶上缘后8~10mm及眶下缘前方2~3mm,并正好到二者之间的平面(图12.3)。

视野的形状反映了眶缘对视力的影响,视野在外侧和下方最大,而在上方及鼻区缩小。

眼球的位置使其在被眼眶保护的基础上,能尽可能获取最佳视野(图12.4)。

眼眶位置

眼眶的位置决定了两眼之间的空间关系。眶间距为泪前嵴之间的距离,成人约为25mm,是双眼视觉及眼球共轭运动的基础。眼眶间距增宽,即水平

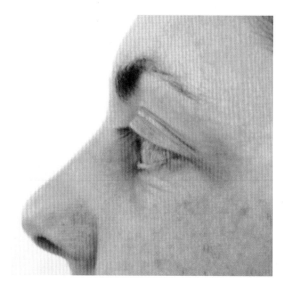

图12.3 眼球外侧保护减少以增加视野。约有50%的眼球暴露在眼眶外侧缘前方。

面位置异常,称为眶距增宽症,主要发生在先天性畸形患者中,会阻碍双眼单视功能的发育;同样,眶移位,即眼眶在垂直平面上的位置异常,会干扰共轭凝视。肿瘤、外伤或骨纤维结构不良等均可改变眼眶

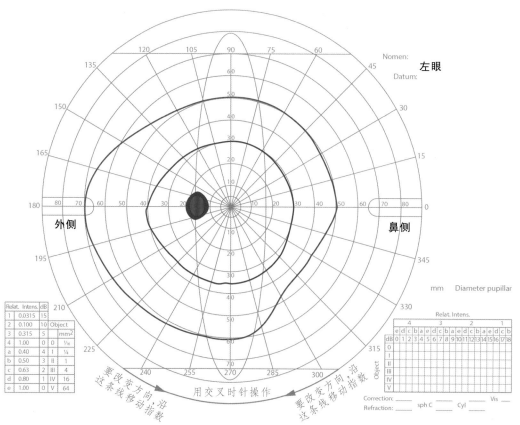

图12.4 正常左眼的视野。

的三维空间位置,超过神经调节机制的耐受(极限)而难以达到共轭凝视(图 12.5)。

眼眶由 7 块骨共同组成(图 12.6):

- 上颌骨。
- 泪骨。
- 筛骨。
- 蝶骨。
- 额骨。
- 颧骨。
- 腭骨。

眶缘

眶缘为圆角矩形结构。眶缘的骨质较眶内骨壁骨质更厚,因而能更好地抵抗冲击力。

眶上缘由额骨组成,因下方额窦的存在,其内 1/2 为圆弧形,额窦骨性气腔的大小变异较大。眶上缘的外侧边界清晰,由额骨角突加强,并与颧骨额突上方骨缝紧邻相连。在受到正前方直接外力时,额

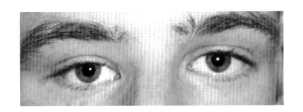

图 12.5 眶移位。

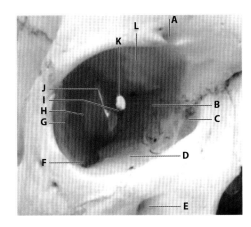

图 12.6 眶骨。A,眶上切迹;B,筛骨眶板;C,泪骨;D,上颌骨眶板(眶底);E,眶下孔;F,眶下裂;G,蝶颧缝;H,蝶骨大翼;I,视柱;J,眶上裂;K,视神经孔;L,额骨眶板(眶顶,腭骨眶板在图 12.10 中有清晰显示)。

窦可通过骨折吸收外力的冲击,以减少传递至下方大脑的力量。眶上缘的外侧部较少出现骨折,几乎不对大脑起保护作用。眶上切迹或眶上孔距面中线 25~30mm,其内走行眶上神经血管束。

眶上缘与眶内侧缘逐渐融合,分界较为模糊。滑车小凹为位于眶上缘上内侧后方 4~5mm 处的小凹陷,即上斜肌滑车软骨环的附着处,常可通过分离此处眶骨膜作为眶顶入路。滑车上、下神经血管束及鼻背动脉在此处于内眦韧带上方显露,在做额筛切口时易被损伤。

眶内侧缘在泪前嵴处界限清晰,是上颌骨额突的一部分。强大的内眦韧带前支附着于泪前嵴,当在骨膜下平面层解剖时较易被分离。泪后嵴由泪骨构成,分界欠清晰,是内眦韧带后支深部附着的部位。在进行头皮冠状切口翻瓣时,早期确定泪后嵴位置能有效避免因疏忽造成内眦韧带的剥离。泪囊窝位于泪前嵴和泪后嵴之间。

眶下缘内侧由上颌骨构成,外侧由颧骨构成,界限清晰。眼下斜肌起点位于紧邻眶下缘后方一处小的粗糙骨面的前内侧,正好位于泪腺窝的外侧。在入路眶底手术中,常将眶下斜肌与眶骨膜分离。

眶外缘由颧骨额突和额骨颧突构成。颧额缝接合薄弱,在颧部外伤时较易发生骨折。在颧额缝下方 10~11mm、眶外缘内 4~5mm 处有一圆形骨性隆起,即 Whitnall 结节,通常较易被触及,有数个结构附着于此结节:

- 外眦韧带。
- Lockwood 悬韧带。
- 上睑提肌腱膜外侧角。
- 外直肌牵制韧带。

为保留最佳的外观及功能,眶外侧手术后恢复这些附着很有必要。

眶顶

眶顶主要由额骨眶板构成,后侧小部分由蝶骨小翼构成,为三角形结构,前部明显凹陷,后部较为平坦。在眶顶修复手术中必须重建这种形态。

眶顶骨质菲薄,存在生理性间隙,因此在解剖眶骨膜时应特别注意,防止损伤基底硬脑膜。泪腺窝

位于眶顶前外侧部,内含泪腺。额窦在眶上内侧,向外侧可延伸至泪腺窝,向后最远可及视神经管。

视神经管开口位于眶顶和眶内侧壁交界的眶尖内上方,向上、向内通入前床突内侧的颅中窝。视神经管内侧由蝶骨体、上部由蝶骨小翼、外侧和下部由蝶骨的视柱构成。视神经管近似椭圆形。

与内侧壁、外侧壁和眶底不同,血管很少穿入眶顶(图 12.7)。

内侧壁

眶内侧壁由前向后依次由上颌骨额突、泪骨、筛骨眶板(筛骨纸板)和后部的蝶骨组成。筛骨纸板组成了内侧壁的大部分。筛骨纸板薄如纸(厚度仅为0.2~0.4mm),尽管有筛窦的骨板支撑,仍十分脆弱。其对创伤所致的变形、感染及肿瘤的扩散几乎无抵抗作用。

额筛缝是内侧壁及眶顶接合的线性标志。此处为筛窦顶(凹)及前颅窝底水平。筛窦顶在此处向下倾斜并在内侧与筛状板相延续。筛状板位于额筛缝平面下方 5~10mm 处。为避免损伤基底硬脑膜,去除骨瓣和向内探查额筛缝时应十分小心(图 12.8)。

内侧壁下缘是筛骨及上颌窦间的骨缝。此处有较厚的骨质支柱(颌筛支柱),在受到不太严重的眶外伤时通常可保持眶部完整。

筛骨小孔位于额筛缝或其上方,为眶内侧解剖的高度提供指导作用。

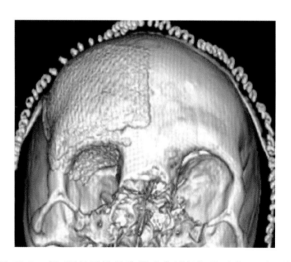

图 12.7　颅-眶骨纤维异常增殖症局部切除后的眶顶三维CT 影像重建。外侧及前后向形成凸面的重建。

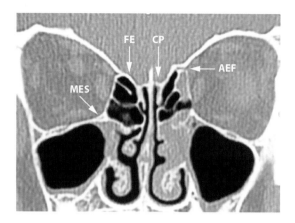

图 12.8　向内凹陷的筛板——额筛缝或筛窦顶的下方。FE,筛窦顶;CP,筛板;AEF,筛前孔;MES,颌筛支柱。

在解剖眶内侧时,筛孔的位置和数量可被作为解剖内侧壁深度,特别是视神经管的大概深度的标志。"24-12-6 mm"被用于提示下列距离:
- 泪前嵴到筛前孔的距离。
- 筛前孔和筛后孔间的距离。
- 筛后孔至视神经管的距离。

这些数据仅为平均值,筛后孔到视神经管之间的距离可仅为 2mm。筛中孔出现的概率为 28%~33%,而眶部仅有一个筛孔的概率约为 4%。"筛孔并不是眼眶解剖深度可靠的参考"。在眶内侧壁解剖时尚无可靠的深度参考标志。

与其形成对比的是,"筛孔和额筛缝可作为解剖眶内侧壁高度的可靠标志"。如果向后追踪,它们将在眶顶和眶内侧壁连接处抵达视神经管的上缘(图 12.9)。

眶底

眶底为三角形,由以下 3 部分的骨质组成。
- 上颌骨眶板。
- 颧骨眶板。
- 腭骨小三角眶板。

上颌骨构成了眶底的主要部分,其同时构成上颌窦;颧骨参与构成眶底的小部分,位于眶下裂的前方;腭骨眶板构成眶底的另一小部分,位于眶下裂前缘近眶下神经的内侧处。其手术意义有如下两部分。
- 在遭受钝性外伤时极少出现骨折,因此,可以

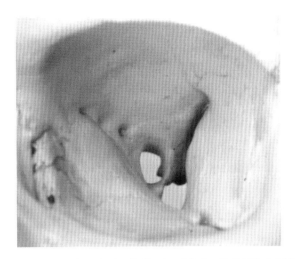

图 12.9 在额筛缝水平上的前、中、后筛孔。注意筛孔和额筛缝连线通向视神经管的上缘。眶底后内侧由上颌窦形成的骨性隆起显示清晰。

作为外科手术的解剖标志,在进行眶底重建时作为放置重建材料的平台。

• 其标志着眶底后内侧的界限,眶底重建时不能超过该范围(图 12.10)。

在眶底向眶内侧壁以缓和的曲线融合时,眶底和外侧壁间在眶下裂下缘处存在使眶底与眶外侧缘分离的陡峭界线。

眶下裂向后内侧走行并被与眶内侧壁平行的眶下神经血管束一分为二。眶下裂在眶下神经外侧与颞下窝相通,并在神经内侧与翼腭窝相通。由于没

有重要结构经眶下裂通过颞下窝和翼腭窝,眶下裂内容物可以被安全分离。因眼下静脉分支经眶下裂与翼静脉丛相通,分离前应用双极电凝对解剖很有帮助。必须仔细识别眶下神经,内侧需从神经上部开始解剖,鉴于 Zinn 环(视神经血管环)及眶上裂的下部,沿着眶下裂向内侧解剖不能超过腭骨的眶板。

在眶底前半部分,眶下神经血管束自眶下孔走行入眶下管。神经向后入眶内在眶下沟内走行较浅并立即转向深面进入眶骨膜,并进入眶下裂。成人的眶下神经直径约为 4.5mm,并提供了明显的软组织手术标志。有超过 80% 的概率出现由眶下动脉发出的无名血管穿入眶底,如不仔细分离可能造成活动性出血。

眶底的骨质菲薄,为 0.5~1mm,特别是在内侧靠近眶下神经处,难以抵抗变形外力,是最常见的眼眶爆裂性骨折区域。

眶底的形态较为复杂,类似细长的 S 形。其首先凹向下,最大凸度约距眶底边缘 1.5cm,然后平滑向上达眶下裂,内侧毗邻眶下神经。眶底向下的凹陷程度由眼球的生长而产生,而向上、向内的凸度由上颌窦气腔形成而产生。在进行外伤或肿瘤手术后,需重建其三维形态外形以恢复眼球的初始位置(图 12.11)。

眶底结构并未到达眶尖;而是终止于翼腭窝。在功能上,它止于上颌骨的后壁,腭骨眶板是其内界的明显标志。眶底内侧壁延续至视神经管。内侧壁重建手术是否需要延伸并超过腭骨眶板的深度仍无

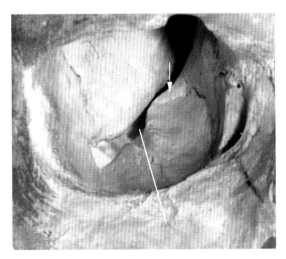

图 12.10 腭骨眶板——眶底的后内侧界(箭头所示)。眶下神经走行始于眶下沟,然后进入眶下管,与眶内侧壁相平行(直线所示)。

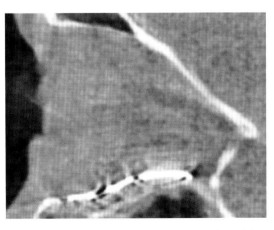

图 12.11 重建眶底的曲线形态,即细长的 S 形,重建板置于腭骨眶板上。

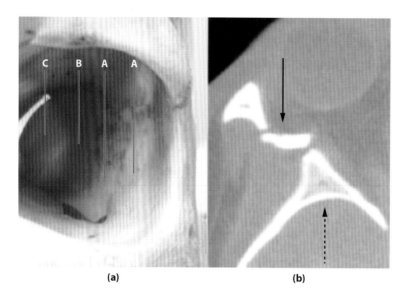

图 12.12 （a）A,颧蝶缝上较薄的骨质;B,中央支柱("三角区")上较厚的骨质;C,蝶骨眶板在眶上裂处变薄。(b)颧蝶缝较薄骨质处的骨折(实线箭头所示)。三角区保持完整(虚线箭头所示)。

定论。

外侧壁

眶外侧壁是眼眶骨壁中最坚固的部分。其起始于颧骨眶板、蝶骨大翼,后缘止于眶上裂和眶下裂。蝶骨大翼使眼眶与颅中窝隔开,并向上在蝶额缝处与额骨相接。

蝶骨大翼在外侧壁处的厚度差异较大,最薄处在其前方位于颧骨前交界处——颧蝶缝。颧骨骨折常通过颧蝶缝及邻近的颧额缝。中央三角形的"三角区"存在强大的中央支柱,其在轴位 CT 图像上清晰可见,故此三角区的移位骨折较为罕见。蝶骨大翼在眶上裂下缘的骨质再次变薄(图 12.12)。

颧–面和颞神经血管束分别经颧骨眶板出眶部供应颧突(面颊部)及颞部表面皮肤的血供。在眶外侧壁向眶骨膜深面解剖中,这两支神经血管束较易被分辨;分离前需要将其电凝。一支不稳定出现的血管,在眼眶出现的概率约为 40%,为眼动脉的脑膜返支,自泪孔(脑膜–眶孔)发出并立即向前进入眶上裂。

眶上裂

眶上裂长度约为 22mm,其上界由蝶骨小翼、前床突及内侧的视柱构成。眼直肌起自 Zinn 环(环形筋膜或总腱环起源),后者将眶上裂分为内、外两部分。外侧部走行有泪腺神经、额神经和滑车神经,经总腱环外侧达眶外区域。动眼神经的上支和下支、鼻睫神经、眶部交感神经、展神经和眼上静脉均通过总腱环并由此入眶内。

（高兴 译 翦新春 校）

参考文献

Downie IP, Evans BT, Mitchell BS. Perforating vessel(s) of the orbital floor: A cadaveric study. *British Journal of Oral and Maxillofacial Surgery.* 1993; 31(2): 87–8.

Downie IP, Evans BT, Mitchell BS. The third (middle) ethmoidal foramen and its contents: An anatomical study. *Clinical Anatomy.* 1995; 8: 149.

Dutton J. *Atlas of Clinical and Surgical Orbital Anatomy.* London: Elsevier, 2011.

Evans BT, Webb AA. Post traumatic orbital reconstruction: Anatomical landmarks and the concept of the 'deep orbit.' *British Journal of Oral and Maxillofacial Surgery.* 2007; 45(3): 183–9.

Janfanza P, Nadol JB, Galla RJ, Fabian RL, Montgomery WW. *Surgical Anatomy of the Head and Neck.* Philadelphia: Lippincott Williams & Wilkins, 2001.

Rootman J, Stewart B, Goldberg RA. *Orbital Surgery – A Conceptual Approach.* Philadelphia: Lippincott-Raven Publishers, 1995.

Wagner A, Schneider C, Lagogiannis G, Hollman K. Pulsatile expansion therapy for orbital enlargement. *International Journal of Oral and Maxillofacial Surgery.* 2000; 29: 91–5.

第 **13** 章

眶内容物及眶骨膜

Antony Tyers

眼睑的表面解剖学

上、下眼睑围成睑裂,在外端联合为外眦,在内端联合为内眦。成人中,眼睑宽度约 30mm,垂直高度约 10mm。外眦角锐利,内眦较圆钝,内外眦以一隆起相连,内有泪湖、肉状隆起及半月皱襞。肉状隆起称为泪阜,内有汗腺及皮脂腺。皱襞是低等动物残余的第三眼睑。

上眼睑柔软的皮肤在距上睑上缘有一高 6~10mm 浅沟,形成皮褶,这是由于上睑提肌的腱膜在此层进入眼轮匝肌肉所致。该浅沟多因其上部多出的皮肤遮盖而不易被发现。通过此皮肤褶痕处做切口可以入路上眼睑,愈后瘢痕最小。在下眼睑下方有类似的皮肤皱襞,约 5mm,称为下睑沟。

眼轮匝肌

眼轮匝肌位于皮肤深面并向外周延伸超过眶缘的范围(图 13.1);该肌是主要的闭眼睑肌,走行于与睑裂平行呈环形的薄层肌纤维,可分为眼睑部和眼眶部,眼睑部可细分为覆盖于睑板前方(睑板前)的肌纤维和眶隔前方(眶隔前)的肌纤维;眼眶部覆于眶缘。

眼轮匝肌由面神经颧支及颞支支配,神经在肌肉深面进入眼轮匝肌,睑板部和眶部肌肉分别有各自的拮抗肌。眼轮匝肌眼睑部控制缓慢的闭眼运动,与上睑提肌拮抗。眼轮匝肌眶部控制迅速的闭眼运动,部分与额肌拮抗,额肌也控制皱眉运动。

眼轮匝肌的深面是在眼睑内部的睑板和眦韧带,外围眶隔并延伸至眶缘。

睑板

睑板(图 13.2)主要维持眼睑的形状。睑板为致密的纤维组织结构,长约29mm,厚约1mm。上睑板高约11mm,下睑板高约5mm。睑板通过内、外眦韧带(眼睑韧带)固定于眶缘。每个睑板中含有 20~25 个睑板腺,是开口于睑缘的皮脂腺。在睑板后方有结膜紧密地与睑板附着,上连结膜穹隆,下接眼球角膜外围。

内眦韧带和外眦韧带

外眦韧带(图 13.3)包含纤维和肌肉的成分,纤维成分是在眶隔部形成的 Y 形增厚的结构。外眦韧带起于睑板外侧止点,止于 Whitnall 结节,即距眶外缘后方约 5mm 处的骨性突起。肌肉部分由来源于上下眼睑的眼轮匝肌眼睑部形成,这些肌肉从骨嵴发出并与纤维组织附着。外眦切开术,即将外眦韧带与眶外缘分离,当发生球后大出血或隔膜后感染威胁视力时,可应用此术式减小眶内压。分离韧带下支可经结膜入路眶底。

内眦韧带(图 13.4)的结构较外眦韧带更为复杂。它同样由结缔组织和肌肉组织组成,但不同于外眦韧带,内眦韧带有明显的浅层和深层的融合。其浅层韧带的纤维和肌肉附着于泪前嵴;有界限清晰的下界,而上界融入骨膜。深层韧带的纤维和肌肉组织起自泪前嵴的外侧前支韧带的深面, 并向后外侧走

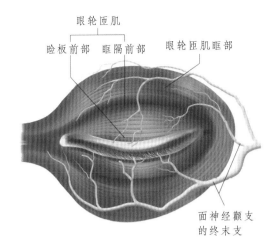

图 13.1　眼轮匝肌。

标注：
眼轮匝肌
睑板前部　眶隔前部　眼轮匝肌眶部
面神经颞支的终末支

行止于泪后嵴。闭眼时眼轮匝肌的收缩有助于泪液的排出。

在钝性损伤或穿透伤中,内眦韧带可发生移位,即"创伤性内眦距过宽"。内眦韧带三维方向的准确复位对美观和功能的恢复至关重要。内眦韧带外移会导致溢泪症,即由于上下眼睑的泪孔异位导致的异常流泪。在成年白种人中,两眼内眦的间距约为32mm,约为瞳孔间距的一半。该距离随着年龄、性别及人种的不同而不同。在美学修复中,韧带位置的对称性也许比绝对距离更为重要。在内眦韧带修复术中,当韧带已经与眶内壁分离时,必须将其再次附着于泪后嵴上。如若失败将导致下眼睑远离眼球并造成下眼睑内侧末端后方形成空腔。

眶隔

眶隔在增厚的骨膜(边缘弓)处附着于眶缘。其延伸至眶缘下方、外侧及上方,与眶上切迹相接并走行于泪后嵴内侧,然后向前在泪前嵴处与泪囊筋膜相连而重达眶下缘。

眶隔从其外围的附着处处于眼轮匝肌后方深面集中延伸进入眼睑。眶隔于下眼睑附着于睑板下缘,而在上眼睑处因接近皮肤褶皱而附着于上睑提肌,阻止眶隔抵达上睑板(图 13.5 和图 13.6)。眶隔可以阻止感染由皮肤向眼眶的扩散,反之亦然。眶隔后的感染被称为眼眶蜂窝织炎。

完整的眶隔有效地使眼眶成为一个封闭空间。急性感染、出血、肿瘤、甲状腺眼病等慢性疾病造成的眶隔后眶内容物的增加将导致眼球前移位,或眼神经的牵拉或压迫,潜在地影响血液循环并危害视力。

眼睑板

眼睑解剖分为两个解剖层次:前层为皮肤及肌肉层;后层为睑板及结膜。薄板加入灰线时,每侧的睑缘清晰可见。睫毛从眼睑前层边缘的毛囊发出。眼睑板的概念是我们理解认识眼睑的解剖及重建的基础。

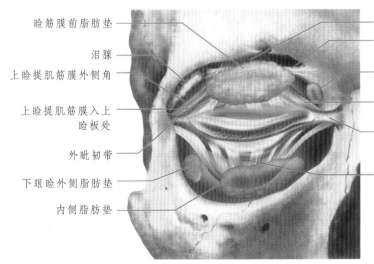

图 13.2　睑板和 Whitnall 韧带。

标注：
睑筋膜前脂肪垫
泪腺
上睑提肌筋膜外侧角
上睑提肌筋膜入上睑板处
外眦韧带
下眼睑外侧脂肪垫
内侧脂肪垫
上睑提肌
Whitnall 韧带
上眼睑内侧脂肪垫
上睑提肌筋膜内侧角
内眦韧带
下睑提肌筋膜入下睑板处

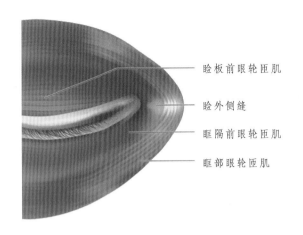

图 13.3　外眦韧带。

眼球

眼睛在大约 7 岁时发育完全，是一个直径为 23~24mm、容积为 7mL 的球体，由眶前的眼周软组织所悬吊。眼球的前 1/6 是透明的角膜，剩余的是坚韧不透明的巩膜。

每个眼球的视轴方向是向前的，并与对侧眼球的视轴及眶内侧壁相平行。双眼通过神经调控机制保持直视向前，分析并融合每只眼睛所看到的图像以消除复视。视轴偏离于眶轴，即内、外侧眶壁的中心平面，夹角约 23°。外伤或肿瘤所导致的视轴失衡会造成复视；单眼失明会导致单个眼球向外侧偏移至眶轴方向。

眼球前 1/6 为角膜，称为前段。余下部分为巩膜，也称为后段。角膜与结膜在角膜缘相接触。前段可细分为前房，位于虹膜前方，以及后房，位于虹膜后方。

眼球分为三层：最外层为角膜及巩膜；中间层为葡萄膜，从前往后分为虹膜、睫状体、脉络膜；最内层为视网膜，在睫状体的后方包绕眼球。

睫状体包括通过细小带状纤维 360°的悬吊并使晶状体聚焦的环形的睫状肌，以及产生房水的睫状突。眼球的主要容积在视网膜和晶状体之间，其间充满了透明胶体，即玻璃体。正常的眼内压为 10~20mmHg，触之较韧。破裂的眼球无抵抗力并可发生部分塌陷。

视网膜中视锥细胞和视杆细胞发出的神经纤维汇集于距眼球后极内侧 3.5mm 处的视神经盘。视神经向后内侧走行约 25mm 达视神经孔。视神经进入视神经管后，通过环状纤维环、Zinn 环或总腱环(其包绕视神经孔)，连接眶上裂内侧止点并发出四条眼直肌。

眼直肌及肌锥

四条眼直肌(图 13.7)长约 40mm，起于总腱环，紧贴眶壁向前走行并于角膜后方汇入巩膜，其距角膜的距离分别为：内直肌约 5.5mm，下直肌约 6.5mm，上直肌约 7.6mm，外直肌约 6.9mm。它们汇合成肌锥，形成眼球在前总腱环在后的锥内解剖学间隙。这个间隙内含分隔视神经和眼直肌的锥内脂

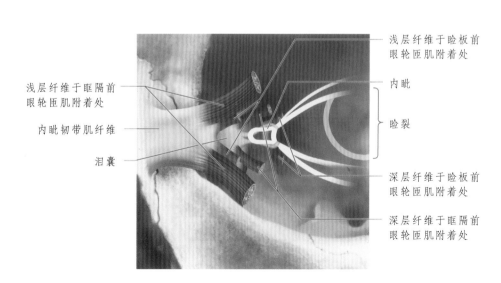

图 13.4　内眦韧带。

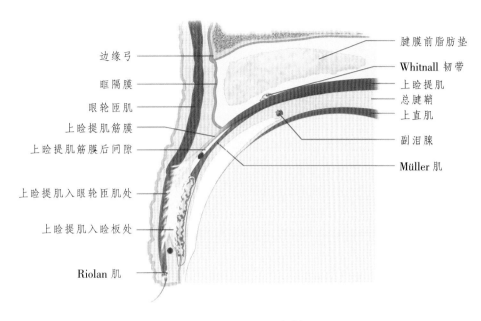

图 13.5　上睑解剖。

肪组织；血管和神经经其进入眼睛。肌锥外的锥外
脂肪分隔眼直肌和眶壁。

　　相邻眼直肌间的筋膜鞘加强了肌锥壁，特别是
其前壁。筋膜还包绕了眼直肌并向前延伸围绕眼球
直至角膜。这层筋膜也称为 Tenon 囊，即眼球筋膜
鞘。

眼斜肌

　　控制眼球运动的肌肉中还包括两条额外的眼斜
肌(图 13.8)。

　　上斜肌起自视神经孔上方的骨壁，沿眶内侧壁
及眶顶连接处向前走行，并在滑车部形成环形肌腱，

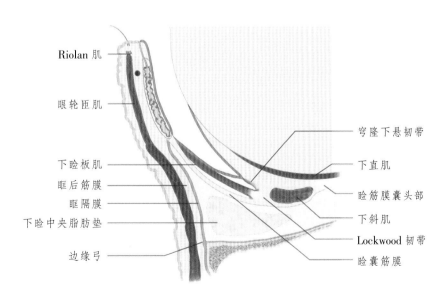

图 13.6　下睑解剖。

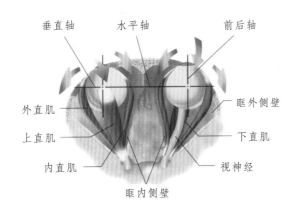

图 13.7 眼外肌(眼直肌)。

滑车即附着于眶缘内额骨处的 U 形纤维软骨。该肌腱穿过滑车后于上直肌和眼球间并向后外走行,止于眼球的后上外象限。

下斜肌起自眶底的前内侧壁,是唯一一个起自眼眶前方的眼外肌,紧邻鼻泪管的外侧。其以类似于上斜肌肌腱走行的角度向后外走行,行经下直肌下方并止于眼球的后下外象限。

眼直肌及眼斜肌的运动

内、外直肌对称附着于眼球,控制眼球进行单纯向内的内收运动和向外的外展运动。

上直肌和下直肌不单单上提或降低眼球。其以与视轴成 23°的角度从眶尖入眼球,控制着更复杂的眼球运动,这取决于双眼凝视的位置。在外展运动中,上直肌和下直肌沿着眼轴做牵拉并各自简单地充当升肌或降肌。在内收运动中,肌肉的牵拉力与眼轴交叉从而减弱升降运动而实现眼球的转动:上直肌使眼球转向内(内旋),下直肌使眼球转向外

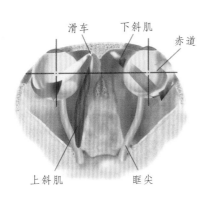

图 13.8 眼外肌(眼斜肌)。

(外旋)。居于原位的上直肌和下直肌能做上提或降低和内旋或外旋眼球的复合运动。

眼斜肌牵引力的方向为向前和向内并朝向眼眶前部的内侧,因此眼斜肌的运动也取决于眼球凝视的位置。在内收运动中,上斜肌的运动沿着眼轴,故仅作为眼球的降肌;同样的,下斜肌仅作为眼球的升肌。在外展运动中,眼斜肌牵拉力与眼轴交叉;上斜肌运动可内旋眼球,下斜肌运动可外旋眼球。每块肌肉在最初的位置都能做两种复合运动。

单纯从原始位置上提眼球由上直肌和下斜肌的共同运动产生。单纯从原始位置降低眼球由下直肌和上斜肌共同运动产生。

在实际的眼球运动中,没有任何一块肌肉是独立工作的。眼球的运动和协调是每个眼球的六组肌肉及对侧眼球的肌肉间的合作产生的结果。

眶部结缔组织

Koorneef 提出,眼眶结构由精细的结缔组织隔膜形成的复杂网络所支撑。这种有效连接各成分组织的连锁隔膜系统在眶前部较致密,而在眶后部较为薄弱。因此,尽管在眼眶内的运动结构貌似是独立行动,但结缔组织隔膜能将各个肌肉和其带动的结构与所有的邻近结构联系起来。眼球的过度运动受限于附着于眶壁且范围广泛的结缔组织隔膜。

眶底骨折阐释了这个复合体的排列。下直肌和下斜肌一般不会被禁锢在骨折部,但参与构成肌肉的组织间隔和脱垂的眶底骨膜限制了其运动。

眶部脂肪

肌锥边界将眶部脂肪组织分为两部分,即肌锥内脂肪和肌锥外脂肪。肌锥内间隙的手术中,肌锥内脂肪可被暴露,肌锥外脂肪常见于眼睑手术中,如眼睑成形术。眶部脂肪帮助维持眼球的位置。

在上眼睑处有两块脂肪垫:较小的内侧脂肪垫和较大的中心或腱膜前脂肪垫。这两个脂肪垫由滑车筋膜隔分离。泪腺位于腱膜前脂肪垫外侧。

下睑也有两块脂肪垫:较大的内侧脂肪垫被在下斜肌起点的隔膜分为两块集群。在眼睑成形术去除脂肪垫的过程中一定要注意不要损伤下斜肌。较小的外侧脂肪垫通过筋膜隔与内侧脂肪垫分离。

上睑提肌

上睑提肌起于视神经孔上方,于上直肌和眶顶之间前行(参见图 13.5)。在眶隔后方约 10mm 处止于下行于眼睑的腱膜。上睑提肌伸展形成内侧角和外侧角,其附着靠近外眦韧带(参见图 13.2),其中外侧角使包绕其后缘的泪腺前表面缩进。腱膜进而继续下行并插入睑板的下前部。大约在睑板的顶端水平,腱膜向前进入眼轮匝肌;这些腱膜形成了皮肤褶皱。眶隔膜在睑板上方约 4mm 处插入肌腱。

动眼神经上支在上睑提肌中 1/3 和后 1/3 连接处进入肌肉支配上睑提肌。

Müller 肌(上睑板肌)

Müller 肌始于提肌下表面,接近腱膜的起始部。其下行至肌腱下方而止于睑板上界。Müller 肌为平滑肌,受与局部动脉伴行的交感神经纤维支配。

Whitnall 韧带及穹隆上悬韧带

上睑提肌肌鞘在其接近腱膜起点的上表面增厚而形成 Whitnall 韧带,其韧带向内侧汇入滑车及向外侧进入泪腺,邻近眶壁表面筋膜的白色横带。

Whitnall 韧带与下眼睑的 Lockwood 韧带类似。Whitnall 韧带在其下行进入眼睑处作为上睑提肌改向的支点。

在 Whitnall 韧带的下表面,上睑提肌肌鞘与下方的上直肌肌鞘融合形成总肌鞘,向前延伸并支撑结膜上穹隆。

下眼睑及 Lockwood 韧带

下眼睑解剖与上眼睑类似,但下眼睑肌肉纤维更小,即囊睑头(参见图 13.6)。囊睑头起于下直肌腱鞘,向前延伸止于下睑板的下界。囊睑头分离以包绕下斜肌并在其前方形成 Lockwood 悬韧带。此横行的韧带为助于支撑眼球并分布眼球周围增厚的筋膜。其附着于泪骨和颧骨。位于下眼睑的眶隔膜与下睑缩肌共同止于睑板。

眶神经

视神经(第 II 对脑神经)

成人的视神经(图 13.9)起自视盘止于视交叉,长度约 50mm。其直径为 3mm,被蛛网膜和软脑膜包

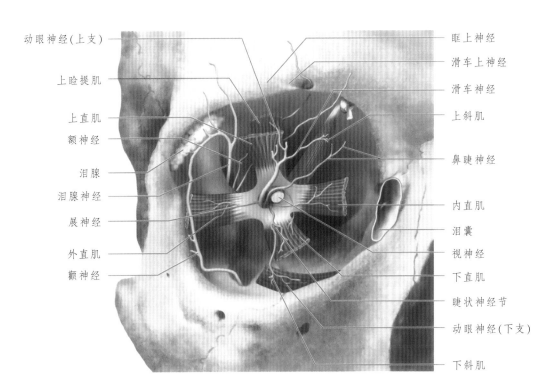

图 13.9　眶内容物。

绕并浸于循环的脑脊液中,直至眼球。视神经被硬脑膜形成的外套保护,此外套向前延续至巩膜,向后延续至颅内硬脑膜。

功能上,视神经分为四段:眼内段、眶内段、管内段和颅内段。眼内段长约 1mm,于黄斑距内侧 3.5mm 处离开眼球。

眶内段比视神经管到眼球之间的距离长 7~8mm,其长度为 25~30mm,蜿蜒进入视神经管。其松弛的特点避免了眼球运动时造成牵拉,并允许眼球突出较多而无视力障碍。

管内段长 5~6mm,此处的视神经最易受到外伤和压迫。视神经在视神经管及其硬脑膜鞘内与下方的眼动脉伴行。视神经管向后、内侧走行,与矢状面约呈 36°夹角,并朝向视交叉与内侧的蝶窦相邻。根据蝶窦气腔的形成程度,部分或全部视神经管进入蝶窦及筛窦或筛骨。在窦腔内覆盖神经的骨质菲薄(0.5mm)或缺如,在鼻内镜鼻窦手术中易损伤视神经。

颅内段起自视神经管止于视交叉,长约 1cm。视交叉位于第三脑室底上方、蝶骨体下方及垂体窝和垂体的正前方。颈内动脉在其外侧走行。

视神经鼻侧纤维在视交叉处交叉并向后走行,在双侧均有颞侧纤维伴行,经视束至外侧膝状体,视觉放射传递至大脑枕叶的视觉皮层。视神经的病变仅影响单侧视力;而视交叉后的病变影响双眼的同侧视野。

动眼神经(第Ⅲ对脑神经)

动眼神经始于中脑水管底部的神经核,其向前进入颅中窝,经后床突外侧,穿入硬脑膜后于滑车神经(第Ⅳ对脑神经)和三叉神经眼支(Ⅴ1)上方走行于海绵窦外侧壁。动眼神经分为上、下两支;均通过视神经外侧腱环进入眼眶。上支支配上直肌和上睑提肌。下支支配内直肌、下直肌和下斜肌。动眼神经于肌肉的中 1/3 和后 1/3 的交界处进入并支配其运动。

滑车神经(第Ⅳ对脑神经)

滑车神经核位于水管底部,其围绕水管走行并在其背侧交叉,随后向前在动眼神经下方进入海绵窦外侧壁。其经眶上裂入眶,经总腱环外侧,于上直肌和上睑提肌上方向内走行,达上斜肌的中 1/3 与后 1/3 交界处。

展神经(第Ⅵ对脑神经)

展神经核位于第四脑室底。神经向前走行于颅中窝底部,穿过颞骨岩尖,于颈内动脉外侧进入海绵窦。其在腱环内入眶并在中 1/3 与后 1/3 交界处进入外直肌。

三叉神经眼支(第Ⅴ对脑神经,Ⅴ1)

此神经支(图 13.10)在海绵窦壁内分为三个分支:泪腺神经、额神经和鼻睫神经,支配眼睛、上睑、鼻尖、前额和前部头皮的感觉。

泪腺神经在腱环外侧入眶,是眶上裂内最外侧的神经。其于外直肌上方沿眶外侧壁走行,与泪腺动脉伴行抵达泪腺。其支配上睑外侧皮肤感觉。

额神经在腱环外侧于泪腺神经和滑车神经间入眶,在眶顶的眶骨膜下向前走行,分为眶上神经和滑车上神经。眶上神经与眶上动脉伴行,在眶上缘的中 1/3 和内 1/3 穿过眶上切迹或眶上孔,支配上睑中部、前额及最远可达头顶头皮的感觉。滑车上神经于滑车上方与同名动脉伴行,并于眶上神经内侧上行跨过眶上缘上行,支配上睑内侧和邻近前额的感觉。

眶上血管和滑车上血管是制备前额和头皮轴型皮瓣的关键,多普勒超声检查为其最佳识别方法。

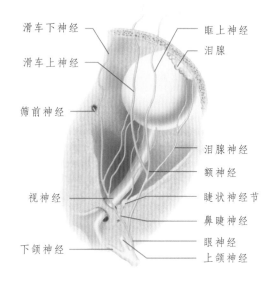

图 13.10　第Ⅴ对脑神经分支。

鼻睫神经穿总腱环入眶并于视神经上方与眼动脉伴行向内，在近前筛孔处分为两个终末支，即筛前神经和滑车下神经。筛前神经与筛前动脉伴行进入筛前孔，而后入颅前窝，最终止于外鼻神经，支配鼻尖的感觉。滑车下神经支配内侧角、鼻根、泪囊、泪小管和泪阜皮肤的感觉。

鼻睫神经在穿过眶部途中发出两条睫长神经，向前于视神经两侧穿入后巩膜并支配角膜和虹膜的感觉。

三叉神经上颌支(第V对脑神经，V2)

眶下神经为上颌神经的终末支，其在眶下裂中点进入眼眶。其最初于眶下沟内与眶内侧壁平行向前走行，随后向前进入眶下管，自眶下孔穿出进入面部皮肤。其支配下睑、同侧鼻鼻侧部和上唇的感觉。眶下神经是进行眶底手术的重要标志。

在翼腭窝内，上颌神经的额支经眶下裂入眶，走行于外侧壁上方并发出颧颞支和颧面支穿过颧骨小孔以支配前颞部及邻近面颊部的感觉。

面神经(第Ⅶ对脑神经)

眼轮匝肌的眶部和睑部与额肌均由面神经支配。由于此神经存在较多的分支和分支间的交通支，颞支、颧支和颊支均参与这些肌肉的支配。

额肌麻痹将导致眉下垂；眼睑麻痹将导致眼睑关闭不全、麻痹性睑外翻和泪漏，使眼球存在暴露的风险。

眼眶和眼周神经节(睫状神经节和蝶腭神经节)的自主调节将在第 16 章中介绍。

眼眶及眼睑的血供

动脉

眼动脉

眼动脉于前床突内侧起自颈内动脉，在视神经下方及其硬脑膜鞘内走行于视神经管中(图 13.11)。其越过视神经上方(还有 15%的概率经其下方)向外迂曲走行，与鼻睫神经伴行。眼动脉分为供应鼻外

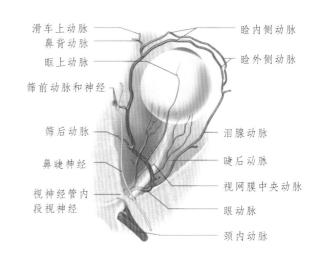

图 13.11　眼球及眶部动脉。

侧壁和邻近前额的鼻背动脉和滑车上动脉。鼻背动脉终止于睑内侧动脉，睑内动脉在上、下睑板前方与睑外侧动脉形成睑动脉弓。

眼动脉为多支眶内血管的主干动脉。

视网膜中央动脉

视网膜中央动脉于近视神经孔处起于眼动脉，向前走行并于眼球后 10~15mm 处穿入包绕视神经的硬脑膜。该动脉走行于视神经中央，并于视神经盘内穿出并发出分支供应视网膜。

睫状动脉

睫后长动脉

两支睫后长动脉起自眼动脉，走行于视神经下方，其穿入虹膜并向前进入脉络膜上腔支配虹膜和睫状体。

睫后短动脉

同样于视神经下发自眼动脉，数个分支穿入巩膜并支配视神经乳头，余分支配脉络膜。偶然的情况下，视神经乳头周围的血管吻合发出睫状视网膜动脉，经视盘外侧走行并作为黄斑的第二血供，与视网膜中央动脉一同供血。当该血管存在时，视网膜中央动脉闭塞后视网膜的功能仍可保存。

睫后短动脉的闭塞将造成视神经盘缺血和水肿，造成严重损伤，甚至永久性视觉丧失。中老年患

者易出现巨细胞动脉炎是其常见病因。

睫前动脉

睫前动脉不起自眼动脉,而是由进入四条眼外直肌的肌动脉发出。血管分支沿肌腱走行入眼球并供应前部眼球,与睫后长动脉吻合。两支或以上的睫状前动脉闭塞可能导致眼球前部缺血,形成前葡萄膜炎和角膜浑浊。常见的原因是涉及两条或以上眼直肌的斜视矫正术。

泪腺动脉

泪腺动脉在视神经外侧起自眼动脉,向前沿外直肌上界走行并进入泪腺,其终止于与眼睑内侧动脉相吻合的眼睑外侧动脉(图 13.12)。

眶上动脉

眶上动脉起于视神经上方,在上直肌和上睑提肌周围向内侧迂曲走行达眶顶。其向前与眶上神经伴行并从眶上切迹(眶上孔)穿出。眶上动脉供应上睑并随后穿入额肌深部供应头皮。

筛动脉

筛前血管和筛后血管进入相应裂孔滋养筛窦、邻近脑膜及前部的鼻腔黏膜和皮肤。

面动脉

面动脉为颈外动脉的分支,沿下颌骨边缘向上、向前移行为内眦动脉,止于距内眦角内侧 8mm 处的眼内角附近。

静脉

在该区域的静脉广泛交通且没有静脉瓣,故可为感染的扩散通道。

眼静脉

眼上静脉、眼下静脉与面静脉、海绵窦和翼静脉丛相交通。

眼上静脉在内眦韧带上方入眶并通过眶上裂,在此处与眼下静脉共同进入海绵窦。

内眦静脉在距内眦内侧 8mm 于内眦韧带浅面与内眦动脉伴行。

淋巴管

上睑内侧端和大部分下睑的淋巴管汇入下颌下淋巴结。下睑外侧端和大部分上睑的淋巴管汇入耳

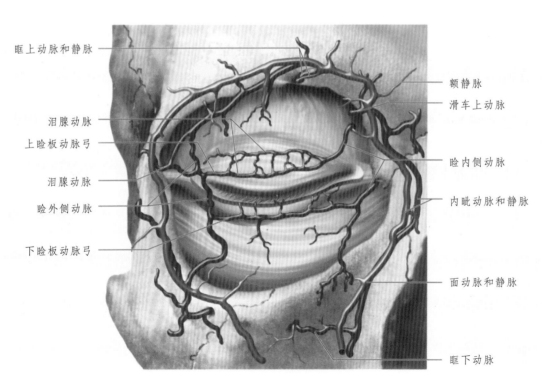

眶上动脉和静脉

泪腺动脉
上睑板动脉弓

泪腺动脉
睑外侧动脉

下睑板动脉弓

额静脉
滑车上动脉

睑内侧动脉

内眦动脉和静脉

面动脉和静脉

眶下动脉

图 13.12　眼睑动脉和静脉。

前淋巴结。眼眶没有淋巴引流。

泪腺系统

泪腺

泪腺位于眶隔后方的泪腺窝内(参见图 13.2)。其由被上睑提肌腱膜外侧角分成两部分并在腱膜后方延续的腺叶构成。眶叶(眶部)占据了眶顶前外部的泪腺窝。睑叶(睑部)仅为眶部体积的 1/3,占据结膜上穹的外侧部。

主要来源于睑部的细微小管注入结膜上穹。蝶腭神经节发出的副交感纤维刺激泪液产生。眨眼使泪膜向内侧的泪湖方向均匀分布。

泪液排出系统

泪液引流系统包括泪小点、泪小管、泪囊和鼻泪管。

泪小点为位于微抬高的视神经乳头突起上的细小圆形或椭圆形开口,每侧睑内侧各有一个。

泪小管垂直通过泪小点,与睑缘垂直成角走行 2mm,而后转向与睑缘平行向内侧走行 8~10mm 汇入长度为 5~10mm 的泪总管,并进入泪囊外侧部,距泪囊顶约 2.5mm。进入泪囊的通道有黏膜瓣,称为 Rosenmuller 瓣,其对探针的进入造成一定困难。向外侧牵拉眼睑可拉直泪小管并减少瓣膜的作用。泪小管被眼轮匝肌纤维包裹,这有利于眨眼时排出泪液。

泪囊位于泪前嵴与泪后嵴间的泪囊窝内。泪囊长 12~15mm,其向下开口于鼻泪管,后者长度为 15~18mm,并通过一块黏膜皱襞,即 Hasner 瓣,向下鼻道引流。黏膜瓣在泪液引流系统的双侧末端,可防止空气和黏液向上入眼。泪囊和泪小管向后与通过内眦和上颌第一磨牙的连线呈 15°~20°的角度斜向走行。

(高兴 译 窦新春 校)

第 **14** 章

下颌骨

Barrie T. Evans，Darryl Coombes，Peter A. Brennan，Vishy Mahadevan

下颌骨是面部体积最大且最强壮的骨骼。其由一个水平向弯曲的体部及其后方的两个宽大升支部组成。体部支撑着牙槽突内的下颌牙。升支部支撑喙突及髁突，每侧的髁突于颞下颌关节处与颞骨形成关节。咀嚼肌附着于升支及其喙突和髁突。

体部

下颌骨体呈 U 形。发育过程中两侧的下颌（软）骨融合于中线处的下颌正中联合，为始于约中切牙根尖水平的正中骨嵴。骨嵴的外侧，每侧各存在一处凹陷，即颏凹。此骨嵴下方分开围成一个三角形的颏隆凸（颏三角），其中间底部凹陷、两侧凸起，为颏结节。颏隆凸及颏结节共同组成颏部（图 14.1）。

在临床及解剖学上，下颌骨的相关术语容易被混淆。外科学中的颏部被定义为双侧颏孔间的部分。正中联合与正中联合旁不是解剖术语，但在外科创伤相关文献中却为较常用的说法。正中联合是从下方两侧颏结节间走行至上方下颌中切牙根间的中线（图 14.1 和图 14.4）。正中联合旁是以尖牙远中作垂线所包围的区域，其只有一个区域，临床中却常说成左侧或者右侧正中联合旁（图 14.6），这容易造成混淆。

二腹肌的前腹附着于下颌骨下缘中线附近的粗糙区域——二腹肌窝。

颏孔位于前磨牙的下方，为颏神经血管束穿出的位置。颏孔位于体部上下缘之间，成人的颏孔开口朝向后外，其位置是可变的。外斜线（嵴）通常非常平滑地起始于颏孔后方的下颌体外侧部并延伸至

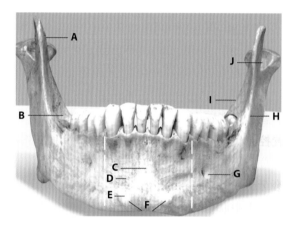

图 14.1　A，喙突；B，磨牙后三角；C，下颌正中联合部；D，颏凹；E，颏结节；F，颏隆凸；G，颏孔；H，（外）斜线；I，颞肌嵴；J，翼肌凹。"正中联合旁"指白色虚线间的部分，或者说是双侧尖牙远中面之间的区域。"正中联合"为中线处，位于双侧颏结节及下颌中切牙根部之间。

下颌升支前缘，在男性其更为明显。

同上颌骨类似，下颌骨也具有牙槽突，它容纳牙齿并形成牙弓。在牙科文献中，术语"基骨"用于描叙牙槽突下方的下颌骨，其与义齿修复，特别是牙种植手术密切相关。牙槽突与其下方的下颌骨基骨间没有明显的界线。

下颌舌骨肌始于下颌骨内面的下颌舌骨线，它从第三磨牙后方下颌骨上缘下约 1cm 的位置开始向中线伸展。其在磨牙区可能会尖锐并造成下颌义齿下方黏膜不适。下颌牙根位于下颌舌骨肌以上或以下会影响牙源性感染最初的侵犯方向，决定其是向舌下间隙（下颌牙根位于下颌舌骨肌以上）扩散还

是向颌下间隙（下颌牙根位于下颌舌骨肌以下）扩散。下颌磨牙根尖通常位于下颌舌骨肌以下。翼下颌缝始于翼钩止于下颌舌骨线后端。颊肌起自翼下颌韧带前方，咽上缩肌起自翼下颌韧带后方，翼下颌韧带为开口可见且可触及的黏膜下垂直嵴形结构，为下牙槽神经局部阻滞麻醉提供解剖标志。下颌舌骨沟于下颌舌骨线后端下方自下颌孔处向下，向前走行并容纳下颌舌骨肌神经血管束。

下颌下腺窝位于下颌舌骨线下方，是与下颌下腺深叶相邻的窝状结构。部分异位的下颌下腺迷走在下颌骨内在下颌神经管下方形成特征鲜明、边界清楚的透射区，即 Stafne 骨囊肿或 Stafne 骨腔。在内斜线的上前方是舌下腺窝，与舌下腺相邻。极少数情况下，舌下腺部分嵌入下颌骨舌侧骨质内(图 14.2)。

在正中联合部的后方、下颌舌骨线的上方为颏棘(颏结节)。颏舌肌和颏舌骨肌分别附着于上、下颏棘。当其发生融合时，可能会缺如或仅余一小的隆起。昏迷患者正中联合部粉碎性骨折可能影响舌体位置控制(舌后坠)，存在气道阻塞的风险(图 14.3)。

位于颏棘上方和(或)下方的中线舌侧孔和位于前磨牙区域的侧方舌侧孔存在于大多数下颌骨，且是供应正中联合部的血管进入的部位（见下文，下颌骨的血液供应）。下颌隆凸为密质骨上的一圆形隆起，有时在下颌舌骨线上方形成。它在前磨牙区域

最明显，通常双侧都有，仅在下颌骨发生反复创伤时有临床意义(图 14.4)。

升支

下颌支常被临床医师称为升支，但不存在降支。

外斜嵴在升支外侧面可见。下颌孔，即下牙槽神经管的入口，在牙齿的咬合平面水平位于升支部前后缘间的中央。其前方覆有范围可变的骨刺、下

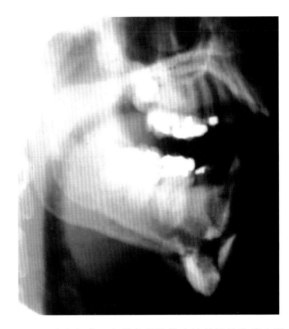

图 14.3　昏迷患者正中联合部的粉碎性骨折导致舌支撑丧失后潜在的气道损伤风险。

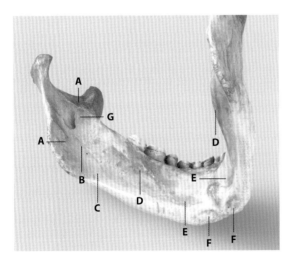

图 14.2　下颌骨内面观。A，内、外板的融合处，下颌小舌的后下方(与下颌骨截骨术相关)；B，下颌舌骨沟、神经进入下颌舌骨肌的通道；C，下颌下腺窝；D，下颌舌骨肌线；E，舌下腺窝；F，二腹肌窝；G，下颌小舌。

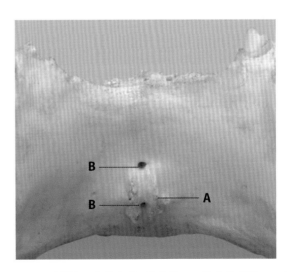

图 14.4　下颌骨正中联合部，后面观。A，融合的颏棘；B，中线舌侧孔。

颌小舌,蝶下颌韧带附着于此。下颌小舌是下牙槽神经局部阻滞麻醉的一个标志。下颌孔的下后方有下颌舌骨沟向前下斜向走行。

下颌升支外侧隆凸被用来描述升支外侧方位置不恒定的骨性突起,是升支内侧下颌孔在外侧的假想标志点,常作为下颌骨截骨术中的标志。下颌升支外侧隆凸与下颌孔之间几乎没有联系,它是一个不可靠的参考点。

下颌骨下缘与后缘连接形成下颌角。解剖上的下颌角不同于外科学中定义的下颌角,外科学中定义的下颌角指外斜线上下颌体与下颌升支的结合部分。外科中的下颌角是外科医师考虑下颌角骨折时所参考的角度。解剖上的下颌角与正畸手术和正颌手术有关,术语"高角"和"低角"常被应用于术中。

下颌角随着年龄、性别、种族及牙齿的缺失而改变。外科的下颌角不存在角度的测量,因为它仅与部位有关(图14.5)。

在下颌骨上界,由前方的喙突与后方的髁突间形成的凹陷即为乙状切迹。扁平的三角形喙突的高度是变化的,其顶可能在髁突上界以上或以下。其前缘向下与外斜线相延续。髁突由髁突颈和髁突头组成。翼肌凹为髁突颈前方的小凹陷,翼外肌的肌纤维终止于此(图14.1和图14.6)。

颞肌嵴与外斜线走行相似。这条骨嵴起自喙突顶部并在其内侧面下降至第三磨牙内侧的牙槽骨。部分颞肌肌腱附着于此。磨牙后窝(三角)是位于第三磨牙后方由内侧的颞肌嵴和升支前缘围成的小三角凹陷。附着于颞肌嵴和磨牙后三角的颞肌末端纤

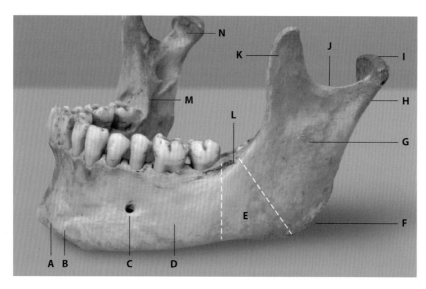

图14.5　A,颏隆凸;B,颏结节;C,颏孔;D,下颌体;E,两虚线间为外科学上的下颌角;F,下颌角;G,升支;H,髁突颈;I,髁突头;J,乙状切迹;K,喙突;L,外斜线;M,颞肌嵴;N,翼肌凹。

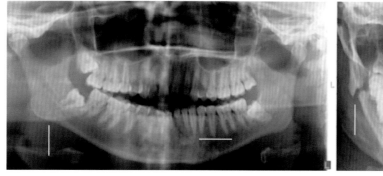
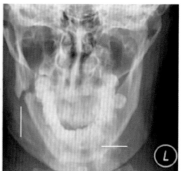

图14.6　跨过右侧外科学上的下颌角和左侧正中联合旁的骨折。

维限制了进入这个区域时黏骨膜软组织皮瓣的翻起。在颞肌嵴内侧后方及下颌小舌的上方，下颌支的厚度明显减少，此处可见内外皮质骨板的融合。这与下颌升支截骨术关系密切。

喙突过长可发生在双侧，也可发生在一侧，由于喙突对颧弓内侧面压迫的影响，导致进展性的无痛张口受限。极少的情况下，髁状突出现增生并导致面部不对称畸形及咬合关系改变。

下颌神经管

下颌神经管起于下颌孔，在下颌支内向前下走行，至磨牙根尖下方时与磨牙根尖通过小孔隙交通，在前磨牙区上行至颏孔。由于骨壁为单层薄层密质骨，或更多情况是松质骨，因此在 X 线片中，下颌神经管难以被定位。尽管下颌神经管的位置在垂直面和横向面存在相当大的差异；但总体来说，下颌神经管于下颌骨后 2/3 靠近舌侧骨板，于下颌骨前 1/3 靠近唇侧骨板。下牙槽神经在颏孔附近分为颏神经和切牙神经，颏神经穿出颏孔离开下颌骨，切牙神经留在骨内并支配前牙的感觉。颏神经可在下颌骨内向前延伸 2~3mm 再绕回颏孔（颏神经前环）。锥形束计算机断层扫描（CBCT）的使用可使外科医师在可能损伤下牙槽神经和（或）颏神经的任何外科手术前精确评估下颌神经管全长的走行，例如第三磨牙拔除术、牙种植术和下颌骨截骨术。

下颌骨的血液供应

下颌骨体的血供来源于其主要营养动脉，即下牙槽动脉，也来源于供应附着于其舌面颏孔间的颏舌肌、颏舌骨肌以及二腹肌前腹的血管。这些肌肉的血供来自舌动脉的舌下分支和面动脉的颏下分支。这些血管的分支可穿过舌侧骨板（图 14.4）。这些分支血管和下牙槽动脉的交通吻合很常见。颏下动脉的分支可与颏动脉吻合，允许血运逆行并供应体部和正中联合部，这与下颌骨骨折关系密切。

下颌骨体部两颏孔间的血供与此区牙种植外科和下颌截骨术关系密切。下颌正中联合部植入的种植体可引发威胁生命的活动性出血已有报道，通常与下颌骨舌侧骨板的穿孔有关。颏成形术后于口底前部继

发性出血可能造成死亡（个人信息，非文献来源）。

下牙槽动脉，通过供应咬肌和翼内肌的血管补充，供应包括下颌角在内的下颌支。喙突的血供来自供应颞肌的血管。颞下颌关节的血运将在第 17 章讨论。

下颌骨的生长和衰老

上颌骨和下颌骨的特别之处在于上、下牙列的存在。由于乳牙和恒牙的萌出和脱落，上颌骨和下颌骨有更多的改建。

与上颌骨一致，如果我们将下颌骨的生长分为三个阶段，可以更好地评估下颌骨生长和衰老的临床意义。

1. 儿童生长发育过程中的下颌骨：从出生到10~12 岁，与成年人相比，此时下颌骨被正发育的牙胚占据，加上髁突颈部较短较厚，影响了骨折发生的类型和治疗方式。特别是在 6 岁以下的儿童，髁状突的囊内骨折更为常见，更容易出现生长发育的干扰和关节强直。下颌骨体部任何部位的截骨术都会提高损伤发育中牙胚的风险（参见第 15 章，图 15.11）。

2. 有完整牙列的下颌骨：12~16 岁，随着第二磨牙的萌出。下颌骨骨折的类型和治疗方式与成年人相似。此时发育的牙胚将不会影响下颌骨截骨术的设计（参见第 15 章，图 15.11）。

3. 无牙颌或萎缩的下颌骨：这是牙齿缺失及牙槽骨和基骨吸收的结果。虽然牙槽骨和基骨的吸收方向是可预见的，如在矢状面上向前和向下离心，但骨吸收的范围是可变的。

随着牙齿的缺失，牙槽骨和基骨有不同程度的吸收，颏孔和下颌神经管都开始靠近下颌骨体上缘。颏孔位于下颌神经管的上方，因此无牙颌患者的骨吸收先暴露颏孔处的神经，然后暴露下颌神经管内的神经。

这些增龄变化对外貌影响深远，并对修复前和种植手术及下颌骨骨折的治疗有重大临床意义（图 14.7）。

下颌骨骨折

下颌骨骨折多发生于图 14.8 所显示的某些特

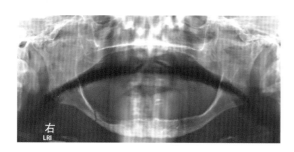

图 14.7 下颌骨右侧体部骨折产生的不对称性萎缩。注：颏孔和下牙槽神经管位于下颌牙槽嵴顶；由于上缘的骨吸收导致颏孔变形，颏孔难以辨认。

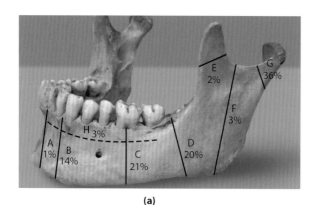

(a)

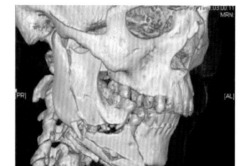

(b)

图 14.8 （a）下颌骨不同部位骨折发生率。A，正中联合部；B，正中联合部旁；C，下颌骨体；D，下颌角；E，喙突；F，升支；G，下颌髁突；H，牙槽突。（b）右侧下颌受到巨大力量的冲击导致粉碎性骨折和骨碎片的移位。

定位置，这些位置代表固有薄弱区域。骨折类型及骨折后的状态维持受多因素影响，如冲击力大小和方向以及患者的年龄。下颌骨的 U 形形状通常导致双侧骨折，如对侧下颌体/下颌角骨折、对侧正中联合旁/下颌角骨折及对侧正中联合旁/髁突骨折为最常见的骨折模式（图 14.3）。骨折移位程度同样受外力大小的影响。骨折断端移位的方向取决于附着肌肉组织的牵拉。可想而知，发生于承牙区的移位骨折，例如牙槽突，会导致咬合关系改变，并且，如果下牙槽神经受累，颏神经所支配的皮肤将发生感觉改变（通常为神经失用症）。

然而，这些可预测的骨折模式通常不会发生在高能冲击时。巨大的冲击力量会导致明显的骨折片移位和粉碎性骨折，这是高能量损伤的标志。不仅是下颌骨，全身任何骨骼的任何固有薄弱区域在骨断裂时都无法发挥其保护功能。

（高兴 译 翦新春 校）

参考文献

Haskell R. *Applied Surgical Anatomy.* In: Williams JL. (Ed.). *Rowe and Williams Maxillofacial Injuries.* Edinburgh: Churchill Livingstone, 1994; 9–10.

Hogan G, Ellis E. The 'antilingula' – fact or fiction. *Journal of Oral and Maxillofacial Surgery.* 2006; 64: 1248–54.

Janfaza P, Nadol Jr JB, Galla RJ, Fabian RL, Montgomery WW, eds. *Surgical Anatomy of the Head and Neck.* Philadelphia: Lippincott Williams & Wilkins, 2001.

Lang J. *Clinical Anatomy of the Masticatory Apparatus and Peripharygeal Spaces.* Stuttgart: George Thieme Verlag, 1995; 19–41.

Loukota RA, Abdel-Ghalil K. *Condylar Fractures.* In: Ward-Booth P, Eppley BL, Schmelzeisen R. (Eds.). *Maxillofacial Trauma and Facial Reconstruction.* London: Elsevier, 2012; 270–87.

Obwegeser HL. *Mandibular Growth Anomalies – Terminology, Aetiology, Diagnosis, Treatment.* New York: Springer-Verlag, 2001: 19.

Perry M. *Mandible Fractures.* In: Langdon J, Patel M, Ord R, Brennan P. (Eds.). *Operative Oral and Maxillofacial Surgery*, 2nd ed. London: Hodder Arnold, 2010; 479–86.

Reynolds PA. *Infratemporal and Pterygopalatine Fossae and the Temporomandibular Joint.* In: Standring S. (Ed.). *Gray's Anatomy: The Anatomical Basis of Clinical Practice.* 40th ed. Edinburgh: Elsevier/Churchill Livingstone, 2008: 527–46.

第 15 章

上颌骨和颧骨

Barric T. Evans，Darryl Coombcs，Vishy Mahadcvan，Peter A. Brennan

面中 1/3 的上界为经颧额缝、额上颌缝和鼻额缝的横向连线，下界为上颌牙列的牙合平面。

本章将讨论成对的上颌骨和颧骨，它们组成了大部分面中部骨骼。熟悉这部分的解剖有利于处理该区域的先天性疾病、肿瘤和创伤。

上颌骨

成对的上颌骨构成了上颌、颞下窝及翼腭窝的前壁、眶底的大部分和鼻腔侧壁。上颌骨这个术语常用于临床文献中，指的是成对的上颌骨。

上颌骨由一体四突组成（图 15.1）：颧突、额突、牙槽突和腭突。

上颌体近似锥形，有前、后（颞下）、鼻、眶四个面，眶面为锥形的基底，上颌窦位于上颌骨内。

上颌骨前面朝向前外侧，其范围从中线至第一磨牙区的颧突支柱（颧牙槽嵴）。该支柱为垂直向骨嵴，是上颌骨前面和后面的交界。梨状窝为骨性前鼻孔，前鼻棘位于其底部正中，并向前突起。在鼻上颌发育不全（Binder 综合征）中前鼻棘缺如。后鼻棘起于腭骨水平板。

覆盖在尖牙牙根上突出的尖牙隆起为外侧尖牙窝和内侧切牙根上切牙窝的分界线。降鼻中隔肌起于上切牙上方的上颌骨和前鼻棘；在鼻外科手术中可能剥离该肌。在鼻外科和上颌骨截骨前移手术中可能降低前鼻棘。鼻部肌肉和口轮匝肌的一束也起自梨状窝下缘下方的切牙窝。

梨状窝的下缘和侧缘的大部分由上颌骨组成，上缘为鼻骨，鼻骨大小存在差异，鼻外科截骨术中常涉及鼻骨和上颌骨的部分额突。

上切牙的牙根位于梨状窝和鼻底下方，尖牙根尖位于梨状窝侧下方。梨状窝的边缘锐利，鼻底可位于梨状窝下缘下方，这点与上颌骨截骨术密切相关。

眶下孔位于眶下缘下方、尖牙窝上方。提上唇肌起于上颌骨前壁眶下孔上方，提口角肌起于眶下孔下方。

眶下缘处的颧上颌缝，邻近眶下孔。因此颧骨骨折时常发生眶下神经分布区的麻木。

尖牙窝被认为是面部"危险区"，因为该区域感染易经内眦静脉扩散至眶内，再经眼静脉扩散至海绵窦（图 15.1）。

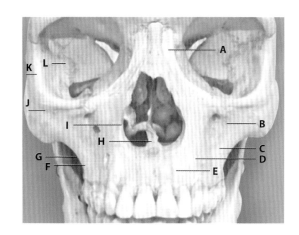

图 15.1 上颌骨和颧骨的前面观。A，在鼻骨和泪骨之间的上颌骨额突；B，眶下孔；C，尖牙窝；D，尖牙隆起；E，切牙窝；F，牙槽突；G，颧牙槽嵴；H，起自腭突鼻嵴的犁骨沟；I，梨状窝边缘；J，颧骨体；K，颧骨额突；L，眶侧壁的蝶颧缝。

后(颞下)面

该面朝向后外侧。上牙槽后神经血管束经由该区 2~3 个小孔穿入。上颌结节是其下界。拔除上颌磨牙特别是孤立的上颌磨牙时,可致上颌结节骨折。如果取出上颌结节骨折碎片,将导致较大的口腔上颌窦交通。上颌结节的缺失还将影响后续的义齿修复。

上牙槽后动脉的分支可能邻近上颌结节,这也许是上牙槽后神经局部麻醉时活动性出血的原因(图 15.2)。

鼻面

上颌骨鼻面组成鼻腔侧壁的前下部。上颌窦裂孔位于鼻腔侧壁的后上部,开口于上颌窦。该裂孔主要被腭骨垂直板、筛骨钩突、下鼻甲包绕,小部分被泪骨包围。泪沟向前转变呈管道,即鼻泪管,由泪骨降突和下鼻甲泪突组成,鼻泪管开口于下鼻道。再往前,下鼻甲与斜鼻甲嵴相连。鼻面向后与腭骨的垂直板相连。

与下鼻甲连接处下方、上颌骨鼻面组成部分下鼻道(图 15.3)。

上颌骨眶面为三角形,构成了眶底的大部分和上颌窦顶部。

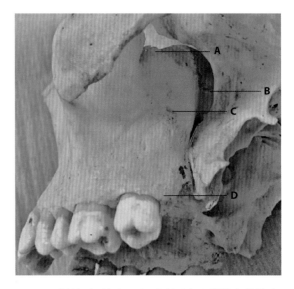

图 15.2 上颌骨后(颞下)面组成颞下窝和翼腭窝的前壁。A,眶下裂;B,翼上颌裂;C,牙槽孔(上牙槽后神经血管束由此通过);D,上颌结节。

上颌骨前内界呈沟状与泪骨相连,共同形成泪沟,容纳泪囊。上颌骨在泪骨以后与筛骨的眶板相连,再向后与腭骨的眶板相连。

眶下裂前缘的大部分由上颌骨圆钝的后缘构成,而内侧的小部分则由腭骨眶板构成。

眶下裂被眶下沟一分为二,眶下神经血管束经

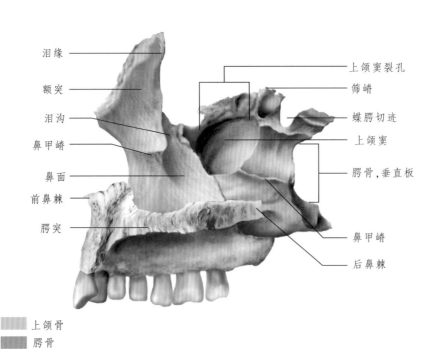

泪缘
额突
泪沟
鼻甲嵴
鼻面
前鼻棘
腭突

上颌窦裂孔
筛嵴
蝶腭切迹
上颌窦
腭骨,垂直板
鼻甲嵴
后鼻棘

上颌骨
腭骨

图 15.3 上颌骨鼻面和腭突。(Redrawn from *Gray's Anatomy.*)

此入眶。与眶内侧壁平行走行,眶下沟渐变成管,在眶下缘下 7~10mm 处开口于上颌骨前壁。眶面前缘组成部分眶缘并与额突的泪前嵴延续(图 15.4)。

上颌骨在前面、后面和眶面的交汇处形成颧突。横断面呈三角形,其上部粗糙,与颧骨紧密相连。

上颌骨坚固的额突插入鼻骨和泪骨之间,构成了眶内侧缘,向上与额骨相连。额突外侧缘构成了泪前嵴,内眦韧带的前支起于此处。其内侧面构成了鼻腔部分外侧壁。

其鼻面的筛嵴与筛骨的中鼻甲相连构成了中鼻道的上界。

牙槽突容纳牙齿并形成牙弓。牙齿缺失将导致牙槽突三维方向上不同程度的吸收。基骨这一术语常在牙科文献中用于表示牙槽突上方的上颌骨,与义齿修复及牙齿种植外科密切相关(图 15.5)。

上颌骨两侧腭突向中线突出连接形成腭中缝并构成了约 3/4 的硬腭。剩余硬腭由腭骨的水平板构成;上颌骨腭突和腭骨水平板间的骨缝位于上颌骨第一磨牙与第二磨牙之间(图 15.6)。硬腭口腔面呈凹形,因腭小唾液腺的压迹而表面粗糙。同样鼻面也呈凹形,表面光滑,构成大部分的鼻底。越往前腭突前部越厚。

腭突内侧面形成鼻嵴,两侧鼻嵴联合形成一条槽,容纳犁骨。腭突中线区较紧邻的两侧明显增厚,这在上颌骨截骨术中需注意。腭突偶尔在腭面中线

处会增厚形成腭隆凸。

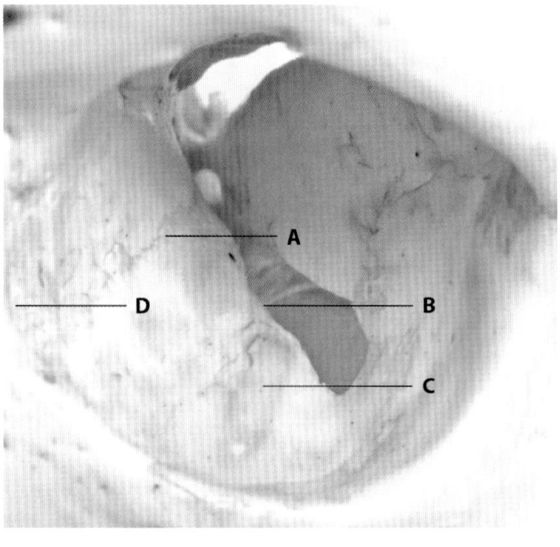

腭突口腔面后侧方有一由腭大神经血管束压迫形成的与其同名的沟。在上颌骨后与腭骨垂直板相连处,该神经血管束经腭大孔进入硬腭。在上颌骨截骨术中,沿鼻腔外侧壁向后,可发现腭大神经血管

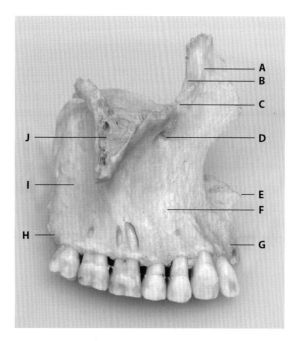

图 15.5 右上颌骨的侧面观。A,额突和泪前嵴;B,泪切迹;C,眶下缘;D,眶下孔;E,前鼻棘;F,尖牙窝;G,牙槽突;H,上颌结节;I,后(颞下)面;J,颧突。

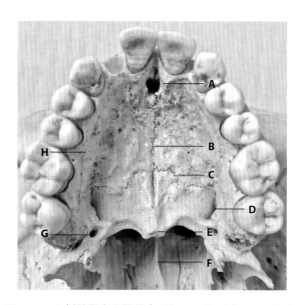

图 15.4 上颌骨眶面。A,上颌骨眶面和筛骨眶板之间的骨缝;B,腭骨眶板;C,眶下沟;D,泪窝。

图 15.6 上颌骨腭突和腭骨水平板。A,切牙窝;B,腭中缝;C,腭突和腭骨水平板间的骨缝;D,腭大孔;E,后鼻棘;F,犁骨;G,腭小孔;H,牙槽突。

束(图 15.7)。

切牙管终止于上中切牙后方的切牙窝,其内有鼻腭神经和血管走行(图 15.6)。

骨性隆起可发生于腭部中线区,即腭隆凸。同样也可发生在两侧牙槽突颊侧(外侧)。诊断依赖于临床。同样,下颌骨上也会有骨性隆起,即下颌隆起。

颧骨

颧骨为面部骨骼的基石,上连额骨,下邻上颌骨,后接颞骨,内侧面与蝶骨大翼相毗邻。颧骨有一体、两突(额突和颞突)、三面(侧面、眶面和颞面)。除了鼻骨,它是面部骨折最常见的骨骼(参见图 15.1)。

颧骨体大致呈四边形,突出的外侧面形成面颊凸起。其额突与额骨颧突相连共同构成眶外侧缘。颧骨颞突和颞骨颧突构成了颧弓。严格意义上说,颧弓不是一个弓形,因为颧弓从颧骨体几乎呈"直线"向后走行,在颞下颌关节结节处向内弯曲。在颌面部外伤治疗中需精确重建该外形(图 15.8)。

颧骨眶面与蝶骨大翼于蝶颧缝相连,构成了眶外侧壁。凹形的颞面构成颞窝的前界。眶面和侧面与上颌骨相连组成了前外侧眶底和下外侧眶缘。

眶外侧的颧眶孔穿出颧颞和颧面感觉神经,这些神经横穿颧骨体达其外侧面。

颧额缝和蝶颧缝在眶侧为天然薄弱区,因此为骨折常发区域。

术语"三脚骨折"常指颧骨骨折。但该表述并不

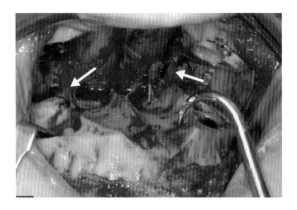

图 15.7　Le Fort 1 型骨折。箭头所示为鼻外侧壁后部的腭大神经血管束。

合适,因为至少有四个骨折部位需要复位固定。

1.颧额缝。

2.颧上颌缝处的眶下缘。

3.颧突支柱区的颧上颌缝。

4.颧弓上的颧颞缝。

其眶面与蝶骨大翼的连接也需加以考虑(图 15.9和图 15.10)。

颧骨与眶骨的关系已在第 12 章中进行了讨论。

上颌骨的生长和退化

上颌骨和下颌骨的独特之处是牙齿的存在。相对其他骨骼,上、下颌骨将因为乳牙和恒牙的萌出或缺失发生更大程度的终身改建。

任何对上颌骨和颧骨的描述,如未考虑上颌窦

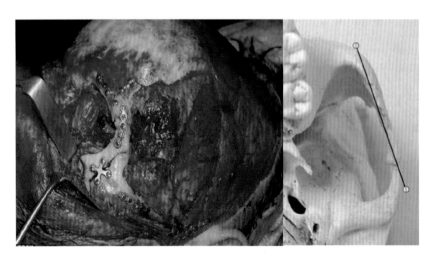

图 15.8　颧弓恢复其原本"直线"外形。

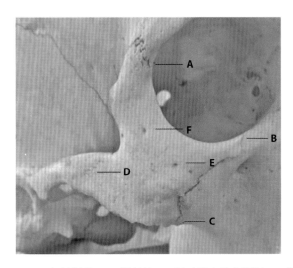

图 15.9　右侧颧骨。A,颧额缝;B,眶下缘上的颧颌缝;C,颧突支柱区的颧颌缝;D,颧颞缝:颧骨颞突和颞骨颧突相连构成颧弓;E,颧面孔;F,颧颞孔。

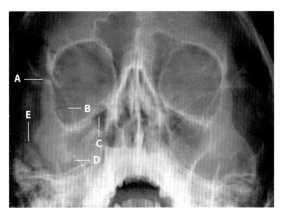

图 15.10　右颧骨多缝骨折。A,颧额缝;B,外侧壁的蝶颧缝;C,眶下的颧颌缝;D,颧突支柱区的颧颌缝;E,颧弓区的颧颞缝(颧弓粉碎性骨折)。

都是不全面的。上颌窦的发育与恒牙的萌出密切相关。上颌窦的体积在第一恒磨牙萌出时有明显增大,随着剩余上颌恒牙的萌出而继续增长。当第二恒磨牙萌出时,上颌窦底的水平接近鼻底。16 岁时上颌窦发育基本完成。相反,上颌后牙的缺失不仅导致起支持作用的牙槽突的缺失,还可致上颌窦改建。

这些改变有其临床意义。它们影响着面中部的骨折方式、截骨术的设计和时机以及后续假体修复

前和牙齿种植手术科。

如果将上颌骨(及下颌骨)分为三种不同时期、不同类型的骨,能最大程度地理解其临床意义。

1.发育期-儿童上颌骨:从出生到 10~12 岁。在该期,特别是幼儿期,由于面中部被正在发育的牙胚占据空间,上颌窦实际上是缺如的。Le Fort 1 型骨折和颧骨骨折并不常见,而成年人面中部骨结构由于上颌窦的发育而强度减弱,该类典型骨折类型较常见。同样原因,该期不宜做 Le Fort 1 截骨术(图 15.11)。

2.成年期恒牙列上颌骨:该期始于 12~16 岁第二恒磨牙的萌出和上颌窦发育的完成,涉及上颌骨、颧骨和其余面中部的骨折类型与成人无异。发育中的牙胚不会影响面中部的截骨设计(图 15.12)。

3.无牙颌/萎缩的上颌骨:由于牙齿缺失,牙槽骨和基骨均有不同程度的吸收,上颌窦窦腔也因此发生大小和形态的变化。上颌窦可向前下扩大。尽管牙槽骨和基骨吸收总是向后上方,但吸收的程度却不可预知,上颌窦的改变也是不同的和不可预测的。这些增龄性变化给面部外形带来了深远的影响,对假体修复前和种植手术也有重要临床意义(图 15.13)。

面中部支柱/支架结构

面中 1/3 的骨骼,由于上颌窦的存在强度减弱,上颌骨为了承担强有力的垂直向咬合力,需将此力从牙齿传导至颅底。由于传导这些咀嚼力形成了每侧的三个支柱(图 15.14)。

1.内侧(鼻上颌)支柱,从尖牙隆起、梨状孔的外缘和上颌骨额突向上至鼻额缝。

2.外侧(颧-上颌)支柱,从上颌颧牙槽嵴、颧骨体和颧骨额突向上至额骨颧突。

3.后侧(翼突)支柱为翼板,有时也称翼颌支柱,仅上颌骨后缘并不能提供垂直向支撑。

上述支柱间在硬腭、眶下缘和眶上缘平面有水平向连接的交叉支撑,赋予了面中部额外的强度。除了翼板,所有这些结构可作为截骨术的位点,如骨折线的接骨板和螺钉固定点或选择性的截骨线。

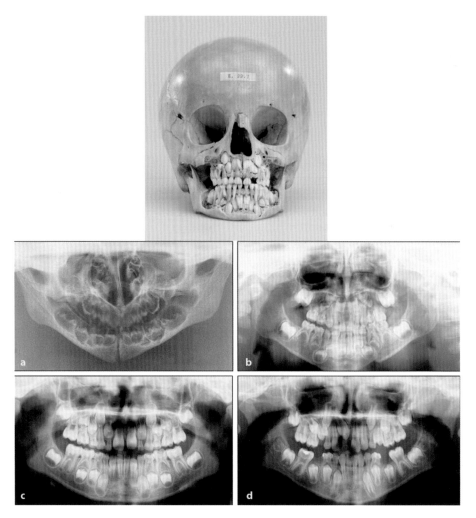

图 15.11　儿童上颌骨和下颌骨。发育期牙列的功能 X 线片。(a)出生时。(b)2 岁半。(c)6 岁半。(d)10 岁。(X-rays from *Gray's Anatomy* used with permission.)

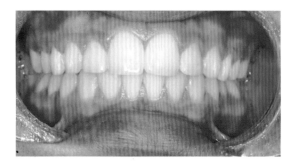

图 15.12　成人上颌骨。

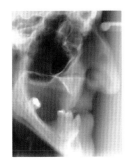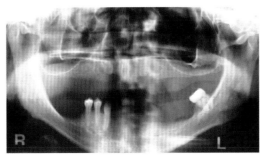

图 15.13 无牙颌。侧位片示牙槽骨和基骨后方、上方吸收。全景片示上颌窦气腔向前向下扩大。

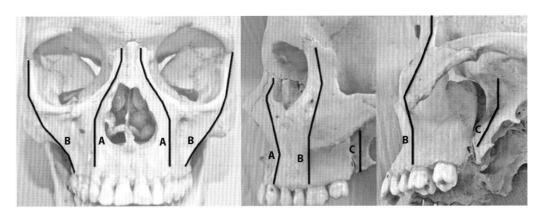

图 15.14 面中部支柱。A,鼻上颌支柱;B,颧-上颌支柱;C,翼突支柱。

(胡延佳 译 蔺新春 校)

参考文献

Janfaza P, Nadol Jr JB, Galla RJ, Fabian R L, Montgomery WW. (Eds.). *Surgical Anatomy of the Head and Neck*. Philadelphia: Lippincott Williams & Wilkins, 2001.

Manson PN. Skull and midface injuries. In: Mustarde JC, Jackson IT. (Eds.). *Plastic Surgery in Infancy and Childhood*. Edinburgh: Churchill Livingstone, 1988.

Standring S. (Ed.). *Gray's Anatomy: The Anatomical Basis of Clinical Practice, 40th ed.* Edinburgh: Elsevier/Churchill Livingstone, 2008.

微信扫码，添加智能阅读助手
帮助您提高本书阅读效率

第 16 章

颞下窝、翼腭窝和咀嚼肌

Barrie T. Evans

Barrie T. Evans 在颞下窝解剖方面有着非常高的造诣。尽管他极富经验，但在涉及该区手术前都要重温其解剖结构。本章较该书的其他章节会更长些，其目的是详尽地阐述这个复杂的解剖区域。

颞下窝(ITF)和翼腭窝(PPF)界限清楚，紧密相连，位于上颌后方和颅底下方。两区尽管毗邻，功能却不同。颞下窝主要容纳咀嚼肌，也称"咀嚼肌间隙"。翼腭窝功能上与鼻腔和鼻旁窦相关。每个区都容纳三叉神经的分支和自主神经节，并由上颌动脉提供血液供应。

影像和外科技术的进步(开放性手术和内镜手术)使得该区手术日益普及。尽管如此，由于该区丰富的血供和(毗邻的)重要结构，使得外科医师对该区解剖知识的掌握成为手术安全的前提条件。

尽管 ITF 和 PPF 是独立的不延续的两个解剖空间，但疾病的发展并不会限定在解剖界限内。由于这两区相互毗邻和相通，治疗设计时需考毗邻关系。

颞下窝

颞下窝位于下颌支深面和颅中窝底。它有顶壁、前壁、外壁和内壁，但无底壁，向后与颈部相通。尽管被命名为"颞下窝"，但它的大部分顶壁由蝶骨构成，其中包括：

- 翼内肌和翼外肌。
- 三叉神经下颌支(下颌神经)。
- 面神经鼓索支。
- 耳副交感神经节。
- 上颌动脉。
- 翼静脉丛。
- 蝶下颌韧带。

"茎突附件"为茎突以及附着于茎突的三块肌肉(茎突咽肌、茎突舌骨肌、茎突舌肌)和两条韧带(茎突下颌韧带、茎突舌骨韧带)紧邻颞下窝的后内侧。尽管它们未在颞下窝内，但为其提供了内界的外科解剖标志，这将在本章下文进行讨论。茎突及其诸肌也为颈内动静脉提供了安全标志，因为这些血管总是在其深面走行直至颅底。

颞下窝顶部的翼外肌是了解其内容物相互关系的钥匙。该肌从起点水平向后走行止于下颌髁状突。颅底处的翼内肌和下颌神经及其分支位于该肌深面，上颌动脉通常走行于其浅面。下颌神经的颊神经自翼外肌上、下两头之间穿出，舌神经和下牙槽神经在该肌下缘深面穿出。翼静脉丛广泛分布在翼外肌内及其周围。颞深神经和血管从翼外肌上头上缘穿出(图 16.1)。

颞下窝顶由蝶骨大翼的颞下面和颞下嵴组成，后方由颞骨的颞下面构成，顶的后界为颞下颌关节的关节结节，更深处的后内界为蝶棘。颞下窝顶的蝶骨上有 2~3 个骨孔，即卵圆孔、棘孔，有时还有位于

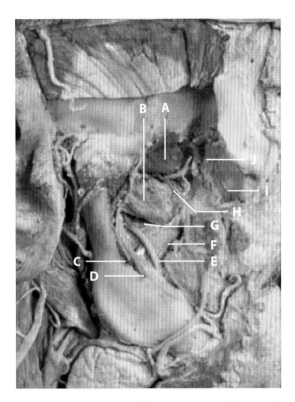

图 16.1 颞下窝内容物与翼外肌的关系。A,翼外肌上头;B,翼外肌下头;C,下颌舌骨肌神经;D,下牙槽神经;E,舌神经;F,翼内肌浅头;G,翼内肌深头;H,翼外肌上下头之间穿出的颊长神经;I,上牙槽后动脉;J,进入翼上颌裂的上颌动脉。

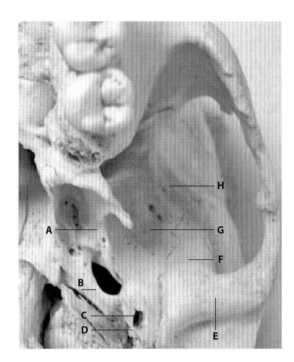

图 16.2 左颞下窝顶和翼外板或卵圆孔或棘孔或蝶骨嵴的连线关系。A,翼外板后缘;B,卵圆孔;C,棘孔;D,蝶骨棘;E,颞下颌关节的关节结节;F,颞骨颞下面;G,蝶骨大翼颞下面;H,蝶骨大翼颞下嵴。

卵圆孔内侧的蝶骨导血管孔。

卵圆孔在颅底紧贴翼外板后缘后方,棘孔紧邻卵圆孔后方。

自卵圆孔穿出的有下颌神经、副脑膜动脉、岩浅小神经及连接翼静脉丛和海绵窦的导血管。自棘孔穿出的是脑膜中动脉和下颌神经脑膜支。卵圆孔内侧的导血管孔穿行着导血管。

卵圆孔是有用的外科标志,通过追踪下颌神经的分支至颅底或循翼外板其后缘定位卵圆孔。该孔的辨认有助于外科医师定位颅下和颅内(见图 16.2 和图 16.10)。

鼓索支从岩鼓裂内侧穿出颅底。从颞下窝后方进入,在蝶骨棘内侧形成沟,在颅底下距离不等地进入舌神经。它有两种纤维:支配舌前 2/3 味觉的感觉纤维和进入下颌下神经节支配腺体分泌的节前副交感神经纤维。

蝶下颌韧带起于蝶骨棘,向下附着于下颌孔舌侧。该韧带与翼颌吊索(见下文)一起控制着下颌骨

的旋转弧度。

颞下窝内壁前部为翼上颌裂,其后部为翼外板和小部分腭骨的锥突。颞下窝内壁后部为咽侧壁。在该层面咽的组成为:上方的颅咽筋膜及紧邻筋膜外侧的腭帆张肌和腭帆提肌,以及与颅咽筋膜下方相连的咽上缩肌(图 16.3)。

颞下窝前壁为上颌骨的后面,下方止于上颌结节。眶下裂构成了前壁的上界,与翼上颌裂呈直角(图 15.2)。

颞下窝外侧壁为下颌支和喙突。

颞下窝与以下结构相通:

- 向上经颧弓深面通颞窝。
- 经眶下裂通眼眶。
- 经翼上颌裂通翼腭窝。

咀嚼肌间隙和茎突翼突钩平面

颞下窝的内容物容纳于以咀嚼肌为界的边界清楚的间隙内,称为咀嚼肌间隙。咬肌和颞肌位于外侧,内界为翼内肌的内侧部,与咽侧壁毗邻。在咽侧壁和咀嚼肌间隙或颞下窝之间有一个平面。通过触

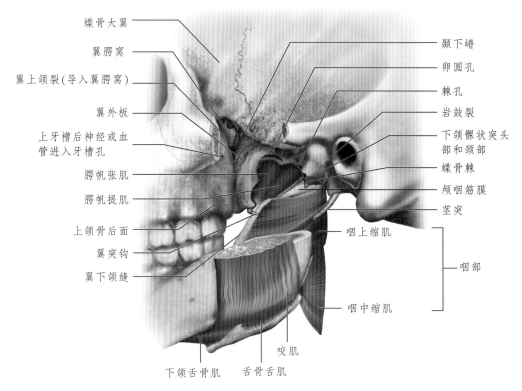

蝶骨大翼
翼腭窝
翼上颌裂(导入翼腭窝)
翼外板
上牙槽后神经或血管进入牙槽孔
腭帆张肌
腭帆提肌
上颌骨后面
翼突钩
翼下颌缝

颞下嵴
卵圆孔
棘孔
岩鼓裂
下颌髁状突头部和颈部
蝶骨棘
颅咽筋膜
茎突
咽上缩肌
咽部
咽中缩肌

下颌舌骨肌　舌骨舌肌　咬肌

图 16.3　颞下窝内壁和茎突翼突钩平面。

摸茎突尖端并向前内用手指轻轻地钝性分离到翼内板下缘的翼钩可以轻松辨认出这个平面,其被命名为茎突翼钩平面。这个平面在术中被用于确定颞下窝的内界和上界,也是定义颞下窝内肿瘤的内界。

切除时可将茎突翼突钩平面作为安全指引,因为颈内静脉和迷走神经位于茎突及其诸肌的深面(图 16.3 和图 16.4)。

咀嚼肌

咀嚼肌在颞下窝和咀嚼肌间隙内。它们的神经支配和血管供应来源于颞下窝内。它们起源于第一鳃弓并受三叉神经的支配。另外四块来源于第一鳃弓的肌肉(腭帆张肌、鼓膜张肌、下颌舌骨肌和二腹肌前腹)也受三叉神经的支配。

咀嚼肌的主要功能是捕获、切碎和磨细食物。此外它们还参与言语和面部表情等功能运动。

颞窝、颞肌筋膜和颞肌

颞窝是颅骨侧壁的一个凹陷,上为颞上线,下为蝶骨大翼的颞下嵴,容纳颞肌和颞筋膜。其边界清

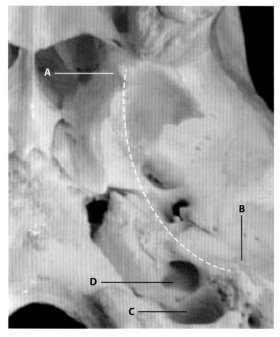

图 16.4　茎突翼突钩平面。颈内动脉和颈内静脉在该外科平面深面。A,蝶骨翼突钩;B,茎突;C,颈静脉孔;D,颈动脉管。

晰。它的底由顶骨、颞鳞部、蝶骨大翼和额骨组成。翼点是这四块骨的"H"形骨缝连接处,为颅骨最薄弱区,是脑膜中动脉前支的大概位置的标志,也是公

认的硬脑膜外血肿好发的部位。

颞筋膜(颞深筋膜)是起自整个颞上线和颧骨额突侧面的一层坚固的纤维结构。在额突的后缘可能有一个小结节(边缘突),是筋膜骨化的结果。

筋膜在颧弓的上方通常是 2cm 的可变距离位置,分为两层附着于颧弓的内外面。颞浅动脉的颧支,一小块脂肪垫和上颌神经的分支位于两层筋膜间,这对手术没有太多意义。该层筋膜没有弹性,很难扩展,一旦切开,边缘难以对合。

扇形的颞肌起自颞窝,上远自颞下线,下至蝶骨大翼颞下嵴。在筋膜和肌肉间有一个平面与手术关系密切。在行冠状切口翻起头皮瓣时,可将筋膜作为一层从肌肉上翻起。该筋膜下的层次和颧骨额突以及颧弓上附着的颞筋膜是提起颧骨骨折颞部入路(Gillie 入路)的基础。在器械进入筋膜和颧弓深面后,颧骨骨折就可提起了。

颞肌前部纤维为垂直向走行,大部分后部肌纤维为水平向,后者为唯一后退下颌骨的肌肉。颞肌附着于冠突嵴、前后缘和内侧面。颞肌肌腱沿下颌支前缘向下延伸,远端至磨牙后三角。肌肉或肌腱的肌筋膜痛有时可被误诊为下颌第三磨牙疼痛(图16.5)。

颞肌血供来自上颌动脉分支颞深前动脉、颞深后动脉和颞浅动脉分支颞中动脉。动脉的供应是轴型的,血管贯穿整个肌肉的全程。这样的血管走行允许以颞肌下部为蒂形成带蒂皮瓣,既可以是动态的,也可以是静态的,离断喙突可延长蒂的长度,用于各种局部缺损重建和面瘫治疗。颞肌筋膜可以包

含在皮瓣中。肌肉可以纵行劈开(沿其长轴),保留其独立的轴型血管供应;术中必须辨认血管,必要时使用多普勒检测。

更进一步的血供优势表现在动脉血供在矢状面上可以分为内侧的颞深动脉和外侧的颞中动脉,而中间的血管较少。这意味着沿矢状面小心地劈开肌瓣是可行的。

颞肌的神经支配来源于下颌神经前干的分支,即颞深前(ADT)神经、颞深中(MDT)神经和颞深后(PDT)神经及咬肌神经和颊神经的运动支配。基于ADT 社经、MDT 神经和 PDT 神经,可以将颞肌分成离散神经肌肉亚单位,这让它们可以在面瘫的治疗中成为独立的动态肌瓣,每一个单元有着不同的收缩方向。

在局部重建中颞肌是运用最广泛的咀嚼肌。

咬肌

咬肌为四边形,分为三层在前部相互融合。浅层斜向前与垂直方向约成10°,肌肉在较消瘦个体中清晰可见。

咬肌起于颧骨体和颧弓及上颌骨颧突(颧突支柱)。深层纤维垂直向走行,紧邻颞下颌关节前缘,无明显浅层肌纤维附盖(图16.6)。

咬肌从下缘到冠突外侧面附着于下颌支外侧,并与颞肌纤维混合。尽管咬肌深层肌纤维与颞肌纤维有混合,但在两肌的前部有清晰的分界且在术中易于辨认。

咬肌的主要血供来源于上颌动脉的分支(咬肌

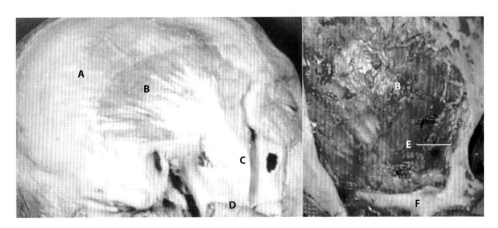

图 16.5　左图为去除颧弓后的颞肌,右图为保留颧弓的颞肌形态。A,颞筋膜;B,颞窝内的颞肌及其多翼(多方向的)自然证据;C,与喙突相连的颞肌肌腱;D,翻起的咬肌;E,颧骨的边缘突;F,颧弓/体。

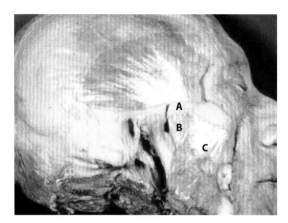

图 16.6 咬肌。A，颧弓；B，浅部纤维；C，深部纤维。注意浅部纤维向前 10°的倾斜。

动脉）。咬肌动脉经乙状切迹进入咬肌深面，此外，面横动脉和颞浅动脉也参与供血。

咬肌可作为单纯的肌瓣用于局部重建；然而，血供方式限制了其应用的多样性。

咬肌神经为下颌神经的前干分支，与咬肌动脉伴行经乙状切迹进入咬肌。

翼内肌

翼内肌为位置最深的咀嚼肌，翼内肌有两个头：

1.深头-翼头为该肌的大部分，起自翼外板的内侧面和翼窝，位于翼外肌下头的深面。

2.浅头起自上颌结节。

翼内肌同咬肌一样为四边形，在下颌骨内侧面与咬肌镜像对应。翼内肌以与咬肌浅层纤维相同的方向以-10°（与垂直向）向后下附着于下颌骨内侧面下颌孔下方的粗糙面。在 MRI 影像上清晰显示，翼内肌在冠状面与下颌骨长轴成角为 30°，因此它在下颌骨侧方运动中的作用是拉下颌骨向对侧运动。翼内肌的血供来源于上颌动脉翼肌支，并受下颌神经翼内肌支支配（图 16.7）。

咬肌和翼内肌组成了翼颌吊索悬吊着下颌角；下颌骨向下的移动也受附着于下颌小舌内侧的蝶下颌韧带的限制。翼颌吊索和蝶下颌韧带一起控制着下颌骨旋转的弧度。

翼外肌

因为其水平向的肌纤维，翼外肌在下颌开口运动中扮演着特殊的角色。它起自两头：

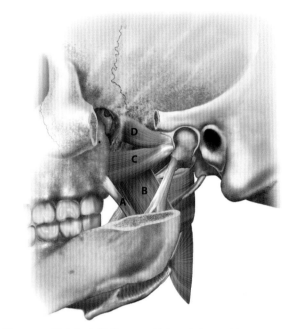

图 16.7 翼内肌和翼外肌。A，翼内肌浅头；B，翼内肌深头。注意其与咬肌浅部纤维对应向前前 10°的倾斜。正如图 16.1 所示，翼内肌的浅深两头包裹着翼外肌的下头。C，翼外肌下头；D，翼外肌上头。

1.小的上头起于蝶骨大翼的颞下面和颞下嵴。

2.下头起于翼外板的外侧面。

上下两头的肌纤维向后外汇聚，止于颞下颌关节囊、关节盘的前内侧和髁突颈部前方的凹陷处—翼肌窝。

血供来源于上颌动脉的翼肌支以及腭升动脉。

翼外肌的两头的神经支配是独立的，来源于下颌神经前干的翼外肌神经。肌电图（EMG）研究证实两个头的功能也是独立的。上头仅在闭颌运动时起作用，起到稳定髁状突和关节盘对抗关节结节的作用。下头在下颌骨开颌运动中起作用，与舌骨上肌群起着协同作用。

独立的咀嚼肌肌纤维走向决定了它们牵引下颌运动的方向。与眼外肌类似。咀嚼肌作为一个整体发挥功能，仅在病理状态下或缺少激活时，咀嚼肌单独的功能或功能缺陷才得以显现。

单独的翼外肌使下颌骨向对侧运动，以对侧髁状突为轴旋转。它的运动类似于胸锁乳突肌转头向对侧，这一点可帮助我们记忆。下颌髁状突骨折时，由于健侧肌肉收缩失去患侧的对抗，导致下颌向患侧偏移。

当肿瘤侵犯下颌神经的运动神经根时,咀嚼肌发生失用性萎缩,以颞窝最明显。下颌骨由于健侧翼内外肌的无对抗的收缩,将偏向患侧。

下颌神经

下颌神经于海绵窦外侧壁经颅底卵圆孔出颅,经咽侧壁的腭帆张肌外侧,至翼外肌深面。从侧方看,它在髁状突颈前深约 4cm 处(图 16.8)。

在分出前后干之前,主干发出四个分支:

- 脑膜支(棘神经):通过棘孔进入颅底。
- 翼内肌神经:穿经耳神经节未交换神经元进入翼内肌。
- 鼓膜张肌和腭帆张肌神经:两者穿经耳神经元未交换神经元进入相应肌肉。

前干:小的前干除颊神经外为运动神经。

- (长)颊神经:在翼外肌上下头之间穿出,发出一运动支支配颞肌,再继续在颊肌表面走行支配颊黏膜的感觉。
- 翼外肌神经、咬肌神经和颞肌神经(颞深前神经和颞深后神经)。

后干:后干除了分布于下颌舌骨肌的运动纤维外,均为感觉神经。

- 耳颞神经:它的两个根绕脑膜中动脉至翼外肌深面,再向浅面绕髁状突颈深面到蝶下颌韧带。它在太阳穴与颞浅动脉主干紧密相关,手术中可轻易确认。它支配太阳穴区、耳郭外上方、部分外耳道和鼓膜、颞下颌关节囊的一般感觉。神经包含从耳神经节发出的节后纤维,分布至腮腺。
- 下牙槽神经:后干中的最大分支位于舌神经的后外侧。它支配下颌骨及下牙的感觉,在颏孔穿出成为颏神经支配颊侧牙龈、黏膜和下唇或颏部的感觉。在进入下颌神经孔之前,它发出下颌舌骨肌神经经下颌升支内侧的下颌舌骨肌神经沟进入该肌。它包括了二腹肌前腹的运动纤维。下颌舌骨肌神经内的感觉纤维支配着颏部的感觉。
- 舌神经:在翼外肌下方穿出与下颌骨舌侧关系紧密,在下颌第三磨牙拔除时易损伤。5%的个体舌神经在牙槽突上跨过。神经包含了支配舌前 2/3 的味觉神经纤维(至鼓索支)和汇入下颌下神经节的

节前副交感神经纤维。

下牙槽神经和舌神经在翼颌间隙中相距近的特点常应用于下牙槽神经阻滞麻醉(图 16.9)。

基于它们的大小和位置,在颞下窝手术中可作为手术标志,沿神经可至卵圆孔。颈内动静脉很深,不易被损伤(图 16.10)。

耳神经节

耳神经节紧邻卵圆孔下方的下颌神经主干内侧,不易受损。它的主要作用是发出副交感分泌纤维分布于腮腺。仅有经卵圆孔来源于岩浅小神经的副交感纤维在耳神经节交换神经元。感觉神经根来源于耳颞神经。节后的感觉和交感神经纤维随耳颞神经进入腮腺。

血液供应

咀嚼肌的高能量需求需要血液供应,这使得颞下窝动、静脉丰富。

上颌动脉

上颌动脉直径为 2~6mm,颈外动脉的终末支之一,较颈外动脉的另一终末支颞浅动脉粗大。它的分支广泛分布于下颌骨、上颌骨、牙齿、咀嚼肌、腭、鼻和硬脑膜。

上颌动脉起于下颌髁状突颈深面的腮腺内,分成三个部分:下颌段、翼肌段和翼腭段(图 16.1 和图 16.12)。

下颌段紧贴于髁状突颈深面水平向走行,与关节囊关系紧密;因此,在颞下颌关节外科手术中易损伤。该段的五个分支均进入骨内:

1.下牙槽动脉进入下牙槽管。

2.脑膜中动脉进入棘孔。

3.脑膜副动脉进入卵圆孔。

4.耳深动脉穿入骨性或软骨性外耳道。

5.鼓室前动脉进入岩鼓裂至中耳。

从外科的角度看,上颌动脉第一段的主要分支为脑膜中动脉和下牙槽动脉。

第二段翼肌段在颞肌内侧翼外肌下头浅面或深面向上向前走行,与下牙槽神经和舌神经关系

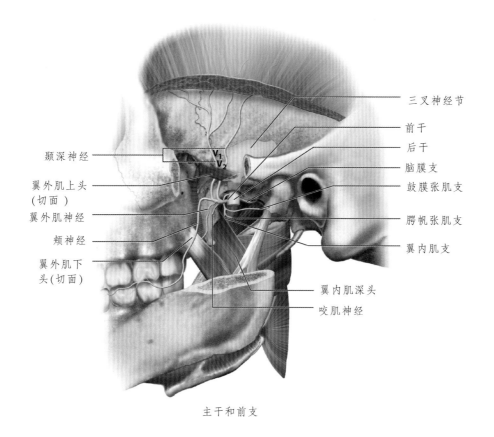

三叉神经节
前干
后干
脑膜支
鼓膜张肌支
腭帆张肌支
翼内肌支

颞深神经
翼外肌上头
（切面）
翼外肌神经
颊神经
翼外肌下头（切面）

翼内肌深头
咬肌神经

主干和前支

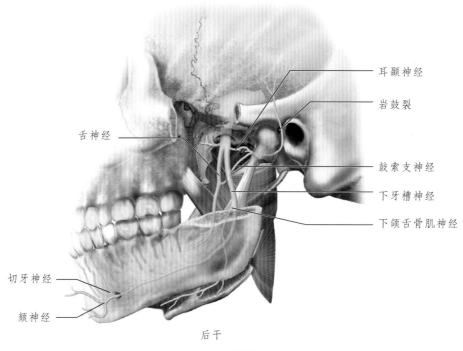

耳颞神经
岩鼓裂
鼓索支神经
下牙槽神经
下颌舌骨肌神经

舌神经

切牙神经
颏神经

后干

图 16.8　下颌神经。

紧密。尽管有介绍说该段有 5 个分支分至咀嚼肌（如前面每块肌肉的描述），但由于这些分支间存在相当多的吻合支，并且血供类型的变异较大，使得这些描述对外科医师来说意义不大。如果临床上涉及动脉与翼外肌的关系，可以通过 CT 或 MRI 来评估。

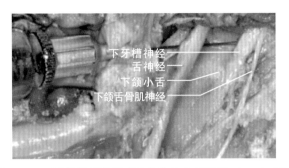

图 16.9 下牙槽神经阻滞麻醉的神经空间排列。(Morris CD, Rasmussen J,Throckmorton GS, Finn S.The anatomic basis of lingual nerve trauma associated with inferior alveolar blocks. *Journal of Oral and Maxillofacial Surgery*. 2010;68:2833-36- with permission.)

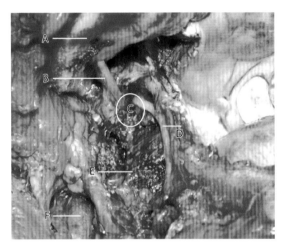

图 16.10 追踪舌和下牙槽神经至颅底-卵圆孔-下颌截骨旋转入路切除翼板或翼腭窝内容物。A,下颌骨内侧面;B,下牙槽神经;C,神经汇聚于卵圆孔;D,舌神经;E,翼内肌;F,颈内静脉。

该段的一条分支或第三段分出的上牙槽后动脉(见下文)可能紧贴上颌结节,在上颌结节骨折或上牙槽后神经阻滞麻醉时可能损伤该血管出现活动性出血。

以前通过经典的开放 Caldwell-Luc 路径接近上颌动脉在颞下窝的分支,目前临床上倾向于采用内镜入路,通常经鼻或经上颌 Caldwell-Luc 路径。

动脉终止于翼腭窝,称翼腭段(第三段),将在此章后面讨论。

翼静脉丛

包括丰富的大口径静脉围绕上颌动脉的翼肌

段。翼静脉丛的分支与相应的上颌动脉分支一样有各种变异。下颌运动改变翼肌的体积和位置将辅助静脉回流;静脉丛与翼肌一起发挥"静脉泵"的作用。不同个体间翼静脉丛的范围变异很大。翼静脉丛出血很麻烦,电凝止血法往往难以控制。

翼静脉丛与下列结构交通:

• 经卵圆孔、蝶导血管孔、破裂孔的导血管与颅中窝和海绵窦交通。

• 经眶下裂与眼眶的眼下静脉交通。

• 通过面深静脉与面静脉交通。

颞下窝感染有可能通过翼静脉丛向这些位置扩散,反之亦然。

翼静脉丛汇入与上颌动脉下颌段伴行的上颌静脉。上颌静脉与颞浅静脉一起形成了下颌后静脉。

翼腭(翼上颌)窝

翼腭窝是一个小的倒置锥形间隙,紧邻眶尖下方。垂直向约 2cm,基底约 1cm 宽。实际上,翼腭窝可视为颞下窝的一个"侧室",楔形嵌入外侧的颞下窝和内侧的鼻咽之间,其功能是一个神经血管通路。

蝶骨体形成翼腭窝顶。后界是蝶骨翼突根(包含翼管和蝶骨大翼(包含圆孔)。上颌骨后壁为其前界。从前方看,圆孔位于翼管的外上方(图 16.11)。

翼腭窝在内侧被腭骨垂直板(鼻外侧壁的部分)与鼻腔分隔,经蝶腭孔与鼻腔相连。腭骨垂直板上

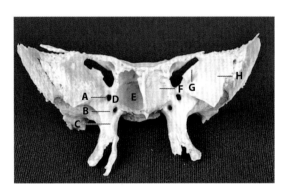

图 16.11 蝶骨前面观。A,圆孔;B,翼管;C,翼突(A~C 组成了翼腭的后缘);D,在卵圆孔和翼管之间的手术通路可到蝶窦外侧壁、海绵窦和颈内动脉;E,蝶窦;F,蝶窦前壁;G,眶上裂;H,眶侧的蝶骨大翼。

部分成两个部分,前方的眶突形成部分眶底,后方的蝶突与翼腭窝顶构成蝶腭孔。腭骨垂直板后方与翼内板内面相连,前方与上颌窦内壁相连。

翼腭窝内容物包括:

* 翼腭神经节。
* 上颌神经。
* 上颌动脉第三段(翼腭段)和它的伴行静脉。

它与以下结构交通:

* 经眶下裂后内通眼眶。
* 经蝶腭孔通鼻腔。
* 经腭鞘管通鼻咽。
* 经翼上颌裂通颞下窝。
* 经圆孔和翼管通颅中窝或海绵窦。
* 经翼腭管通口腔。

翼腭窝与这些邻近区域的紧密关系使得翼腭窝的肿瘤和感染易于向周边侵犯或扩散,反之亦然。当考虑该区恶性肿瘤完整切除时,这些解剖特征有着重要意义。

翼腭窝神经血管的空间排列

上颌动脉和它的分支位于翼腭神经节、上颌神经和翼管神经前方的平面。有些学者认为这一空间分布概念性地将翼腭窝分成两个区室:前部区室容纳上颌动脉第三段和它的分支,后部区室容纳翼腭神经节、上颌神经、翼管神经和它们的分支。上颌动脉第三段(翼腭段)的伴行静脉与上颌动脉第二段(翼肌段)的伴行静脉一起组成了静脉丛。在此可能发生大量出血。翼腭窝内的所有结构被脂肪组织包绕,上颌动脉和伴行静脉丛迂曲走行,变异较大,术中需小心解剖。

这样的空间排列在翼腭窝和颞下窝内镜入路时尤其密切相关。

翼板

颞下窝和翼腭窝显示了翼板的重要作用。翼外板及相邻的翼窝(位于翼内外板之间)为翼内外肌的起点,因此"属于"颞下窝或咀嚼肌间隙。翼内板则归为咽的范围,因为它是颊咽筋膜或咽上缩肌和翼下颌皱襞的起点。从功能的角度来看,翼外板比翼内板意义更大。

翼腭神经节

翼腭神经节为最大的周围副交感神经节,位于深部的翼腭窝,不易受损。翼腭神经节紧邻翼管前方,翼管神经穿出后直接进入该神经节。该神经节位于圆孔和上颌神经的下内方、蝶腭孔的外侧。它通过两个神经节分支与上颌神经相连。翼腭神经节的主要功能是支配鼻腔和鼻旁窦的副交感神经分泌,因此称其为"花粉热神经节"。经鼻的神经节局部阻滞麻醉可用于各种原因的疼痛治疗。

上颌神经

三叉神经的第二分支是纯感觉神经。从颅底经圆孔穿出进入翼腭窝上部,从该处发出所有颅外分支。脑膜支在翼腭窝中部发出并与脑膜中动脉伴行。

上颌神经分支分为由其直接发出和与翼腭神经节相关的两种类型。从主干发出的神经分支包括:

* 神经节支,见前文所述。
* 颧神经:经眶下裂进入眼眶分成颧颞神经和颧面神经支配颧颊部皮肤。支配泪腺分泌的眼神经泪腺支是否为颧颞神经的蝶腭神经节节后神经纤维来源,还尚存疑问。
* 上牙槽后神经。
* 眶下神经:为上颌神经的终末支,在经眶下裂进入眼眶前距翼腭窝外侧约1cm处走行。其与眶内壁平行走行的特点为眶部手术提供了有用的标志(参见第12章)。眶下神经是翼腭窝上部的一个恒定的标志,因为它界定外侧颞下窝和内侧翼腭窝的界限。

从神经节发出的神经包括:

* 眶神经:经眶下裂入眶支配眶骨膜。
* 鼻腭神经:经蝶腭孔入鼻腔,跨鼻中隔后部向前下走行,经切牙孔穿出支配硬腭前部的感觉。
* 后上鼻神经(外和内):经蝶腭孔进入鼻腔支配鼻侧壁和小部分鼻顶、鼻中隔的感觉。
* 腭大神经和腭小神经:腭大神经从神经节发出后向下走行于翼腭管达硬腭。同时在翼腭管内它们发出后下鼻神经。腭部的味觉经腭神经传到岩浅大神经;神经元在面神经膝状神经节。腭小神经(两支)在腭大神经后方经腭小孔穿出支配软腭。

- 咽支：支配鼻咽部感觉。

上颌动脉

上颌动脉终止于翼腭窝并发出分支与上颌神经伴行。动脉起始部迂曲多变。值得关注的是动脉在翼腭窝中总是走行于神经前方；这种关系在翼腭窝的内镜手术和开放手术中均有重要意义(图16.12)。

上颌动脉以蝶腭动脉和腭大(降)动脉为终末支，这两支在手术中均有重要意义。

蝶腭动脉为上颌动脉的最大分支，经蝶腭孔进入鼻腔，为鼻腔的主要供血来源。顽固性鼻出血的处理中需要结扎该动脉；它在内镜下位于中鼻甲的后末端蝶腭孔处。

该血管也为内镜下颅底修补术中应用的鼻中隔瓣、中鼻甲瓣和后蒂型下鼻甲瓣提供轴型血供，这一点反映了该血管在鼻腔血供中的重要贡献。

腭大动脉在腭大管中发出2~3条腭小动脉供应软腭且在硬腭后缘的腭大孔穿出后向前走行供应硬腭。在局部修复重建中它可为后蒂型腭黏膜瓣提供轴型血供。硬腭部的整个黏膜可以以一条腭大动脉为蒂。

上牙槽后动脉经翼上颌裂穿出（如前所述），该动脉的一分支进入上颌结节。余下分支为眶下动脉、翼管动脉和咽动脉。

翼腭窝静脉

如前所述，作为上颌动脉第二、三段的回流静脉，翼腭窝的静脉网非常丰富。只有上颌动脉的第一段有伴行的静脉，即上颌静脉。

外科入路

外科对颞下窝或翼腭窝的兴趣要追溯到19世纪50年代，当时为治疗蝶腭神经痛需要暴露该区。

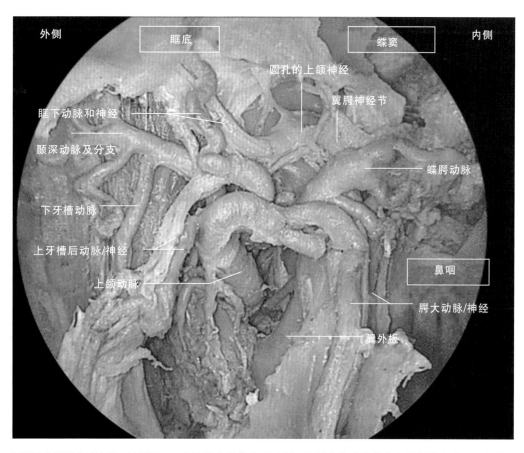

图16.12　内镜下右翼腭窝的切除，该图为00内镜视窗从前方观察图。上颌动脉及其分支在翼腭窝内位于上颌神经的前方。在进入鼻腔时，蝶腭孔的前部被去除以暴露动脉。匹兹堡医学中心的Carl Snyderman教授完成了该手术。(Image reproduced from *Gray's Anatomy*, 41st ed., with permission.)

由于它位于面侧深区和颅中窝底,位置深在,各种外科入路均有尝试。随着经鼻内镜手术和经窦内镜手术入路的普及,导致经面、经下颌、经颞、经颅的开放性手术和经上颌、经窦的显微镜下手术越来越少用。图像引导技术提高了手术的精确性和安全性。

各种外科入路已超出本章的范畴,以下为一些有用的解剖标志的总结。

1.翼外板后缘、卵圆孔、棘孔和蝶骨棘呈线性关系排列(图 16.2)。

2.茎突翼钩平面(图 16.3 和图 16.4)。

3.经舌神经和(或)下牙槽神经追踪至卵圆孔(图 16.10)。

4.眶下神经分隔着外侧的颞下窝和内侧的翼腭窝,这有助于更好地理解颅内卵圆孔前缘和圆孔后缘的关系。这两个结构在一条线上,且与翼外板在同一平面,为翼腭窝的外界。

5.翼内板的后缘紧邻破裂孔前方,颈内动脉岩部的前膝(终末部)紧邻破裂孔上方进入破裂孔。

6.翼管神经从破裂孔进入翼腭窝内的下颌神经内侧。可作为颈内动脉岩部的前膝和破裂孔的标志。

7.内镜或显微镜下近端解剖翼腭窝内的上颌神经和翼管神经,可在两者中找到一条外科通路,沿此通路可追踪至蝶窦外侧壁(图 16.11)和海绵窦、颈内动脉。

8.翼腭窝内的神经血管的空间排列是:上颌动脉的第三段及其分支位于蝶腭神经节、上颌神经和

翼管神经前方(图 16.12)。

这些标志点无论在内镜手术、显微镜手术(图16.12)还是开放手术(图 16.13)中都能起到辅助作用。

(胡延佳 译　蒉新春 校)

参考文献

Alfieri A et al. Endoscopic endonasal approach to the pterygopalatine fossa: Anatomic study. *Neurosurgery.* 2003; 52: 372–4.

Chang Y, Cantelmi D, Wisco JJ, Fattah A, Hannam AG, Agur AM. Evidence for the functional compartmentalization of the temporalis muscle: A 3-dimensional study of innervation. *Journal of Oral and Maxillofacial Surgery.* 2013; 71: 1170–7.

Cheung LK. The vascular anatomy of the human temporalis muscle. *International Journal of Oral and Maxillofacial Surgery.* 1996; 25: 414–21.

Cavallo LM et al. Extended endoscopic endonasal approach to the pterygopalatine fossa: Anatomical study and clinical considerations. *Neurosurgical Focus.* 2005; 19(1) E5; 1–7.

Friedman WH, Katsantonis GP, Copper MH et al. Stylo-hamular dissection: A new method for en-bloc resection of malignancies of the infratemporal fossa. *Laryngoscope.* 1981; 91: 1869–79.

Janfaza P, Nadol Jr JB, Galla RJ, Fabian RL, Montgomery WW. (Eds.). *Surgical Anatomy of the Head and Neck.* Philadelphia: Lippincott Williams & Wilkins, 2001.

Lang J. *Clinical Anatomy of the Masticatory Apparatus and Peripharyngeal Spaces.* Stuttgart: George Thieme Verlag. 1995.

McMahon JD, Wong LS, Crowther J, Taylor WM, McManners J, Devine JC, Wales C, Maclver C. Patterns of local recurrence after primary resection of cancers that arise in the sinonasal region and the maxillary alveolus. *British Journal of Oral and Maxillofacial Surgery.* 2013; 51: 389–93.

Standring S. (Ed.). *Gray's Anatomy: The Anatomical Basis of Clinical Practice.* 40th ed. Edinburgh: Elsevier/Churchill Livingstone, 2008.

Theodosopolous PV. Anatomical approach to the infratemporal fossa: An anatomical study. *Neurosurgery.* 2010; 66: 196–203.

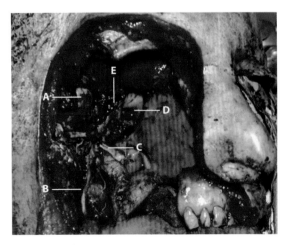

图 16.13 前颅窝或颅中窝底、右眶、上颌骨、颞下窝或翼腭窝联合切除术。A,颞叶硬脑膜;B,追踪舌神经至卵圆孔;C,追踪残留的眶下神经至圆孔(后面的被切除);D,右蝶窦;E,右海绵窦。

第 17 章

颞下颌关节

Andrew J. Sidebottom

颞下颌关节的基本结构

颞下颌关节(TMJ)是一个双侧联动的屈戌滑膜关节,可以独立自由地活动。其关节动性意味着它由两个关节骨单元组成,而屈戌特性则意味其类似铰链。TMJ 也是唯一在双侧关节之间有牙齿咬合的关节,因此关节结构的微小改变都可能导致咬合关系的变化;但是现在还没有确切证据证明反之也会有影响。

颞下颌关节是滑膜关节,由以下部分组成:

- 关节囊。
- 关节骨(髁突和关节窝)可提供光滑的关节骨面。
- 关节盘。
- 滑膜。
- 韧带——颞下颌外侧韧带、茎突下颌韧带、蝶下颌韧带、锤下颌韧带和盘锤韧带。
- 神经支配——三叉神经分支、耳颞神经、咬肌神经分支。
- 血液供应为颈外动脉的终末支,即上颌动脉和颞浅动脉。
- 咀嚼肌——翼外肌、翼内肌、颞肌和咬肌。

颞下颌关节的功能

TMJ 的功能是帮助咀嚼食物、辅助吞咽以及帮助发音。咀嚼肌所主导的咀嚼运动需要关节引导下

颌骨进行铰链样开闭口运动(关节下间隙)以行使切割功能,以及(关节上间隙)侧方及前伸的滑动运动。这个铰链运动体能够提供大约 26mm 的开口度,在 97%的人群中,配合滑动可获得 35mm 甚至更大的开口度。由于润滑或者关节盘相关问题导致的关节上间隙的功能丧失,是限制开口度和侧向运动向患侧倾斜的常见原因。开口度仍能够保持大于 26mm 主要归功于关节下间隙的转动,同时合并有关节内、外的问题可导致更加严重的张口受限。

颞下颌关节的发育

TMJ 发育始于胚胎第 10 周,来自两种独立的间充质起源,上部是颞骨的间充质,下部是髁突的间充质。关节盘发育于独立的上部区域。在胚胎发育的第 12 周,颞骨和髁突部分分化形成可辨认的关节结构。髁突头能够提供继发性生发中心,并能保持活力到 30 岁,但是在青少年时期,该生发中心延长生长期或过度的活跃也可能导致髁突发育和相关的生长紊乱。在 10 岁前若停止生长,则会导致如半侧颜面发育不全等临床症状。这个生发中心位于髁突软骨顶端,当软骨因外伤(如生长影响髁突血供)或髁突高位切除后而生长减少,该生发中心会发生紊乱。

关节盘(非半月板)最初富含细胞和血管,前部与翼外肌相延续。未成熟的关节盘富含弹力纤维,14 周时,关节盘的三区(前带、中间带和后带)清晰可见,这时的关节盘因血管减少而难以修复。

关节囊

TMJ 的关节囊上方附着于关节窝，前方附着于关节结节，下方附着于髁突颈部，距髁突顶端 1cm 左右。关节囊增厚的外侧部分为外侧韧带，关节内的关节盘把关节囊分为上、下两个腔。关节囊富含弹力纤维和血管，主要受耳颞神经支配。

关节盘

关节盘(非半月板)为髁突和颞骨关节窝之间的一个卵圆形结构，它呈中间薄、边缘厚的双凹状，不含血管，并由多个方向的层次丰富的 I 型胶原组成，结缔组织的主要成分是蛋白多糖(硫酸角质素、硫酸软骨素和透明质酸)。这些黏多糖(GAG)的负电性具有吸水性，允许关节盘活动时产生形变，在静止时又能够恢复关节盘形状，所以很多试验显示，GAG 的缺失可导致关节盘的退行性变。

关节盘向前与翼外肌和关节囊相延续，内侧和侧方附着于髁突，允许关节下腔在转动及较大开口时，该复合体在关节结节上滑膜的滑动。

关节盘光滑的表面结构可允许两个关节腔的自由运动，关节盘动度的丧失或关节滑膜表面受到破坏，会降低关节的活动。关节盘表面的润滑由关节液中的磷脂和透明质酸提供，滑液可以提供表面细胞氧气和代谢所需并辅助关节功能。理论上，滑液的润滑作用可降低表面张力并允许自由活动，同时其水膜的存在使关节面相互分开。移位的关节盘，滑液的缺失可以导致关节的动度急性下降。反复紧咬牙和放松似乎有利于滑液的释放和改善关节表面的黏附力，这一点通过关节镜可观察到局部纤维颤动伴滑液分泌活动。关节腔穿刺可补充润滑剂，从而使得关节滑膜表面细胞自然覆盖和再润滑。此外，透明质酸注射已用来促进此类疾病疗效，但还没有足够的令人信服的证据。

滑膜

滑膜衬覆着关节囊的内表面并分泌关节滑液，滑膜中富含神经末梢，这是滑膜炎会导致患者疼痛的原因，非甾体抗炎药(NSAID)和激素能够缓解疼痛。关节囊呈负压状态，有大约 2.2mL 的容量(关节上腔 1.2mL)，内有滑膜液，能够辅助润滑关节活动。

与颞下颌关节相关的韧带

外侧韧带

外侧韧带(颞下颌韧带)由关节囊外侧的增厚部分组成(图 17.1)，经常被描述由上部和内侧两部分组成，但临床上很难区分。一些学者认为在关闭关

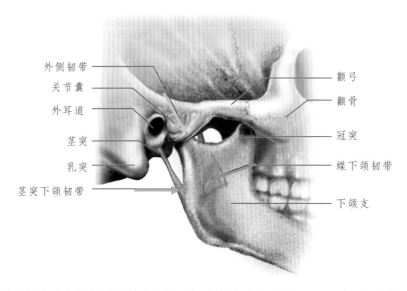

外侧韧带
关节囊
外耳道
茎突
乳突
茎突下颌韧带

颧弓
颧骨
冠突
蝶下颌韧带
下颌支

图 17.1 颞下颌关节韧带：外侧韧带(黄色箭头所示)、蝶下颌韧带(绿色箭头所示)、茎突下颌韧带(蓝色箭头所示)。

节时,外侧韧带的修复是很重要的,因为它会起到限制髁突前向半脱位的作用。

蝶下颌韧带

该韧带起自蝶骨棘,止于下颌小舌,限制侧方运动,若发生创伤后继发性钙化也会限制开口。

茎突下颌韧带

该"韧带"为颈深筋膜的增厚,起于茎突尖,止于下颌角,限制下颌前伸。

盘锤韧带

位于中耳的锤骨和关节盘之间,在 30% 的尸体解剖中可以发现。一些学者认为耳鸣可能与该解剖结构有关,因为此韧带连接锤骨与 TMJ 及下颌小舌。由于只在尸体解剖中有所研究,因此其他有临床意义的证据仍有待提供。

感觉神经分布

TMJ 的神经支配主要来自耳颞神经和三叉神经下颌支的咬肌支(图 17.4)。关节盘和软骨没有神经支配。Hilton 规则认为支配关节的神经是由支配该关节运动的肌肉神经支配的,因此三叉神经下颌支既能支配咀嚼肌运动,也能支配关节的感觉,因此关节与咀嚼肌区域的疼痛定位易产生混淆。疾病会致使感觉神经的改变,而炎症则会使感觉神经敏感性增加。耳颞神经是从卵圆孔发出的下颌神经的分支,沿翼外肌后界走行,它发出部分感觉神经分支到关节囊内侧,经过关节囊的后部并从后外侧出来,因而穿行了关节囊后部 1/3 的区域 (因此外侧冷冻治疗只能控制大约 1/3 的感觉区域),耳颞神经继续向上走行支配颞部和耳郭上半部分的感觉。

血液供应

颈外动脉的终末支与关节紧密相邻并提供血供(图 17.2 至图 17.4)。颈外动脉到下颌支后方深面距髁突顶端约 2cm 处分成颞浅动脉和上颌动脉。颞浅动脉于关节囊后外侧向上外走行,并继续走行于耳屏沟纹前方,在耳屏顶部分为 2 支供应前额和颞部,

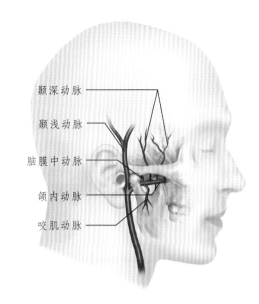

图 17.2　颈外动脉分支及颞下颌关节相关的上颌动脉。

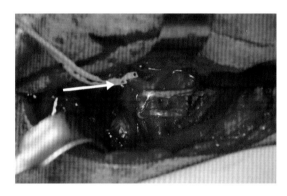

图 17.3　颌后切口时颈外动脉的位置以及牵开二腹肌深面的舌下神经。

再发出分支供应关节、外耳和颞部皮肤。上颌动脉走行进入颞下窝,前两段位于翼外肌前,最后一段延伸进入眶下裂。

就关节表面解剖而言,颞浅动静脉在该处有很大受损的危险,如果耳前切口向颞部延伸,在外耳的上部会遇到颞浅动静脉,血管位于颞筋膜表面,需要结扎或电凝。低于这个位置,颞浅动静脉被牵拉向前,可在耳软骨前方分离出一个血管较少的平面。

更深层次,有翼静脉丛位于翼外肌内,是滋养关节囊和关节盘的另一个来源。在行关节盘切除术时,应注意避免损伤该血管丛。

行髁突切除术时,沿乙状切迹内侧面进行解剖,可能会遇到经过乙状切迹的上颌动脉的分支—咬肌动脉。上颌动脉自身位于翼外肌上,距骨膜深面仅

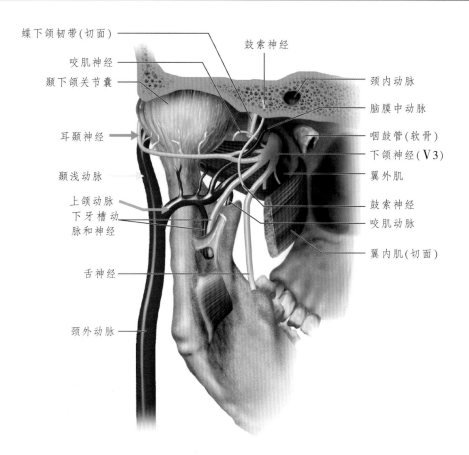

蝶下颌韧带(切面)

鼓索神经

咬肌神经

颞下颌关节囊

颈内动脉

脑膜中动脉

耳颞神经

咽鼓管(软骨)

下颌神经(V3)

颞浅动脉

翼外肌

上颌动脉

鼓索神经

下牙槽动脉和神经

咬肌动脉

舌神经

翼内肌(切面)

颈外动脉

图 17.4 颞下窝后面观。耳颞神经(绿色箭头所示)、颞浅动脉(黄色箭头所示)、上颌动脉(蓝色箭头所示)。

有几毫米。在关节盘内侧解剖到翼外肌深面时,可能损伤到脑膜中动脉。脑膜中动脉位于翼外肌和蝶下颌韧带之间的深面,经棘孔入颅。上颌动脉可经过向内侧生长的关节强直骨球,因此该情况下,最好于术前完善血管造影并考虑行血管栓塞。此外,局部无法控制的术中动脉大出血,可在颈部舌下神经跨过颈动脉分叉处或在更高的二腹肌后腹的深面结扎颈外动脉(图 17.3)。谨慎的外科医师在切除关节强直骨球的手术前会先行打开颌后入路,以为需要紧急结扎颈外动脉分支做好准备。因为舌面干水平的结扎,只能减少 40% 的血液流量,而高于这个水平的结扎可降低 73% 的血液流量,若在后方的耳枕部起始处或更高水平血管处结扎,可降低 99.2% 的血液流量。

腮腺腺体内颈外动脉伴行的是颌后静脉,颌后入路扩展过深或在耳前入路的下端可导致比较麻烦的出血,可以在颌后入路从下方来控制出血。

咀嚼肌

主要的咀嚼肌为咬肌和颞肌,二者都是升颌肌,还有翼内肌和翼外肌,这二者可以控制下颌的侧方运动。二腹肌和舌骨肌属于较弱的开口肌,神经支配来源于同下颌神经一起出卵圆孔的三叉神经运动神经分支。

咬肌为多羽肌,起自颧弓,向后下方止于下颌角,尽管血供部分来自骨膜分支,其主要神经和血液供给均经乙状切迹至肌肉深面。

颞肌起自颞上沟以下的颞窝,呈扇形,形成一个狭窄的肌腱,经颧弓深面,止于下颌骨冠突及下颌支前缘。它的血供来自上颌动脉到肌肉深面的分支,支配神经与这些血管伴行。颞肌被颞筋膜覆盖,向上附着于颞上线的颞筋膜,向下附着于颧弓下方,与腮腺咬肌筋膜及颈深筋膜相续。在颧弓上方,颞筋膜分为两层包绕着穿过颧弓深面的肌腱,颧弓基部合成的浅层可使外科医师能沿颧弓进行骨膜下剥离,翻起有面神经颞支的筋膜瓣,保护其不受到直接损伤。

　　翼内肌起自翼外板内侧面,止于下颌支下部的内侧面。翼内肌收缩可使得下颌运动偏向对侧,神经和血管在此直接进入肌肉。

　　翼外肌起自翼外板外侧面的前部,止于髁突顶端及关节囊交界的明显分离的部分。翼外肌上头附着于关节囊,在开口时引起关节盘前移,下头拉髁突向前,使下颌偏向对侧。髁突切除术时剥离该肌肉可导致开口时偏向切除侧,翼外肌痉挛可能引起关节盘前移导致"锁定"及张口受限。

与颞下颌关节相关的其他神经结构

　　下牙槽神经和舌下神经位于翼外肌深面,在手术深及颞下窝,特别是关节强直手术时易被牵扯损伤。

面神经

　　尽管面神经(图 17.5)与 TMJ 功能无关,但其与关节关系密切,使其成为在 TMJ 手术时需要避免损伤的重要解剖结构,上入路时易损伤面神经颞支,而下入路时易损伤下颌缘支。Bramley 和 Al Kayat 描述了颞支的位置位于耳屏前 8~22mm 处的颞浅筋膜表面,在颧弓基部行骨膜下剥离可保护该神经,沿耳屏前 5mm 到外眦上外侧 2cm 的区域(安全区)翻

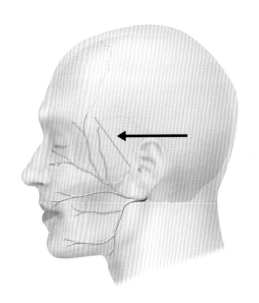

图 17.5　面神经分支及黄线上方的"安全区"(黑色箭头所示)。

瓣,可避免神经受到直接损伤(图 17.5)。

　　下颌缘支在腮腺腺体内沿着下颌骨下缘向上方走行,虽然其往往位于咬肌筋膜上,但钝性解剖腮腺可防止损伤,有 20% 发现其在低于下颌下缘以下部位,所以下颌下解剖时应该紧贴颈阔肌深面(神经也刚好位于颈阔肌深面),直至面神经定位并牵拉出视野后再翻瓣。

关节窝和关节结节

　　关节窝位于颧弓下方,组成关节的上部骨性结构,并呈"S"形向前延伸至关节结节。在关节窝的后方,与骨性外耳道相延续的为关节后结节。盘-髁复合体首先是在关节窝内转动,随后可以下降滑到关节结节处。在开口过大的关节病患者中,这种下降可连续越过关节结节高度达结节的前上方。长期位于这个位置就是关节前脱位。

　　关节窝的骨质很薄且有些部位甚至缺如,所以在关节镜手术中,关节窝穿孔有较大的风险。此外,Hushke 孔(存在于 4% 的尸体解剖中)可能与颅中窝或中耳直接相通。这些特殊结构在关节镜手术中可产生颅内穿通的风险。

　　关节结节是位于关节窝前方的颧弓部分。掀起颧骨骨膜并向前下分离可延伸暴露至颧弓以下水平,故在行关节结节切除术时,通过感知关节动度,可以帮助医师定位。但年轻医师相对比较容易将关节后结节误认为关节结节而切除,从而导致外耳道的穿孔。2%~5% 的患者中,关节结节包含乳突气室(图 17.6)。最近一项 CBCT 研究发现这一数据在关节结节和在关节窝中分别高达 21% 和 38%。关节结节切除术前,需仔细进行评估。气室结构的暴露可导致乳突感染扩散至关节或颅腔内。

髁突

　　髁突组成骨性 TMJ 的下半部分,为下颌骨的远端,且顶端约 1cm 包含在关节囊内。髁突在关节盘下方形成关节下腔并随之在腔内转动,这个润滑的盘-髁复合体也可沿关节结节滑行。髁突表面覆盖有胚胎起源不同的纤维软骨,全身另外一个唯一的

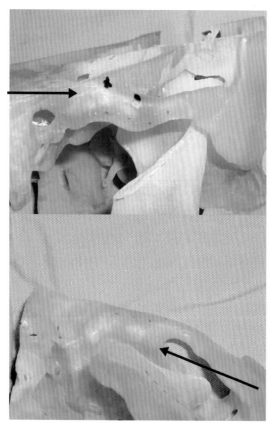

图 17.6　关节结节里的气室(黑色箭头所示)。

纤维软骨性的关节是胸锁关节,因此偶尔用来重建颞下颌关节。TMJ 关节软骨可以促进下颌骨第二次生长,并可持续到 30 岁。外伤或手术切除该软骨层可抑制或阻碍生长,故切除关节软骨帽可用于治疗髁突发育过度。髁突的退行性改变较关节窝更为明显,典型的表现如骨赘的形成、软骨下囊肿、关节间隙丧失和局部骨钙化。

髁突翼肌凹为翼外肌下头在髁突前表面的附着处,翼外肌牵拉关节向前滑动和使下颌骨向对侧转动,髁突的血供大部分来自下方的下牙槽动脉分支,虽然附着的肌肉也能够提供补充的骨膜下血液供应,但关节囊内骨折仍可带来缺血坏死的风险。

冠突

冠突形成颞肌的附着点。向上的冠突尖可进入颧弓深面,口内入路难以到达,此处可见颞肌下部经过冠突沿下颌支前缘向下延伸,一些冠突肥大、发育过度病例中,冠突位于上颌骨后方,可导致张口受

限。冠突的血供来源于下方的下颌骨和通过肌肉来源的骨膜血供。

关节镜

在使用 TMJ 关节镜进入关节腔时,应考虑面神经分支和颞浅血管的位置(图 17.7)。向后可能穿通外耳道软骨部,关节窝底有时很薄,穿刺可能进入颅中窝。过深可能损伤内部结构,脑脊液漏可导致咽侧壁肿胀及声门上气道阻塞。关节镜手术入路的描述可以在正规教科书中找到, 上图所示为参考穿刺点(图 17.7)。

颞下颌关节手术的主要入路

耳前切口(上入路)

耳前切口是在耳屏前皮肤褶皱里,从耳前至耳垂,在正规教科书中已详细介绍了改良的入路如耳内切口。继续在切口上翻瓣并分离可见颞筋膜及外耳道软骨(图 17.9)。用组织剪松弛并插入该平面深面,切口下继续分离,然后组织剪一刃在浅面,一刃在深面,两刃之间的组织在软骨前的无血管平面被分开(图 17.9)。颞肌筋膜可与其表面的血管组织分离并翻瓣,可顺利定位颧弓根部,如果松弛切口延长至发际线,则颞浅血管需要电凝止血或结扎处理。

在颧弓根部小心切开并分离颞肌筋膜, 朝外眦

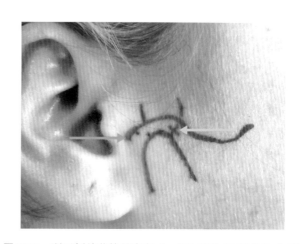

图 17.7　颞下颌关节镜的穿刺点。点为传统 30°镜进针点(绿色箭头所示),又为 0°镜进针点(黄色箭头所示)。

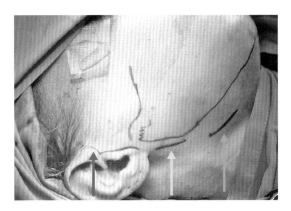

图 17.8　颞下颌关节手术的 3 种主要手术入路。上切口(红色箭头所示)、颌后切口(黄色箭头所示)、下切口(绿色箭头所示)。

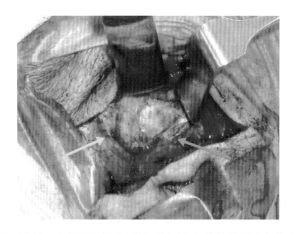

图 17.10　分离颞肌筋膜(黄色箭头所示)并显露颧弓和关节囊(绿色箭头所示)。

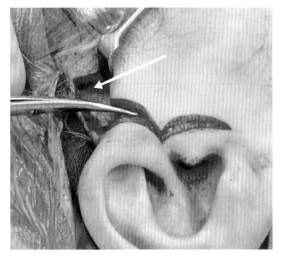

图 17.9　耳前切口暴露颞肌筋膜(白色箭头所示)及分离耳前皮肤。

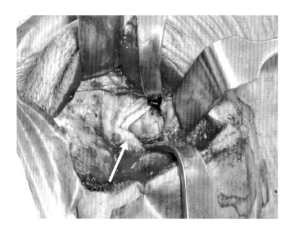

图 17.11　暴露髁突头(白色箭头所示),使用 Dautrey 牵拉器拉开前后方组织(骨软骨瘤)。

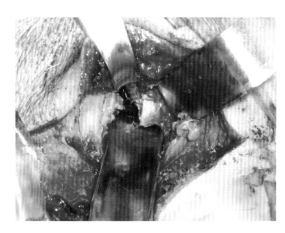

图 17.12　保存关节盘的髁突切除术。

上外方 2cm 处,向上前约 45°做颞肌筋膜浅层的松解切口,沿着颧弓进行骨膜下分离,在保护面神经颞支的同时可以显露关节结节(图 17.10)。在骨膜下平面向前下分离组织,可暴露关节囊,这样可以暴露大约 2cm 的三角形关节囊组织,浅面的血管可能需要电凝止血。在继续手术之前,医师可以通过感受髁突动度来确认关节,沿着髁突后缘至关节盘水平做垂直切口可以打开关节,再做一水平切口可打开关节囊,显露关节上、下腔来对关节盘和关节面进行检查(图 17.11)。

　　髁突修整时一般仅发生骨端渗血。然而,在髁突切除术时(图 17.12),需要非常仔细地保护内侧骨膜,因为上颌动脉在其深面仅仅只有几毫米。此外,

咬肌动脉同样穿过乙状切迹,脑膜中动脉向上走行于翼突的深面,这些同样需要注意。

　　关节结节成形术或关节结节切除术 (图 17.13)

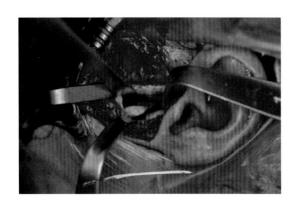

图 17.13 关节结节切除术。

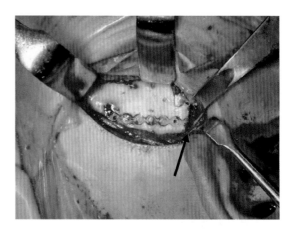

图 17.14 颌后切口暴露下颌支，向上牵拉组织显露髁突切除术术后缺损及面神经颊支（黑色箭头所示）。

可能导致延伸到颧弓和关节结节内的乳突气室外露。因此，细致的术前计划可以降低这种可能的发生率，除此之外，术中血管损伤的风险也较小。

关节盘紧缩术涉及切除血管丰富的盘后组织，并且在切除或缝合时，可能损伤颌后静脉。行关节盘切除术时不可避免地涉及翼肌及翼静脉丛。然而，更深的解剖可能损伤脑膜中动脉，其出血非常难以控制，因为卵圆孔及三叉神经下颌支就位于其深处，故在进行深部电凝控制出血时需格外小心。

颌下切口（下入路）

笔者比较喜欢经下颌支及髁突上的颌后切口或改良颌后切口入路。皮肤切口位于下颌支后缘 0.5~1cm，通过广泛的皮下分离，暴露腮腺筋膜，轻柔地钝性分离腮腺组织并细致止血，然后寻找自后上至前下穿过切口线的面神经下颌缘支，下颌缘支经常被发现于咬肌筋膜表面，分离后予以小心牵拉保护。沿下颌骨后缘切开咬肌，如果需要分离下颌骨下缘处翼内肌与咬肌的连接部，可将切口延伸至下颌骨下缘。沿下颌骨下缘向上的骨膜下分离可暴露整个下颌支、下部髁突、乙状切迹及冠突（图 17.14）。在此过程中，唯一可能损伤的血管为颌后静脉。下颌骨后方的颈外动脉终末支位于二腹肌的深面，若耳前入路的术中动脉出血无法控制，可经该入路结扎颈外动脉。

冠突切除术既可口外经上切口或下切口，也可以直接通过口内垂直的升支切口进入。经过乙状切迹处的咬肌血管可能发生出血，严格的骨膜下剥离有助于预防这种情况发生。

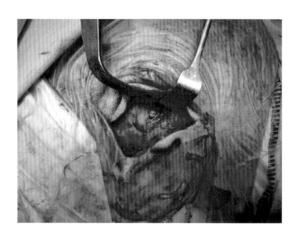

图 17.15 关节囊的关闭缝合。

伤口的关闭

上切口的关闭需严密缝合关节囊（如果没有切除）和颞肌筋膜（图 17.15），下切口的关闭应严密缝合腮腺咬肌筋膜并配合使用生物膜以防止涎瘘。

总结

TMJ 手术时清楚理解解剖结构，可以尽量减少损伤血管和运动神经的风险。小心细致地确认手术层次进行手术有助于维持一个安全的、无血的术野，并无须引流。

（廖亚洲 译 翦新春 校）

参考文献

Bouloux GF, Perciaccante VJ. Massive hemorrhage during oral and maxillofacial surgery: Ligation of the external carotid artery or embolization. *Journal of Oral and Maxillofacial Surgery.* 2009; 67: 1547–51.

Cillo JE Jr, Sinn D, Truelson JM. Management of middle meningeal and superficial temporal artery hemorrhage from total temporomandibular joint replacement surgery with a gelatin-based hemostatic agent. *Journal of Craniofacial Surgery.* 2005; 16(2): 309–12.

Lacout A, Marsot-Dupuch K, Smoker WR, Lasjaunias P. Foramen tympanicum, or foramen of Huschke: Pathologic cases and anatomic CT study. *American Journal of Neuroradiology.* 2005; 26(6): 1317–23.

Ladeira DBS, Barbosa GLR, Nascimento MCC, Cruz AD, Freitas DQ, Alemida SM. Prevalence and characteristics of pneumatisation of the temporal bone evaluated by cone beam computed tomography. *International Journal of Oral and Maxillofacial Surgery.* 2013; 42: 771–5.

Rosenberg I, Austin JC, Wright PG, King RE. The effect of experimental ligation of the external carotid artery and its major branches on haemorrhage from the maxillary artery. *International Journal of Oral Surgery.* 1982; 11(4): 251–9.

Sidebottom AJ, Carey EC, Madahar AK. Cryoanalgesia in the management of intractable pain in the temporomandibular joint: A five-year retrospective review. *British Journal of Oral and Maxillofacial Surgery.* 2011; 49: 653–6.

Smith TP. Embolization in the external carotid artery. *Journal of Vascular and Interventional Radiology.* 2006; 17(12): 1897–912.

Talebzadeh N, Rosenstein TP, Pogrel MA. Anatomy of the structures medial to the temporomandibular joint. *Oral Surgery, Oral Medicine, Oral Pathology, Oral Radiology and Endodontology.* 1999; 88(6): 674–8.

第 18 章

咽

Anthony D. Cheesman

胚胎学

原肠向头侧延伸,在口咽膜处与口凹接触。口咽膜在胚胎第 4 周破裂,原肠的头侧部分形成咽。

位于咽侧壁的中胚层细胞增生形成 6 对咽弓。咽弓之间的深沟在外侧发育形成鳃裂在内侧形成咽囊。

第 3 对咽弓和第 4 对咽弓发育成舌,枕肌节前移形成舌的肌肉组织。表 18.1 详列了咽弓的分化,将在其他章节予以讨论。

咽的解剖

咽是一个纤维肌性管道,从颅底延伸到环状软骨与第 6 颈椎前方水平。前方连接鼻,口腔和喉。因此咽被分为:

- 鼻咽。
- 口咽。
- 喉咽。

上气道与食物通道横穿过咽。咽的主要功能是调节吞咽。除了躯体平衡的维持之外,吞咽可能是人体最重要的神经肌肉活动,它在将食团从口腔转运到食管的同时关闭喉腔以保护气道。

咽还形成上声道的主体部分,它的不连续运动对于正常的发音和声音的共鸣非常关键。因此,进行咽腔手术时保留这些精细的肌肉结构是非常重要的。当对一名歌手实施扁桃体切除时,需对上扁桃体窝的上极及咽柱进行锐性解剖以确定扁桃体囊。

表 18.1 咽弓的衍化

咽弓	肌肉组成	骨骼组成	神经	动脉
第 1 对颌骨	咀嚼肌、二腹肌前腹、下颌舌骨肌鼓膜张肌、腭帆张肌	上下颌骨锤骨和砧骨、Meckel 软骨	三叉神经第二支和第三支	上颌动脉和颈外动脉
第 2 对舌骨	面部表情肌颊肌、颈阔肌、镫骨肌、上舌骨体、茎突舌骨肌、二腹肌后腹	镫骨、茎突、舌骨(小角及 Reichert 软骨)	面神经	镫骨动脉、舌动脉
第 3 对	茎突咽肌	舌骨(大角及下舌骨体)	舌咽神经	颈总和颈内动脉
第 4 对	环甲软骨肌、腭帆提肌	甲状会厌软骨	迷走神经喉上支	右锁骨下动脉主动脉弓
第 6 对	除环甲软骨肌之外的所有喉内肌	环状与杓状软骨	迷走神经喉返神经支	右侧肺动脉 左侧肺动脉和动脉导管

咽的肌肉被覆

除环咽肌外,所有咽肌在结构上都是成对的。

肌性咽壁主要由三块肌肉组成:咽上缩肌、咽中缩肌和咽下缩肌(图 18.1)。每块缩肌有序地覆盖在上一块缩肌之上。另外还存在三对咽喉提肌:咽鼓管咽肌、茎突咽肌和腭肌。

咽上缩肌不会延伸全颅底,所以在鼻咽腔壁上是缺如的。它通过一个称为咽颅底筋膜的纤维膜悬吊于颅底。此筋膜是咽壁黏膜下的增厚。在后壁中线增厚形成咽缝。咽缝在后壁中央向下延伸终止于另一个缺乏肌肉被覆的纤维区域;这就是所谓的 Killian 裂。

咽缝的上端附着在位于枕骨大孔前方的咽结节。咽颅底筋膜从位于头长肌前方的结节向侧方延伸附着于颈动脉管正前方的颞骨。继续沿着咽鼓管软骨下方的颅底延伸附着于翼突内板的后缘。咽颅底筋膜的这种坚固的环形附着确保了鼻咽腔的持续开放以维持上气道。咽鼓管与腭帆提肌二者均穿透咽颅底筋膜;该处筋膜上的薄弱区域被称为 Morgagni 窦。

咽颅底筋膜往下被咽上缩肌的上缘覆盖(图18.2)。

咽上缩肌

咽上缩肌肌纤维向前附着于翼内板的后缘至翼钩尖,往下附着于翼下颌缝的后缘。

肌纤维往后方呈扇形展开与对侧肌肉相交止于咽缝。往上到达咽结节,往下延伸至声襞水平。上缩肌的下缘被中缩肌覆盖。

咽中缩肌

咽中缩肌前方起自茎突舌骨韧带下部、舌骨小角及相邻的舌骨大角,此处被舌骨舌肌所覆盖。肌纤维往后又呈扇形展开至咽缝。下部肌纤维往下延伸至声襞水平并被下缩肌上缘覆盖。

咽下缩肌

咽下缩肌包括两部分,甲咽肌与环咽肌,分别得名于其前附着部位。

甲咽肌起自甲状软骨斜线并在环甲肌上形成一个纤维弓。其肌纤维向上经过中缝覆盖中缩肌的下部。

环咽肌通常被认为是咽缩肌的最下端。然而环咽肌却表现为不同的形态,与扁平的咽上缩肌、咽中缩肌不同,环咽肌呈现出一种更圆的肌肉形态。它是一块独立的环形肌肉,不插入后壁咽缝之中。而是于环咽肌上与甲咽肌下之间的一个裂隙插入至咽缝之中,这个位于环形肌肉管中的裂隙被称为 Killian 裂。

虽然环咽肌上部的大部分肌纤维往前附着于环状软骨的侧面,但把环咽肌当成与之一起往下延伸的食管上括约肌的组成部分更为恰当。

食管上括约肌是位于食管壁上方 4cm 处的环形横纹肌。在电视透视镜下环咽肌与食管上括约肌看起来是一块肌肉,通常在呼吸时关闭食管管腔,而在吞咽的最后阶段开放。在行喉切除术时,需把环咽肌与食管上缩肌分开以确保主音的保留(图18.3)。

软腭

软腭是一个复杂的结构,其主要功能是在吞咽的过程中关闭鼻咽峡(图18.4)。在发音的过程中也扮演重要的角色。它的主要构成是附着于硬腭后缘下表面的腭腱膜,两侧与咽内侧壁融合。其游离后缘的中间是悬雍垂。

软腭的主要部分由一定数量的腺体组成,老年人则有脂肪沉积。其上表面是呼吸上皮,其口腔表面及后缘则是普通的复层鳞状上皮被覆。

5 对肌肉附着于腭腱膜参与其不同的运动。若从功能的角度理解其解剖就相对容易了。

建立一个坚韧的软腭

腭腱膜本身被认为主要是腭帆张肌的扁平终末肌腱。肌肉发自于咽鼓管软骨的侧方和邻近翼内板上端的舟状窝。向下走行,绕过翼钩进入咽并变得扁平形成腱膜。

静止状态下软腭是拱形的,但随着腭帆张肌的收缩其变得平坦,稍稍有些张力,重要的是更加坚韧了。软腭的坚韧性使得其他的成对肌肉活动更为有效。

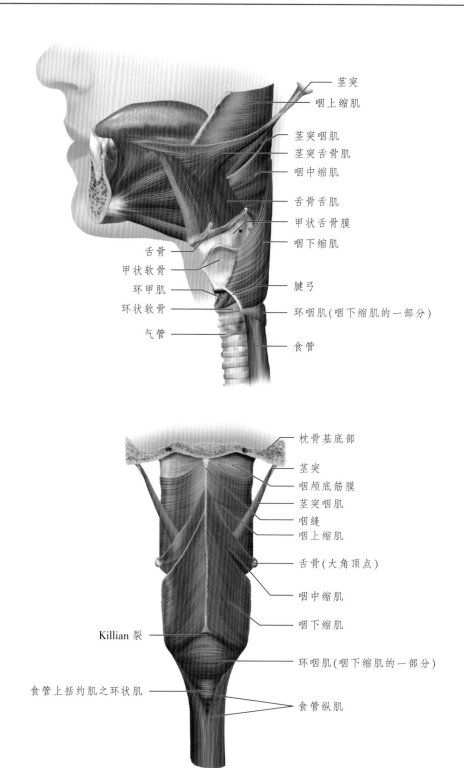

图 18.1 缩肌的外后侧面观。结合侧面及后面观显示环咽肌、食管上括约肌及 Killian 裂之间的关系。

　　腭帆张肌起始于咽鼓管的软骨壁,这意味着当它收缩时可以开放管腔使得中耳压力与大气平衡。这个动作在吞咽与打呵欠时同时进行。幼儿的咽鼓管更短、更水平,可能是中耳感染的病因。

　　在第 11 章中讨论的先天性腭裂中,成对的腭帆张肌之间的腭腱膜被分开,使腭帆张肌收缩时不能开放咽鼓管,导致存在分泌性中耳炎的问题。

　　同样,在外科修复腭裂时有一项技术是使翼钩

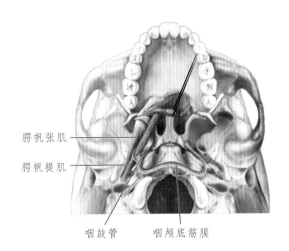

图 18.2　咽颅底筋膜、咽鼓管及腭帆提肌在颅底的相互关系。软腭的肌肉已经被黑线牵开。

标注：腭帆张肌、腭帆提肌、咽鼓管、咽颅底筋膜

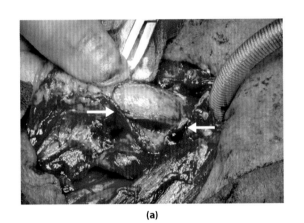

(a)

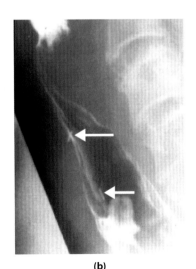

(b)

图 18.3　(a)喉切除时食管上括约肌切除,钉夹标记范围。(b)电子透视镜显示在钉夹上方光滑的声门入口。

骨折使腭裂两侧靠拢。这项技术同样影响张肌群的正常功能,破坏咽鼓管的功能从而导致不同类型的慢性中耳炎。

软腭提升

腭帆提肌的收缩可以提升坚韧的软腭。这些肌肉起自咽鼓管软骨的内侧和颈动脉孔前方的岩尖相邻骨质。成对的提肌向下前方插入位于两侧腭咽肌起点之间的腭腱膜当中。它们的收缩将软腭向上后方牵拉,保持其拱形并将之推向咽后壁。

另外,小的悬雍垂肌纤维由后鼻棘经过腭腱膜表面止于悬雍垂。这可以辅助鼻咽峡的关闭。

喉咽提肌

喉咽提肌(图 18.5)由 3 对插入甲状软骨与邻近咽壁的肌肉组成:

- 腭咽肌。
- 茎突咽肌。
- 咽鼓管咽肌。

它们位于缩肌管,其中腭咽肌单独起自腭腱膜。另两对起自咽外侧的颅底并进入位于缩肌之间的缩肌管。

腭舌肌是舌根的提肌,功能上亦被认为是属于该肌肉群。

两对肌肉起自软腭并向下走行:腭舌肌和腭咽肌。它们的功能不是压低软腭而是在吞咽过程当中同步上提舌、喉和咽以关闭口咽峡。

在起自腭腱膜下方的腭舌肌向下走行过程中,茎突舌肌融入其中并插入舌的后外侧。当其经过扁桃体窝前方时形成一个黏膜皱襞,称为腭舌皱襞或咽前柱,它是口腔与咽的解剖分界线。

腭咽肌更为复杂,它起自两个头。前头起自硬腭后缘及相邻腭腱膜的上表面。后头起自腭腱膜的更后方。两个头在拱形经过腭腱膜侧方时融合,在扁桃体窝的后方形成一块扁平的肌肉。它形成另一个黏膜皱襞,腭咽皱襞或称咽后柱。当肌肉继续下行时,与茎突咽肌与咽鼓管咽肌融合,最终插入甲状腺板及其邻近角的后缘。

那些来自头上缘的腭咽肌上部纤维,水平地绕

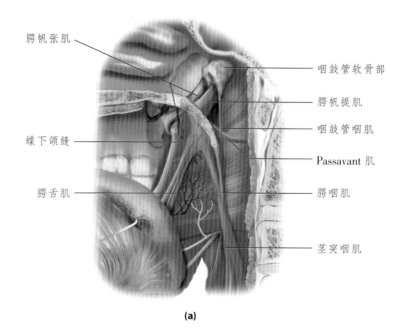

腭帆张肌

蝶下颌缝

腭舌肌

咽鼓管软骨部

腭帆提肌

咽鼓管咽肌

Passavant 肌

腭咽肌

茎突咽肌

(a)

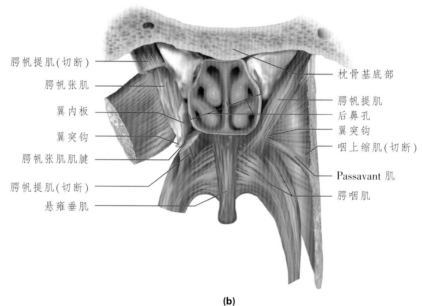

腭帆提肌(切断)

腭帆张肌

翼内板

翼突钩

腭帆张肌肌腱

腭帆提肌(切断)

悬雍垂肌

枕骨基底部

腭帆提肌

后鼻孔

翼突钩

咽上缩肌(切断)

Passavant 肌

腭咽肌

(b)

图 18.4 软腭的肌肉。

着位于缩肌(Passavant 肌)深面的咽的内侧。当这些纤维收缩时在咽后壁上形成一个嵴,称为派氏垫。正对着提软腭形成的嵴以封闭鼻咽峡。在患腭裂的儿童中,腭咽肌的这一部分往往因为补偿软腭上提的缺陷而变得肥大。

茎突咽肌起自茎突上部的深面;往内侧走行经颈内动脉的前方进入咽上缩肌与咽中缩肌之间的裂隙。向下经过咽内,咽腭肌融入后进入甲状软骨的后部。

咽鼓管咽肌是一块小肌肉,也起源于咽鼓管向下走行并汇入腭舌肌。

神经支配

咽的主要神经支配是咽丛(图 18.6)。咽丛由迷走神经与舌咽神经咽支组成,并接受来自颈交感神经的交感神经支配。咽丛的感觉纤维来源于舌咽神经,运动纤维来源于迷走神经。

咽丛位于主体覆盖于中缩肌的咽后外壁外侧。

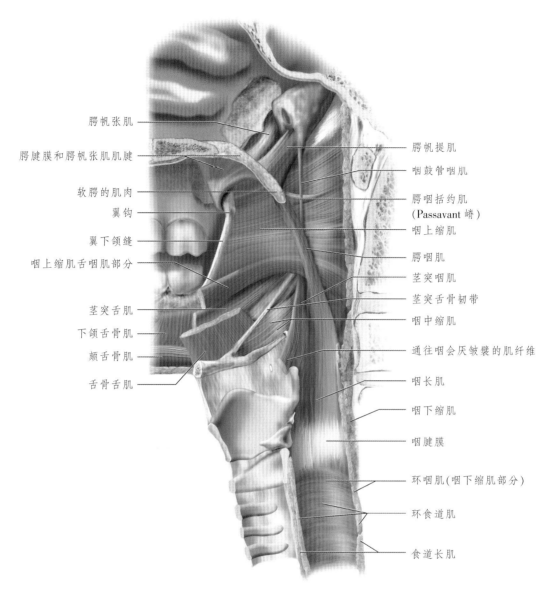

腭帆张肌

腭腱膜和腭帆张肌肌腱

软腭的肌肉

翼钩

翼下颌缝

咽上缩肌舌咽肌部分

茎突舌肌

下颌舌骨肌

颏舌骨肌

舌骨舌肌

腭帆提肌

咽鼓管咽肌

腭咽括约肌
（Passavant嵴）

咽上缩肌

腭咽肌

茎突咽肌

茎突舌骨韧带

咽中缩肌

通往咽会厌皱襞的肌纤维

咽长肌

咽下缩肌

咽腱膜

环咽肌(咽下缩肌部分)

环食道肌

食道长肌

图 18.5　咽喉提肌。

咽与软腭的运动神经支配

　　腭帆张肌由第一鳃弓分化而成,由下颌神经的运动神经支配通过神经到达翼状肌内侧。

　　软腭和咽的所有其他肌肉,除茎突咽肌之外,均由咽丛进行动力支配。运动核存在于疑核之中,其运动纤维通过副神经的颅根到达迷走神经并进入咽丛。环咽肌由迷走神经支配,但其运动纤维为支配喉上括约肌的喉返神经与喉外神经。

　　舌咽神经的运动支环绕并支配茎突咽肌。

　　舌咽神经、迷走神经与副神经经颈静脉孔离开颅底。该区域的病理改变可能导致这些神经穿过颈静脉孔时受到压迫导致神经瘫痪,表现为:

- 舌后 1/3 及咽部的感觉丧失。
- 吞咽困难。
- 胸锁乳突肌及辅助肌的无力与萎缩。

　　这些体征的组合被称之为颈静脉孔综合征（或称 Vermet 综合征）,最常见的原因是颈静脉副神经节瘤。

　　吞咽困难是由于咽肌的单侧瘫痪与萎缩。由于低级运动神经元被累及,故称之为延髓麻痹。

　　吞咽困难也是伪延髓麻痹的特征之一,是指咽部肌肉的不协调而非肌肉萎缩。由支配疑核的上运动神经元病变所致。

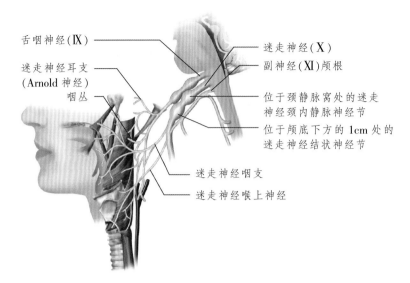

舌咽神经(Ⅸ)

迷走神经耳支
(Arnold 神经)
咽丛

迷走神经(Ⅹ)
副神经(Ⅺ)颅根
位于颈静脉窝处的迷走
神经颈内静脉神经节
位于颅底下方的 1cm 处的
迷走神经结状神经节

迷走神经咽支
迷走神经喉上神经

图 18.6 咽丛及上连接的组成。

血供

　　咽有来自颈外动脉的丰富血供。包括面动脉腭升支、上颌动脉及舌动脉的咽支。咽下缩肌由喉上及喉内动脉分支供血。

　　丰富的静脉丛主要回流至颈内静脉,与翼丛也存在交通。

淋巴回流

　　咽的淋巴回流至咽后淋巴结进而回流至颈深上与颈深下淋巴结。

　　恶性肿瘤从鼻咽部扩散至咽后淋巴结在临床上经常被忽视;结果导致鼻咽肿瘤通常在晚期发现并伴有颈部淋巴结受累。

黏膜衬里

　　除鼻咽黏膜为呼吸道纤毛上皮外,咽均为复层鳞状上皮衬里。通常有大量的黏液腺与少量的淋巴组织沉积。还有许多散在分布的小唾液腺。

咽肿瘤

　　最常见的肿瘤是鳞状细胞癌。几个咽肿瘤位点由于缺乏主要原发症状被称为静默位点。梨状窝、舌后 1/3、声门上和扁桃体就是静默位点,在这些位点原发肿瘤常被漏诊,患者通常表现为颈部淋巴结病变。小的涎腺也可产生涎腺肿瘤,它们通常趋于

恶性。

　　鼻咽肿瘤通常为角化鳞状细胞癌和非角化淋巴上皮瘤。这些通常与 Epstein-Barr 病毒的存在有关。

表 18.2　咽癌 TNM 分期的解剖位点与亚位点

口咽

1.前壁

　a.舌后 1/3

　b.会厌

2.侧壁

　a.扁桃体

　b.扁桃体柱与窝

　c.舌扁桃体沟

3.后壁

4.上壁

　a.软腭下表面

　b.悬雍垂

鼻咽

1.后上壁

2.侧壁

3.下壁,软腭上表面

喉咽

1.咽–食管连接(环后区)

2.梨状窝

3.咽后壁

咽腔

咽腔(图 18.7)可根据其前方开口分为 3 个区域。

- 鼻咽腔。
- 口咽腔。
- 喉咽腔。

鼻咽腔

鼻咽腔从颅底延伸至软腭的上表面和咽后壁的 Passavant 嵴。它是呼吸系统的一个组成部分,因此被覆以纤毛柱状呼上皮。其感觉神经来自第一鳃弓神经与下颌神经。感觉纤维直接经过蝶腭神经节。

前壁由鼻腔的后鼻孔后缘组成。往前,软腭正上方侧壁是咽鼓管隆起。这是咽鼓管软骨的鼻末端。咽鼓管的末端被一个倒 J 形的软骨肿块所环绕,长臂向后并向下开口。儿童的咽鼓管隆起可能因为淋巴组织和咽鼓管扁桃体而变大。在咽鼓管隆起的后方是一个侧压迹,称之为 Rosenmuller 窝。此处黏膜的深面是 Morgagni 瘘,是咽颅底筋膜的缺失处。这个

薄弱的区域和被覆肌肉的缺如被认为是鼻咽肿瘤的扩散以及感染影响颅底邻近结构的原因 (图 18.8)。Trotter 综合征描述了下述一个或多个病理症状:

- 由于咽鼓管的障碍导致的单侧传导性耳聋。
- 由于在卵圆孔处的下颌神经受累导致的三叉神经痛。
- 由于腭帆张肌与腭帆提肌受累导致的腭瘫痪。
- 由于翼肌被侵犯导致的牙关紧闭。

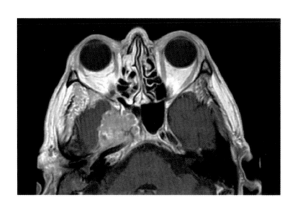

图 18.8 鼻咽癌通过 Morgagni 窦扩散。

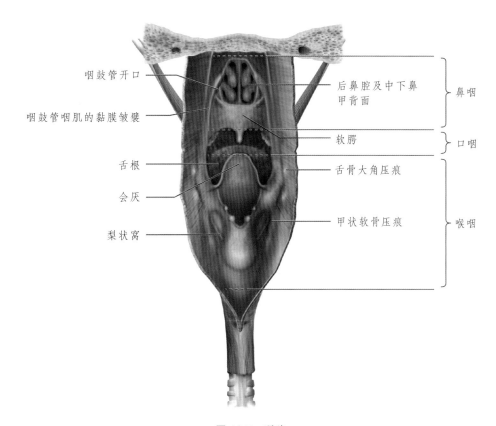

图 18.7 咽腔。

儿童咽后壁的中线有许多的黏膜下淋巴组织的聚集,称为腺样体。通常会有 4~5 条沟纹。偶尔其顶部会有一个小的压痕,是胚胎性 Rathke 囊的鼻残余所致。

Thornmaldt 囊肿(图 18.9)是鼻咽顶壁的囊性膨大,被认为是脊索的一个残余,为了确诊并排除脑脊髓膜膨出,必须做 MRI 检查。

剩下的位于软腭后缘与咽后壁之间的裂隙在临床上被称为鼻咽峡。如果由于软腭多余的脂肪沉积导致它变狭窄,会出现鼻咽气道梗阻。临床上这种情况被称为阻塞性睡眠呼吸暂停。

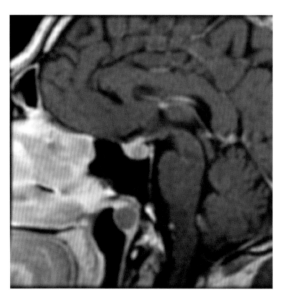

图 18.9　Thornwaldt 囊肿。

口咽腔

口咽腔由软腭的下表面向舌骨水平延伸。其前界为舌腭皱襞,它包括腭、舌扁桃体,位于轮廓乳头及界沟后方的舌后 1/3(图 18.10)。

咽会厌褶皱是喉咽腔的一部分,会厌是喉的一部分。

腭扁桃体是位于腭舌、腭咽皱襞之间大的淋巴组织集合。其被覆的咽黏膜由复层鳞状上皮组成。上皮卷入淋巴组织之中形成扁桃体隐窝。这些隐窝经常被一些白色鳞状污物充满,通常会被误认为是脓。其深部的表面是一个薄的纤维囊使腭扁桃体与缩肌管分开。舌咽神经在咽旁间隙中呈内外向走行。腭扁桃体由面动脉的分支腭升血管供血。静脉回流至咽丛。淋巴回流至颈内静脉二腹肌淋巴结。

舌扁桃体是舌后 1/3 表面淋巴组织的集合。它往两侧与腭扁桃体延续。临床上通常不会肿大。

Waldeyer 环

围绕上气道与食管存在一个淋巴组织环。包括腺样体、鼻咽部的咽鼓管扁桃体和双侧的舌扁桃体与腭扁桃体。在咽黏膜内还散落分布着淋巴组织。

这些淋巴组织对于正常的免疫系统发育是必要的,因此,在儿童时期通常是肿大的。类似的肿大也经常存在于颈部淋巴结中。这种正常的淋巴肿约在 8 岁时才会减少。

口咽的感觉来自咽丛的舌咽支。

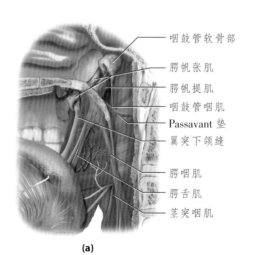

咽鼓管软骨部
腭帆张肌
腭帆提肌
咽鼓管咽肌
Passavant 垫
翼突下颌缝
腭咽肌
腭舌肌
茎突咽肌

(a)

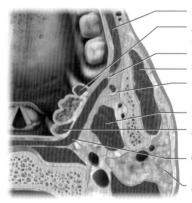

颊肌
腭舌肌
(咽前柱)
翼突下颌缝
咬肌
舌咽神经围绕茎突舌肌
翼内肌
腭咽肌(咽后柱)
咽上缩肌
腮腺

(b)

图 18.10　扁桃体毗邻。(a)矢状面观。(b)轴向面观。

喉咽（下咽）腔

从舌骨水平往下延伸至环状软骨的下界。在环状软骨与杓状软骨后方的这个区域是咽与食管连接处（或临床上的环状软骨后区域）。

喉咽腔两边的外侧是梨状窝（窦）。从咽会厌皱襞延伸到食管上端。梨状窝的侧壁是覆盖在甲状软骨和上方甲状舌骨膜内侧面的黏膜。

喉咽腔的剩余部分是咽后壁。它的环状软骨上方部分位于移行的咽缩肌下方。在咽食管交界处的水平，咽被下缩肌围绕。因此 Killian 裂在环状软骨的上缘水平。这个缺乏肌肉覆盖的潜在薄弱区是咽囊的所在（图 18.11）。这个黏膜囊穿过薄弱的纤维区往下经过左侧壁的整个咽旁间隙。在做内镜时通常可确定咽囊与食管管腔壁的分界，据此也可将环咽肌与食管上括约肌分开。

喉咽的感觉由咽丛支配。

（郭峰 译　蔺新春 校）

参考文献

Blom E, Singer M, Hamaker R. *Tracheoesophageal Voice Restoration Following Total Laryngectomy*. San Diego: Singular Publishing Group, 1998.

Chan M, Sahgal A, Fatterpekar G, Yu E. Imaging of nasopharyngeal carcinoma. *Journal of Nasopharyngeal Carcinoma*. 2014; 11: 11.

Logemann JA, Rademaker AW, Pauloski BR, Ohmae Y, Kahrilas PJ. Normal swallowing physiology as viewed by videofluoroscopy and videoendoscopy. *Folia Phoniatrica et Logopaedica*. 1998 Nov-Dec; 50(6): 311–9.

McIvor J, Evans PF, Perry A, Cheesman AD. Radiological assessment of post laryngectomy speech. *Clinical Radiology*. 1990 May; 41(5): 312–6.

Tubbs RS, Jones VL, Loukas M, Shoja MM, Cohen-Gadol AA. Quantification and anatomy of the Sinus of Morgagni at the skull base. *Biomedicine International*. 2010; 1: 16–18.

Yoon KJ, Park JH, Park JH, Jung IS. Videofluoroscopic and manometric evaluation of pharyngeal and upper esophageal sphincter function during swallowing. *Journal of Neurogastroenterology and Motility*. 2014; 20(3): 352–61.

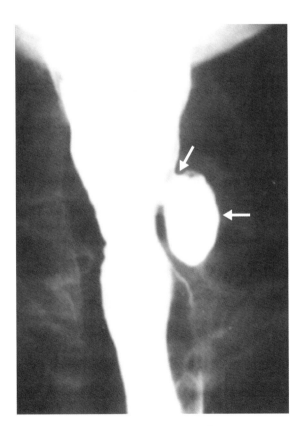

图 18.11 咽囊的吞钡影像。

第 **19** 章

上后纵隔

Vishy Mahadevan

如果缺少纵隔解剖的内容,临床头颈解剖的整体描述是不完整的。颈根部与上纵隔的毗邻使得炎症与肿瘤很容易从其中一个区域扩散至另一区域。此外,不正常的胚胎发育可以导致颈部的正常结构异常地出现在纵隔。因此专注于处理头颈部疾病的临床医师必须拥有深入的纵隔解剖知识。

纵隔是位于左右胸膜腔之间的胸腔的中心部分。纵隔的上界在颈胸连接处(颈根部)。颈部的数个结构通过此连接进入到纵隔,许多胸腔内的结构通过此处进入颈部。

经典的描述是,纵隔包括两个部分:上纵隔与下纵隔,这是根据胸骨柄交界水平的一个假想水平面界定的。

纤维性心包在下纵隔当中保持自身的完整性并包裹心脏。纤维性心包将下纵隔分为 3 个亚区:前纵隔(在纤维性心包前方)、后纵隔(在纤维性心包后方)和中纵隔(指纤维性心包及其内容物)。

这样纵隔被描述为由 4 个区(亚区)组成并相互联系。熟知每个纵隔亚区的正常内容对于临床医师做出纵隔病损的临床鉴别诊断是非常有用的。熟知纵隔解剖对于放射科医师描述纵隔病理也是非常重要的。不管是肿瘤性质或者非肿瘤性质,胸部平片上发现纵隔增宽是所有纵隔肿块的一个特征。CT 与 MRI 的出现极大地提高了准确性与特异性,现在临床医师可以利用它们来做术前诊断。

本章将描述上、后纵隔的外科相关解剖,因为相对于中纵隔与前纵隔而言,这两个区域对于学习头颈部的临床解剖更重要且更有针对性。

纵隔的边界与分区

纵隔是胸腔内宽而居中的区域。其后界是脊柱胸段的全长。纵隔下界是膈肌上面。上界是胸廓上口平面,往前以胸骨后面为界。纵隔被相应的胸膜腔内侧部分固定在两侧。纵隔通常被分成两个主要区域:上纵隔与下纵隔。这两个区域被位于胸骨柄交界水平的一个假想平面分隔。这个平面在放射学专业术语中称为胸廓横平面。如果以脊柱作为参考,它向后与第 4 胸椎下界水平相交(图 19.1)。

全部位于下纵隔的是包含心脏的纤维性心包。纤维性心包在下中纵隔的位置使得下纵隔被很方便地分为 3 个区域:前纵隔(纤维性心包的前方)、后纵

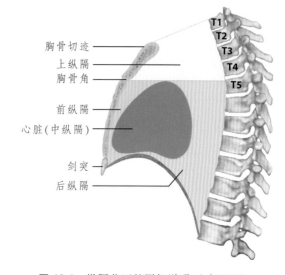

图 19.1 纵隔分区的图解说明(左侧面观)。

隔(纤维性心包的后方)、中纵隔(纤维性心包本身)。上纵隔和下纵隔的分界全凭想象,后纵隔、中纵隔和前纵隔与上纵隔都是直接相通的。

乍一看,将纵隔分区看起来有一点人为与武断的痕迹,但对于将纵隔病变进行定位分类无疑是非常有帮助的。

纵隔的几个内容物与边界都表现出相当大的灵活性。心脏、肺、胸主动脉、气管、食管和膈肌都是动态的结构。正因为如此,纵隔中仅有少量的疏松结缔组织和脂肪稀疏而广泛地分布于纵隔的各个结构之间,使得纵隔内脏间的移动性不会受到限制。另一方面,致密结缔组织的缺乏使得炎性液体容易在纵隔内聚集与扩散,导致纵隔容易因为感染与肿瘤而膨胀。

上、后纵隔的主要内容与边界

上纵隔

边界

上纵隔前界为胸骨柄,后界为胸椎的上 1/3(例如第 1~4 胸椎和椎间盘)。上纵隔的侧面边界是对应胸膜腔的内侧面。其下界与上界均是假想的平面。前者是胸横平面,后者是胸廓上口平面(比如胸廓出口平面)。胸廓出口由前面的胸骨切迹和后面的第 1 胸椎椎体上缘组成。因此,胸廓出口平面是呈下前方向倾斜的。颈深筋膜的椎前与气管前层延伸进入上纵隔(图 19.2)。椎前筋膜悬挂于包括斜角肌在内的颈部椎前肌肉的前方。椎前筋膜向下附着于第 4 胸椎椎体。椎前间隙位于椎前筋膜和颈椎椎体之间,包括椎前肌肉。由于椎前筋膜附着于第 4 胸椎,椎前间隙(可以被描述为)延伸进入上纵隔的后部。气管前筋膜以薄层的形式延伸进入上纵隔,位于胸骨柄的后方。它在胸骨柄体交界水平的正下方与纤维性心包的前表面融合。这样在气管前筋膜前方的颈部感染可潜在地向上纵隔的前部发展,继而进入前纵隔。在椎前间隙中的颈部感染可能扩散进入上纵隔,但不会超过第 4 胸椎水平的下方(图 19.2)。颈部其他部位的感染可以扩散进入上纵隔并通过其进入后纵隔。

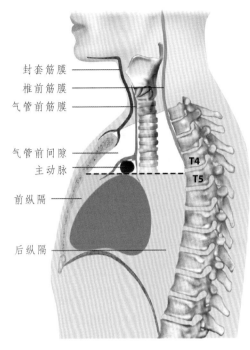

封套筋膜
椎前筋膜
气管前筋膜
气管前间隙
主动脉
前纵隔
后纵隔
T4
T5

图 19.2　颈部筋膜层与筋膜间隙以及它们与纵隔各分区间关系示意图(左侧面观)。

上纵隔的内容

上纵隔内结构排列的一个显著特征就是缺乏对称性(图 19.3 和图 19.4)。

在上纵隔中最重要的结构是主动脉弓(全部位于上纵隔中)。上纵隔中其他重要的结构包括食管和气管(二者均从颈部进入下纵隔),右侧和左侧膈神经,右侧和左侧迷走神经、淋巴结、胸腺残余,右侧和左侧头臂血管及其汇入形成的上腔静脉,以及胸导管的上末端和许多自主神经纤维。在椎前筋膜正前方是食管。食管的前方是气管。气管的前方是主动脉弓。气管在下纵隔主动脉弓下方升主动脉后方分成两支。当然,后者容纳在纤维性心包之中。在主动脉弓前方从左到右倾斜的是左侧头臂静脉。在头臂静脉前方是气管前筋膜从颈部到上纵隔的延伸。附着于该气管前筋膜延伸部位后表面的是胸腺残余。

由主动脉弓凸面发出头臂(无名)动脉、左侧颈总动脉和左侧锁骨下动脉。头臂动脉在气管前向上右走行至其右侧表面。在此右侧胸锁关节上界水平分成右侧颈总动脉和右侧锁骨下动脉。左侧颈总动脉和锁骨下动脉在气管左侧往上走行,介于气管和

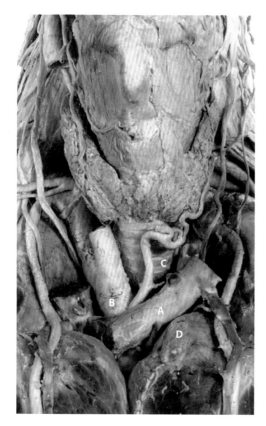

图 19.3 移除前方胸骨柄后上纵隔内容的解剖。A,左头臂静脉;B,头臂干; C,气管;D,左肺尖。

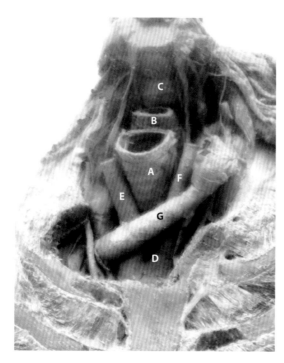

图 19.4 上纵隔与胸廓上口解剖的(前下)斜面观。A,气管; B,食管;C,胸椎椎体;D,主动脉弓;E,头臂动脉;F,左颈总动脉;G,左头臂静脉。

左侧肺尖之间。与之相对应的,右侧肺尖与气管实际上是直接接触的(图 19.4)。

左侧头臂静脉穿至右侧与其更短的对应物:右侧头臂静脉相汇形成上腔静脉。后者(伴随紧贴于其侧面的右侧膈神经)向下走行进入右心房顶部。右侧迷走神经从右肺肺门后方走行到达位于后纵隔的食管。左侧膈神经和左侧迷走神经在向下走行之前在主动脉弓的左侧走行,分别是左侧肺门前方与后方。左侧迷走神经之后经过后内侧到达食管。左侧迷走神经在穿过主动脉弓之前发出左侧喉返神经。后者在主动脉弓下内方绕行在左侧气管食管沟中上行。

作为甲舌导管向下过度迁移的胚胎学异常,甲状腺峡部与甲状腺叶下极偶尔会出现在上纵隔的上部。罕见的可能出现整个甲状腺位于上纵隔之内。异常的胚胎发育也可以解释甲状旁腺 (尤其是甲状旁下腺)在上纵隔或前纵隔的异位现象。

通过部分或全部正中胸骨切开可以获得到达上纵隔的外科手术入路。于前者而言, 仅仅切开胸骨柄,而保持胸骨体的完整性。换言之,可以通过位于胸骨切迹水平上方的横向或者低位弧形颈部切口到达上纵隔。亦可以通过高位肋间胸廓切开术获得外科手术入路。在这些外科入路中,正中胸骨切开能获得最好的暴露。它对于主动脉弓及上纵隔大血管的手术是理想的。对于上纵隔中胸腺、甲状腺及甲状旁腺肿块的切除也是理想的入路。

上纵隔也可以用内镜观察和获取做组织样本的淋巴结。这个被称之为纵隔镜的技术是通过胸骨切迹上方一个小的横行切口导入一个坚硬的内镜完成。内镜斜行穿过胸骨上间隙进入位于胸骨柄后方的区域。

后纵隔

边界

后纵隔位于纤维性心包(图 19.1)的正后方。后者形成后纵隔的前界。在纤维性心包内位于最后方的心腔自然是左心房。

后纵隔的后界是胸椎体的下 2/3(即第 5~12 胸椎及椎间盘)。后纵隔的下界是膈肌的上表面及纤维性心包的后下方。后纵隔的上界是胸廓横平面,通过此平面后纵隔直接与上纵隔的后部相接触。后纵隔的侧面对应胸膜腔的内侧面。

后纵隔的内容

后纵隔的内容(图 19.5)包括主动脉弓降部和它的分支,食管及食管壁上的食管神经丛,右侧奇静脉,左侧的半奇静脉和副半奇静脉。这些大的静脉直接位于椎体的前外侧。它们回流胸壁和胸部内脏并建立上下腔静脉间的网络交通。后纵隔中其他主要的结构是由神经节的左右胸交感干和它们的内脏分支、淋巴结及胸导管组成。胸导管是人体中最大的淋巴导管(图 19.5)。

胸主动脉降部是主动脉弓的直接延续。它始于第 5 胸椎椎体的上部水平位置。胸主动脉降部的全程与胸椎左胸外侧居中地相邻,并与左肺胸膜纵隔横向地相连。在后纵隔的下端,主动脉逐渐到达中线通过两个膈脚之间进入腹部。降胸主动脉发出 9 对后肋间动脉、1 对肋下动脉、数量不等的小食管支

和支气管动脉。

食管进入后纵隔后,在到达后纵隔下末端之前几乎都保持在中线,之后在穿过膈肌食管裂前稍偏向中线左侧。除了在后纵隔下末端与左侧胸膜相连之外,食管与右肺的纵隔胸膜紧邻。因此,无意地食管穿孔可能更多地表现为右侧气胸。

可以通过大的后外侧方胸廓切开术获得后纵隔的外科手术入路,可以根据病变的性质与位置决定手术在哪侧。比如,降胸主动脉的动脉瘤可以通过左后外侧胸廓切开术获得手术入路,而对于中段食管癌的两阶段食管切除术则需要右后外侧胸廓切开术。

通过膈肌的食管裂孔经腹入路也可以到达后纵隔。经裂食管切除和修复食管裂孔的手术都是经腹到达后纵隔下部操作的例子。

后纵隔也可以经内镜入路(胸腔镜)。影像辅助胸腔镜外科(VATS)现在已经是胸交感神经切除、内脏神经切除和各种良性纵隔包块切除的优先术式。

(郭峰 译 蔺新春 校)

参考文献

Armstrong P, Wastie M, Rockall A. *Diagnostic Imaging*. 6th ed. Oxford: Wiley-Blackwell, 2009.

McMinn RMH. *Last's Anatomy: Regional and Applied*. 9th ed. Edinburgh: Churchill-Livingstone, 1994.

Moore KL, Dalley AF. *Clinically Oriented Anatomy*. 5th ed. Philadelphia: Lippincott Williams & Wilkins, 2006.

Riquet M, Manach D, Dupont P. Anatomic basis of lymphatic spread of lung carcinoma in the mediastinum: Anatomo-clinical correlations. *Surgical and Radiologic Anatomy*. 1994; 16: 229.

Sellke FW, del Nido PJ, Swanson SJ. *Sabiston and Spencer's Surgery of the Chest*. 8th ed. Philadelphia: Saunders Elsevier, 2010.

Shields TW. *The mediastinum, its compartments and the mediastinal lymph nodes*. In: *General Thoracic Surgery*. 5th ed. Philadelphia: Lippincott Williams & Wilkins, 2000.

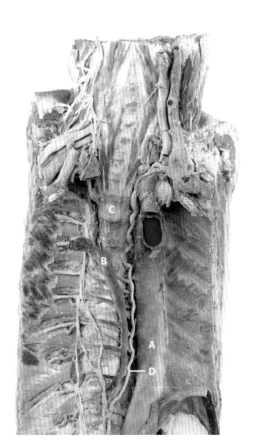

图 19.5 移除食管后后纵隔及其内容的前面观(解剖)。A,降胸主动脉;B,奇静脉;C,胸椎体;D,胸导管。

头颈部组织间隙

Daren Gibson，Curtis Offiah

为了获得治疗疾病的一个有效外科入路,一个合理的头颈部病理诊断说明取决于对正常解剖与常见变异的良好认知以及基于断面解剖的有效分区技术。想要了解一件事物,首先要知道它定位在哪里。因为颈部有众多复杂的神经血管结构,全面地理解任何变异的重要解剖关系是最基本的。包括超声、CT、MRI以及介入放射在内的影像学技术都是外科医师术前辅助的常用技术。

颈浅筋膜

颈浅筋膜(SCF),也被称为脂膜,位于包含纤维脂肪组织和颈深筋膜(DCF)的真皮之间。浅表肌腱膜系统(SMAS)是该筋膜层在面部、头皮及颞部区域的延伸,和相关的肌肉一起形成4个分开的层面。

颈阔肌起自胸大肌和前三角肌表面的深筋膜,向上延伸至颈部;被颈浅筋膜所包绕。颈阔肌主要沿着下颌骨插入,剩余的更表浅肌纤维越过面部止于唇外缘、腮腺侧面和笑肌。

颈深筋膜

为便于理解,我们可以将颈部简单的分为舌骨上区(颅底至舌骨)和舌骨下区(舌骨至锁骨)。位于这两区的颈深筋膜可被进一步划分与定义为3层:①封套层/颈深筋膜浅层;②颈深筋膜中层/脏器层;③椎前层/颈深筋膜深层。

不要混淆颈浅筋膜和颈深筋膜浅层(或封套层)。

颈深筋膜向颅侧附着于枕骨上项线、颞骨乳突和整个下颌骨下缘。筋膜向尾侧附着于锁骨、胸骨柄、肩胛骨和肩峰。颈深筋膜在面部缺如。

颈深筋膜浅层

颈深筋膜封套层分为两层并包绕胸锁乳突肌、斜方肌、二腹肌和带状肌(图20.1)。颈深筋膜浅层向前附着于舌骨。在舌骨上区,它包住腮腺、颌下腺和包绕所有咀嚼肌,以此定义了封闭的腮腺间隙(PS)和咀嚼肌间隙。

腮腺间隙

腮腺鞘的深面与翼肌被称为茎突下颌韧带的筋膜条索分开。茎突将其深叶与颈动脉鞘分开。

颈外动脉终末支经过腮腺鞘的下方进入腺体。

腮腺主导管在腮腺前缘形成,其正常管径在超声检查中几乎不可见。副腮腺小导管汇入腮腺导管并不少见。腮腺导管向前行走于咬肌浅面,穿入颊肌和口腔黏膜,在与上颌第二磨牙牙冠相对的位置出现。

健康人腮腺浅叶分泌总唾液量的2/3。

在横断层面成像中,腮腺实质中的面神经位置可以根据内侧邻近的下颌后静脉推断出来(图20.2);然而,面神经依旧不能通过常规MRI结果来进行确定。

腮腺实质中可常见淋巴结,这是由于胚胎发育时腺体包被延迟的结果。

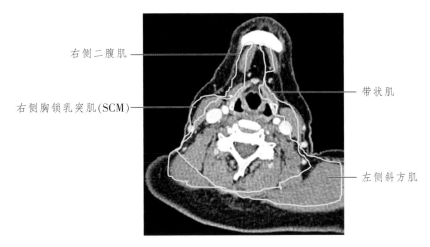

图 20.1 增强对比轴向计算机断层扫描显示颈深筋膜浅层。

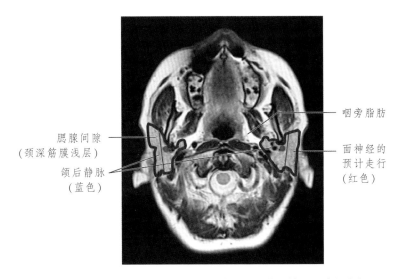

图 20.2 腮腺水平 MRI 轴位 T2W 图像显示颞外面神经预计的走行。

咀嚼肌间隙

复杂的颞下区位于颅底正下方,紧邻蝶骨大翼和颞骨鳞部下表面。

其内界和外界分别为咽部黏膜和下颌骨升支内侧。其后内侧界限包括翼外板、咽上缩肌、腭张肌,腭提肌。在其前内侧,内侧尖细的翼上颌缝与翼腭窝交通,此处成为毗邻疾病扩散的通路(图 20.3)。

颞下窝内容包括翼肌、颞肌插入到喙突的肌腱、上颌动脉和翼静脉丛。在增强影像中,后者强化的静脉丛可能表现为两侧不对称而被误报为是一个明显病变的表现。神经结构包括三叉神经的下颌支及其分支,鼓索神经和上颌神经的上牙槽神经分支。

颈深筋膜封套层与咀嚼肌处裂开并包绕肌肉。其外侧包被咬肌外侧面并附着于颧弓。此后,颈深筋膜封套层继续越过颞肌表面形成一个与咬肌间隙相通的"颧弓上"结构。封套层的内侧分层在解剖学上很少介绍,也未被清楚地定义。

咽旁间隙

在已定义过的颈部间隙之间存在"潜在"的无界限的间隙,这些间隙对于疾病的屏障作用非常差。咽旁间隙形状类似倒立的金字塔,其底部位于颅底。在影像学中,由于它富含网状脂肪结缔组织,较易于从矢状面及冠状面观察(图 20.4)。咽旁间隙内容包括:三叉神经下颌支、颌内动脉分支和咽升动静脉。

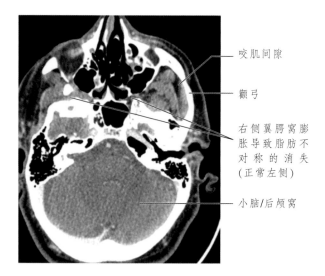

图 20.3 中年男性,进行性的右侧三叉神经、展神经及面神经麻痹。活检证实隐秘的皮肤鳞状细胞癌。增强 CT 显示右侧翼腭窝间隙消失,活检证实皮肤鳞状细胞癌侵犯周围神经。

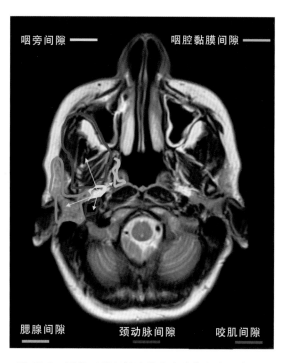

图 20.5 原发于咽旁间隙的病变移位方向示意图。

亦可见小唾液腺腺体存在其中。

在横断层面扫描影像之中,这些含脂间隙的异位有助于定位软组织肿块的来源:来源于腮腺深叶的肿块会使咽旁间隙脂肪向内侧移位;咬肌间隙病变会使咽旁间隙内脂肪组织向后内侧移位;颈动脉间隙的肿块会使咽旁间隙的后界移位;来源于咽后及椎周间隙的肿块会使咽旁间隙脂肪组织向外侧移位(图 20.5)。

下颌下及舌下间隙

成对的腮腺、颌下腺及舌下腺组成“主要”的唾液腺。同时也有很多小唾液腺分布在整个上消化道中,包括软硬腭、鼻窦和气管。

下颌舌骨肌起自半侧下颌骨的下颌舌骨线,插入从下颌联合延伸到舌骨的前正中位联合纤维缝。这块片状的肌肉随后形成舌下方的肌性悬挂并将下

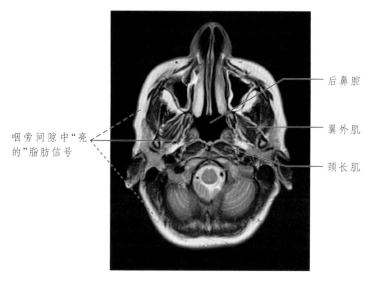

图 20.4 咽旁间隙内网状脂肪特征的 MRI。

颌下间隙与舌下间隙分隔开来(图20.6)。向后,下颌舌骨肌拥有一个自由的后缘,下颌下间隙及舌下间隙在此处可直接交通。

完整的下颌舌骨肌中存在不同大小的发育裂隙,因此通常存在潜在的唾液腺组织疝(胸花缺陷)风险且双侧均会发生。

下颌下腺根据与下颌舌骨肌的后部独立缘的关系被定义为浅叶和深叶。

因为在该区域发生了导管的扭曲,导致结石发生。下颌下腺主导管向前上方在下颌舌骨肌及舌骨舌肌之间走行,随后经过同侧的舌下腺和颏舌骨肌之间,终止于舌系带。

下颌下和舌下间隙内含淋巴结,这些淋巴结位于下颌骨体内侧面和面部血管周围。面神经颈支和舌下神经也穿过该间隙。

舌血管位于下颌下腺深面,从其内侧经过。

舌下腺间隙顶由口底黏膜组成。中线的颏舌肌-颏舌骨肌复合体位于舌下间隙的内侧。舌下腺间隙内容包括舌下腺及其引流导管、位于内侧的下颌下腺导管远端、舌神经、舌动静脉,还有舌下神经与舌咽神经。

解剖风险:下颌舌骨肌斜向上附着于下颌骨体舌侧面,向下斜向走行至前正中线。相关风险在于来自切牙、尖牙、前磨牙或第一下颌磨牙的牙源性感染,或内侧骨皮质的缺失会导致炎症与脓肿首先在

舌下间隙形成,然后扩散至双侧颌下间隙,若发生Ludwig咽峡炎,则会导致急性气道阻塞。

颈动脉间隙

颈动脉间隙发自颅底,止于主动脉弓,位于咽旁间隙后方。颈鞘由颈深筋膜3层汇成,这些筋膜在上方不延续,不完整,但在下方变得致密坚固。

颈动脉间隙内容包括颈动脉、颈部淋巴结、颈内静脉和往下穿行的4对脑神经。出颅底孔后,舌咽神经、副神经、舌下神经常规地从软腭平面离开颈动脉间隙,然而迷走神经保持在颈鞘内直至主动脉弓水平。

解剖风险:手术当中,颈鞘的位置由于受到脓肿、感染或肿瘤的影响而改变,变得难以预测。

颈深筋膜中层

颈深筋膜中层或气管前区定义了颈部舌骨上区咽部黏膜间隙(PMS)的外界。

从上气道消化道黏膜向外,颈深筋膜中层也覆盖Waldeyer环的淋巴组织(腺扁桃体、腭扁桃体和舌扁桃体)、咽上缩肌和咽中缩肌。所有这些结构都在咽黏膜间隙内。从咽部向外扩散的感染或肿瘤能轻易地扩散到下颌下及舌下间隙。

内脏间隙

环形的内脏间隙被颈深筋膜中层完全包绕,在

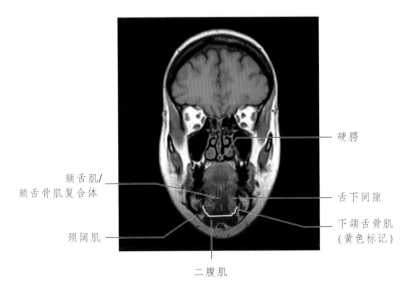

图20.6 MRI冠状位T1W图像显示下颌舌骨肌将外下方的颌下间隙与内上方的舌下间隙分开。

颈部舌骨下区形成前正中线。在其后外侧面,紧邻颈动脉间隙(图 20.7)。在内脏间隙的正后方是咽后间隙(RS)。

颈脏器筋膜正常内容物包括甲状腺、甲状旁腺、喉部、气管颈段、食管、喉返神经和气管前淋巴结、气管后淋巴结。

虽然人体中甲状旁腺的数目不一,有>80%的人群特征性地有 2 个上方腺体和 2 个下方腺体。

咽后间隙

与咽旁间隙类似,咽后间隙是位于前方的咽缩肌和咽黏膜、后方的颈深筋膜深层椎周层之间的一个潜在间隙。

咽后间隙由 Grodinsky 和 Holyoke 首先在 1938 年描述,解剖学家们进一步提出,使用由纤维疏松结缔组织组成的细长翼状筋膜将该间隙从冠状面上分开。这个层面将咽后间隙分为前咽后间隙"合适的"空间(延伸到第 4 胸椎椎体)和后咽后间隙"危险的"空间(通过后纵隔到达隔膜)。

咽后间隙内包含有蜂窝脂肪组织、结缔组织以及散在分布的区域淋巴结。寰椎横突、交感神经干后外侧和上颈交感神经节是翼状筋膜前方淋巴清扫时重要的外科手术标志。

颈深筋膜深层

椎周间隙

致密的颈深筋膜深层和椎前筋膜围成了椎周间隙。该间隙上达颅底,止于第 3 胸椎下方。附着于颈椎横突的筋膜将椎周间隙分为椎前区和椎旁区 (图 20.8)。颈深筋膜深层的纤维是防止疾病蔓延的强有力的屏障。

椎周间隙包括斜角肌、颈长肌、头长肌、臂丛、膈神经(C3、C4、C5 椎间孔)、椎体和横跨横突裂孔的椎动脉、椎静脉。

椎旁间隙包括了臂丛的远心端和臂丛索、椎旁肌肉组织和颈椎后骨性结构。

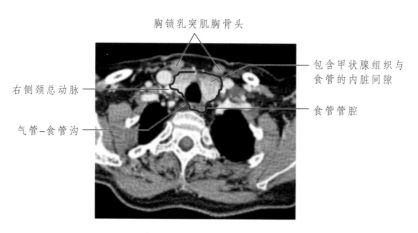

图 20.7　轴行 CT:内脏间隙及其毗邻关系。

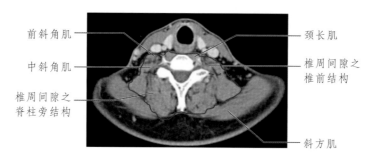

图 20.8　轴行 CT:椎周间隙的椎前和脊柱旁结构。

(郭峰 译　蒣新春 校)

参考文献

Chong V. Retropharyngeal space. *Clinical Radiology*. 2000; 55: 740.

Harnsberger HR. Suprahyoid neck. *American Journal of Radiology*. 1991; 157: 147.

Harnsberger HR, Glastonbury CM, Michel MA et al. *Diagnostic Imaging: Head and Neck*. 2nd ed. Philadelphia: Lippincott Williams & Wilkins, 2011.

White DK et al. Accessory salivary tissue in the mylohyoid boutonniere. *American Journal of Radiology*. 2001; 22: 406.

第 21 章

喉、气管和气管支气管树

Emma V. King，Vishy Mahadevan

引言

喉、气管和支气管共同构成下呼吸道。

喉的主要功能是作为保护下呼吸道的括约肌，而其次的重要功能是作为发音器官，并进化成为人类功能最复杂的器官。

临床上将喉分为 3 个区域：声门上区（位于声带的头侧）、声门区（声带）和声门下区（位于声带的尾部）。声门下区在环状软骨的下缘与气管延续。

气管支气管树是一种双向的空气管道，内衬特殊的呼吸道上皮。

喉部手术可经颈部切口（开放入路）或经口咽切口（内镜入路）开展，但不管选择哪种入路，都只有在术者完全熟悉喉的三维解剖结构的情况下才能安全有效地完成。外科设备设计上的显著进步（包括激光和机器人）也能保证安全有效地完成内镜手术。

本章中，在详细描述喉、气管和支气管手术相关解剖结构之前，有必要先概述一下喉和气管的胚胎学。

喉与气管胚胎学

气管支气管沟或嵴是包括喉、气管、支气管和肺的呼吸系统的原基。它由尾侧近咽囊的前肠腹正中憩室发育而来。侧沟在呼吸憩室的两侧形成，逐渐加深并最终相互融合形成喉气管管道。管道头侧（位于鳃下隆起后面，第 4、6 鳃弓之间）发育成原始的喉口或喉狭缝。

喉气管沟的边缘在头尾方向融合形成气管食管隔（将食管与喉气管沟分开）。到胚胎发育第 5 周，喉部由 3 个主要的组织块形成，分别是：位于前部、来源于鳃下隆起（第 2 鳃弓和第 4 鳃弓）的会厌原基；两个分别位于喉口侧面的、由间充质隆起形成的杓状软骨（第 6 鳃弓的腹侧末端）。到第 6 周，这 3 种原始组织块生长、靠近并向舌根移动，形成"T"形的喉口。

第 11~12 周，喉的主要形态形成并开始软骨化。妊娠中期末（并持续到出生后第 1 年末），舌骨前部覆盖甲状软骨的上界。此外胎儿的喉部通常与颌骨成钝角，且与成年人的喉（C3~C6 水平）相比，位置更靠颈上部（C1~C2 水平）。出生时，喉这种相对于头侧的位置可使呼吸、发声与吞咽同时进行。而到出生后第 6 年，喉已经下降到成人位置，虽然允许大范围的发音（由于更广的声门上咽部空间），但却丧失了同时吞咽和呼吸的能力。

喉部肌肉源自第 4 咽弓和第 6 咽弓的间充质，因此均由迷走神经的分支支配：喉上神经支配第 4 咽弓的衍生物，喉返神经支配第 6 咽弓的衍生物（参见下文内容）。

甲状舌管的胚胎学将在第 22 章介绍。

喉与气管的解剖

喉是复合器官,包含黏膜表面、软骨、韧带、肌肉和关节。有 3 个不成对软骨:甲状软骨、环状软骨和会厌软骨;以及 3 个成对的软骨:杓状软骨、小角软骨和楔状软骨(图 21.1)。韧带分为外韧带(甲状舌骨膜、环气管韧带、舌骨会厌韧带和甲状会厌韧带)、内韧带(方形膜)及弹性圆锥(环甲膜)。环甲膜头侧形成声带。

喉的头侧是舌骨,由舌骨上肌和舌肌悬吊。

甲状软骨由两块骨板组成,游离的后缘向上、下方突起分别形成上角和下角。每个下角与环状软骨形成环甲关节。此关节在喉部手术中非常重要,因为可通过触诊确定喉返神经的入喉位置。骨板向前方融合形成喉结,在其上方形成一个深的正中切迹——甲状软骨切迹。

环状软骨呈印戒形,与甲状软骨和杓状软骨通过滑膜形成关节,是呼吸道中唯一完整的软骨环。

会厌软骨呈弯叶状。细长的尾部突起通过甲状会厌韧带附着于甲状软骨内侧面的黏膜(在甲状切迹下方)。这使得会厌软骨悬吊于喉前庭。它分别通过舌骨会厌韧带和甲状会厌韧带锚定于舌骨和甲状软骨的后表面。杓会厌襞黏膜将会厌侧向连接至杓状软骨。舌会厌正中襞将会厌附着于舌根,两侧的舌会厌襞将会厌附着于咽部。

杓状软骨与环状软骨的上缘形成关节,为声带和喉部肌肉提供附着。杓状软骨形似锥形,底部有一个向前的突起(声带突)附着于声带,侧方突起(肌突)附着于环杓肌。杓状软骨上突与小角软骨形成关节,并附着于会厌襞。更前方,还有楔形软骨位于杓会厌襞内。

喉外韧带

甲状舌骨膜延伸于舌骨和甲状软骨之间,中线增厚的部分称为甲状舌骨中韧带(图 21.1),而其背侧增厚的部分为两侧的甲状舌骨侧韧带。两侧的甲状舌骨侧韧带各包含一个小的麦粒软骨。甲状软骨膜形成梨状隐窝的外侧面,并有喉上神经的内支和喉上血管穿行。会厌前间隙位于甲状舌骨膜后方。

环甲韧带连接环状软骨和甲状软骨,深面是环甲膜(弹性圆锥),将在下文中进行讨论。

喉内韧带

方形膜从杓状软骨延伸至会厌 (图 21.1 和图 21.2)。腹侧与会厌下半部分边缘连接,背部边缘从杓状软骨延伸至小角软骨。方形膜在喉部入口的上缘形成了会厌襞,下缘游离,形成假声带(图 21.3 和图 21.4)。

甲状舌骨韧带在中线处增厚形成环甲中韧带,或称为弹性圆锥。更重要的是,侧面部分包含丰富的弹性纤维,被称为环甲侧膜、三角膜或环甲膜。环甲韧带从环状软骨弓向头侧突起至甲状软骨骨板连接处,位于切迹和尾部边界之间与它的同类相邻。在背侧,环甲韧带附着于杓状软骨的声带突,其头侧游离、增厚并被覆黏膜,形成环声韧带或声襞(声带)。

喉部亚分区

喉入口同时面向头侧和背侧,由会厌、会厌襞和杓间裂分界。喉入口下方直到前庭襞(假声带)上方区域为喉前庭(图 21.1)。前庭与真声带之间的空间为喉室,也称为喉窦。喉窦的腹侧开口处是喉囊;它是一个黏膜袋,在前庭襞和甲状腺翼板之间向头侧延伸几毫米。腹背侧空气流通的裂缝称为声门裂。声门裂前 60%(膜间部) 以两侧声带为界,后 40%(软骨间部)由杓状软骨的声带突形成。

喉部空间在临床对指导肿瘤的分期尤为重要:

1.会厌前间隙包含脂肪和疏松结缔组织。前界为甲状软骨和甲状舌骨膜,上界为甲状会厌中韧带和会厌谷,后界为会厌软骨和叶柄前表面,侧方与声门旁间隙相连。

2. 声门旁间隙的前侧界为甲状软骨内软骨膜、弹性锥体和方形膜,内侧为喉室,后方为梨状隐窝黏膜的反折部。

3.声门下间隙上界为声带,外上方为弹性圆锥。

喉内肌

喉内肌包括改变喉入口大小及形状的肌肉和移动声带的肌肉。前者包括杓会厌肌、斜杓肌和甲状

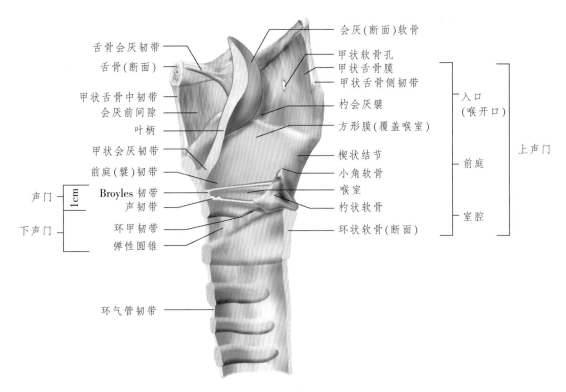

舌骨会厌韧带
舌骨(断面)
甲状舌骨中韧带
会厌前间隙
叶柄
甲状会厌韧带
前庭(襞)韧带
Broyles 韧带
声韧带
环甲韧带
弹性圆锥

声门 1cm
下声门

环气管韧带

会厌(断面)软骨
甲状软骨孔
甲状舌骨膜
甲状舌骨侧韧带
杓会厌襞
方形膜(覆盖喉室)
楔状结节
小角软骨
喉室
杓状软骨
环状软骨(断面)

入口
(喉开口)
前庭
室腔
上声门

图 21.1　喉韧带、膜、间隙的矢状示意图。

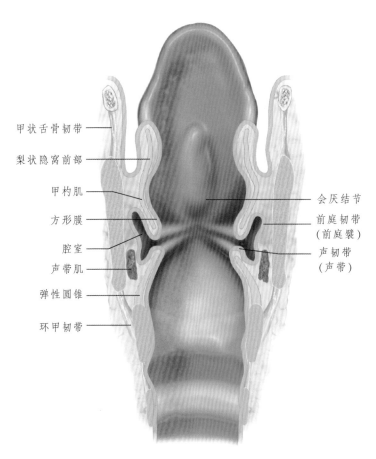

甲状舌骨韧带
梨状隐窝前部
甲杓肌
方形膜
腔室
声带肌
弹性圆锥
环甲韧带

会厌结节
前庭韧带
(前庭襞)
声韧带
(声带)

图 21.2　喉的后面观示意图。

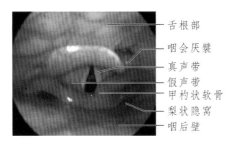

图 21.3 内镜显示的喉结构。(Picture Courtesy of Kate Heath-cote.)

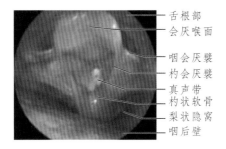

图 21.4 对喉部行内镜咽鼓管充气检查。(Picture Courtesy of Kate Heathcote.)

会厌肌。后者包括外展肌、内收肌、延长和缩短声带的肌肉。负责外展的肌肉为环杓后肌。其对抗的为两条内收肌：环杓侧肌和杓横肌。负责延长声带的是环甲肌，甲杓肌则缩短声门。声带通过长度和张力的变化控制音调，并在相互接触时发出声音。

喉外肌

喉外肌控制喉部上下移动。升喉肌群包括甲状舌骨肌、茎突咽肌、腭咽肌、咽鼓管咽肌和咽下缩肌。通过舌骨间接升喉的肌群包括下颌舌骨肌、二腹肌、茎突舌骨肌和颏舌骨肌。胸骨甲状肌直接降喉。胸骨舌骨肌和肩胛舌骨肌通过向下拉动舌骨间接降喉。喉外肌在吞咽和辅助呼吸肌群中发挥着重要作用。

组织学上，上前庭襞覆盖假复层纤毛柱状上皮，内有杯状细胞。固有层含有丰富的混合性浆液和黏液腺，外泌管开口于上皮表面。

在喉室内，假声带的呼吸上皮转化为声带的复层鳞状上皮。喉室黏膜下固有层与透明的甲状软骨软骨膜混合。无明显的黏膜下层。

声带被覆较厚的复层鳞状上皮，起到保护黏膜免受由呼吸和发声时空气快速流通引起磨损的作用。声带上皮黏膜下有较厚的结缔组织，分为3个层次：表层固有层、中间固有层和深层固有层。表层

固有层的弹性纤维或胶原纤维很少，柔韧性较强；中间层主要由弹性和胶原纤维组成，向前后方向增厚致密，形成大的斑块；深层固有层含有更多的胶原纤维。中间层和深层的弹性和胶原纤维形成声韧带。在深层固有层以下，声带肌纤维形成声带的最里层和体部。熟悉这些组织学结构对于内镜切除术来说非常重要。

喉的血供、静脉回流及淋巴引流

喉上动脉(发自颈外动脉甲状腺上动脉的分支)和喉下动脉(甲状腺下动脉的分支)供应喉黏膜和肌肉的血供，并彼此形成血管网。甲状腺下动脉是甲状颈干的分支，而甲状颈干是锁骨下动脉第一段的分支。

喉上动脉伴随喉内神经穿过甲状舌骨膜进入梨状隐窝后，分为升支和降支。

喉的静脉回流汇入喉上和喉下静脉。喉上静脉与动脉伴行，汇入甲状腺上静脉。同样，喉下静脉汇入甲状腺下静脉，再汇入头臂静脉。

声门上血管出血是喉内镜手术致命的并发症。在腔镜视野内，这些血管可以分辨清楚，多位于由声突、前联合和杓会厌襞的会厌附着物组成的三角形的上 1/3。了解它们的位置特点有利于术中细致的止血。

喉的淋巴引流途径如下。喉的上半部和下半部淋巴分别引流至颈上淋巴结(肩胛舌骨肌头侧)和颈下淋巴结。此外，少数淋巴管引流至喉淋巴结或气管前淋巴结。声带淋巴引流少，所以早期声门肿瘤很少发生区域转移。声门上区肿瘤有双侧淋巴转移的风险，但机制尚不明确：表面黏膜的淋巴管存在交叉引流，但深层的收集管却没有发现直接的交叉引流。

喉的神经支配

所有的喉内肌由喉返神经或喉下神经支配，但环甲肌由喉上神经外支支配。如前所述，喉返神经在环甲关节后方入喉，并在此处通常分为前(内收)支和后(外展)支。

喉上神经内支支配声带以上喉的黏膜，喉返神

经支配声带以下黏膜。喉内神经(通常分为两支或者三支)经甲状舌骨膜入喉。交感神经(血管收缩感应器)由颈上、颈中交感神经节发出。

喉与气管手术的解剖风险

在所有喉、气管和甲状腺手术中，喉上神经和喉返神经都必须明确辨别并加以保护。双侧喉上神经的损伤将使得患者不能发高音，而喉上神经内支的麻痹将导致声门上区喉感觉异常，引起呼吸和吞咽困难。单侧喉返神经的损伤导致声嘶，双侧损伤则可能导致严重的呼吸困难，或轻微的呼吸困难同时伴严重声嘶。两种结果取决于声带的位置。

在喉切除术中，必须辨别舌下神经(第Ⅻ对脑神经)，并加以保存。其行程与舌骨大角非常贴近(图21.5)。舌下神经的损伤会导致严重且持续的语言和吞咽功能障碍。

气管插管所致的杓状软骨脱位/半脱位

创伤性气管插管有时会造成环杓关节脱位或半

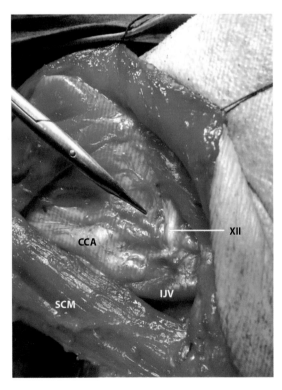

图21.5　左颈清术中显示舌下神经(Ⅻ)和舌骨大角(剪刀尖端)的关系。SCM,胸锁乳突肌;CCA,颈总动脉;IJV,颈内静脉。

脱位,常见症状包括声音嘶哑、呼吸音和吞咽困难。杓状软骨脱位的发生率尚不知，但有报道为0.1%。延迟复位(闭合或用支架开放)往往预后更差。

声门下狭窄(图21.6)常由气管切开术(手术或经皮)或环状软骨骨折引起。

如前所述，内镜手术时需对喉上血管进行仔细止血。如图21.7所示，这些血管十分粗大。颈清扫术中，通过结扎喉上血管能防止出血。另一种方案是引入带套囊的气管套管，如果出现术后出血，则将套囊充气，保护气道，直到患者返回手术室止血。

喉与气管的发育异常

喉和气管的发育异常在出生或出生后不久出现

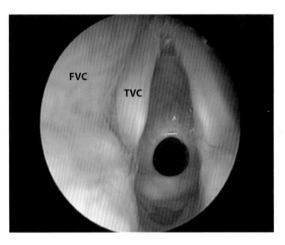

图21.6　内镜下中喉的临床照片,显示继发于气管切开术的声门狭窄。TVC,真声带;FVC,假声带。(Courtesy of Roberto Puxeddu.)

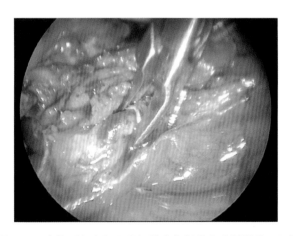

图21.7　内镜下行声门上喉切除术期间的左会厌照片,正对喉上动脉进行止血。(Courtesy of Roberto Puxeddu.)

症状，包括喉蹼、喉–气管–食管蹼和气管–食管瘘（与食管闭锁相关）。后者在 3000 例新生儿中大约发生 1 例，可能是 VACTERL 综合征（椎骨异常、肛门闭锁、心脏缺陷、气管食管瘘/食管闭锁、肾异常和肢体缺陷）的临床表现之一，其原因不明，但这些畸形组合发生的概率比单个症状出现的概率更高。

气管与支气管树

气管始于环状软骨下界，是喉远端的直接延续（图 21.8）。在颈部既不过伸也不过曲的位置上，气管起始处位于第 6 颈椎体的水平位置，在胸骨切迹上方 5~6cm 处。该位置也是食管的起始处，食管在此与咽直接延续。

成年人气管长度平均为 12cm，内径平均约 2.5cm。成年女性的尺寸比男性稍小。

气管是一个宽而半刚性的管道，由一系列透明软骨组成的谓之气管环所支撑而保持通畅（图 21.8）。气管环有 15~20 个，是不完全的圆形，占气管壁前 3/4。这个不完全圆形的缺口位于后壁并相互排列连成直线，由平滑肌横向连接。与凸起的气管前壁不同，气管后壁平坦，食管前表面通过疏松结缔组织附着其上。在所有气管环中，第一气管环最宽厚，在进行气管切开术时，一个重要的手术原则是应该保持第一气管环的完整性，避免发生迟发而严重的并发症——声门下狭窄。气管腔被覆典型的呼吸道黏膜衬里，其特征性的纤毛的假复层柱状上皮和能分泌黏液的杯状细胞，同时黏膜下含有黏液腺和淋巴滤泡。

气管在颈中线处通过胸廓进入上纵隔，然后在胸骨柄水平上下分叉成左右主支气管。因此，气管分为颈部气管和胸部气管。气管壁中的弹性蛋白使其具有较大的顺应性和延展性，使得在深呼吸末，气管分叉可降至胸骨柄下 5~6cm。

气管毗邻关系

与气管手术密切相关的颈部气管毗邻关系包括：气管前的甲状腺峡部（图 21.9）（通常覆盖第 2、第 3 和第 4 气管环）和位于气管、食管及与侧面气管食管沟相邻的甲状腺侧叶。喉返神经在两侧的气管–食管沟向上走行。带状肌覆盖在甲状腺峡部和中线两侧的甲状腺叶，并分为两层：胸骨甲状肌（深层）和胸骨舌骨肌（浅层）（图 21.10）。当进行气管切开术时，切开位于两侧带状肌之间的结缔组织中线，并将两侧带状肌从中线牵拉，可以显露甲状腺峡部

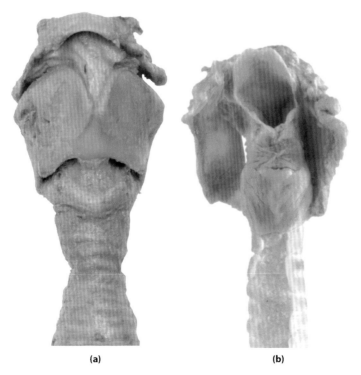

(a)　　　　　(b)

图 21.8　喉和气管的解剖。(a)前视图。(b)后视图。

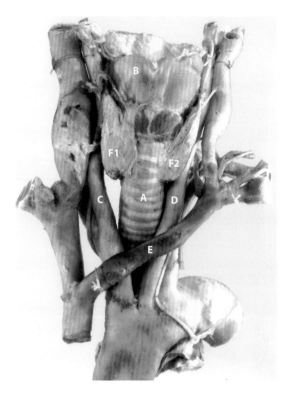

图 21.9 图示为颈动脉和甲状腺与气管和喉的解剖关系。A，气管；B，甲状软骨；C，右颈总动脉；D，左颈总动脉；E，左臂动脉；F1，右甲状腺叶；F2，左甲状腺叶。甲状腺峡部已被切除。

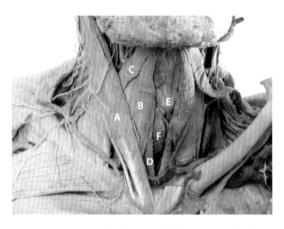

图 21.10 图示为颈前部带状肌与气管和喉的解剖关系。A，胸锁乳突肌；B，胸骨舌骨肌；C，肩甲舌骨肌；D，胸骨甲状肌；E，甲状切迹；F，甲状腺峡部。

和气管。紧邻气管后的便是食管。

上纵隔内的气管位于主动脉弓后面。头臂动脉斜向走行于气管右侧，而左颈总动脉和左锁骨下动脉沿气管的左侧走行。

气管的动脉供应、静脉回流、淋巴引流和感觉神经支配

气管的血供主要来自两侧甲状腺下动脉，供应颈部全长气管和胸部气管近中的 2/3。气管末端 3~4cm 处由支气管动脉上升支供血。与甲状腺下动脉气管分支相互吻合。而在气管前和气管与食管之间的平面相对无血管分布。气管的静脉回流主要汇入甲状腺下静脉丛，然后流入两侧头臂静脉。气管的淋巴引流引入气管前、气管旁和嵴下淋巴结。

气管黏膜的感觉由两侧喉返神经的感觉支支配。另外，气管也接受交感神经纤维和副交感神经纤维的分布。

支气管树

通过支气管镜观察，两侧主支气管分叉处内面有一明显的前后向的嵴，位于两侧主支气管开口之间，称为隆嵴（图 21.11）。和气管一样，主支气管（也称为初级或一级支气管）的壁也由不完整的透明软骨环加固。从起始处，每个主支气管向下外方进入各自肺门（图 21.12）。右主支气管通常比左主支气管短，在成年人中的平均长度为 2.5cm，而左主支气管的长度为 5cm。右主支气管管腔明显宽于左侧，这是在支气管镜下非常显著的特征。另一个显著特征是：右主支气管长轴与气管轴形成的角度比左支气管与气管轴线形成的角度小得多。换句话说，右主支气管比左主支气管更垂直。正因如此，偶然吸入气管的固体异物更容易落入右主支气管。

每个主支气管分为次级支气管，称为肺叶支气管或二级支气管（图 21.12）。右主支气管分为 3 个肺叶支气管分别与右肺 3 个肺叶对应，而左主支气管分为 2 个肺叶支气管，分别对应肺上叶和肺下叶。每个肺叶支气管发出次级支气管，称为肺段（或三级）支气管（图 21.12）。发自每个肺叶的肺段支气管的数目非常恒定。右肺上叶支气管发出 3 支肺段支气管，中叶支气管发出 2 支肺段支气管，下叶支气管发出 5 支肺段支气管。左侧 2 个肺叶支气管各发出 5 支肺段支气管。肺叶和肺段支气管管壁上存在透

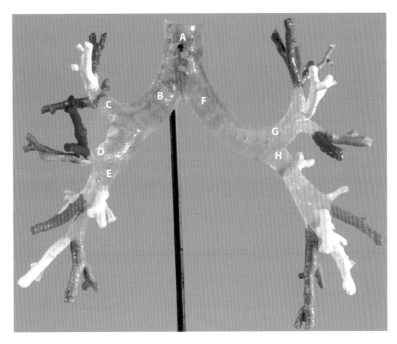

图 21.11　成人气管-支气管树脂铸型显示气管分叉、双侧的主支气管、二级支气管和三级支气管。A，气管；B，右主支气管；C，右上叶支气管；D，右中叶支气管；E，右下叶支气管；F，左主支气管；G，左上叶支气管；H，左下叶支气管。不同颜色的支气管分支是肺段支气管。

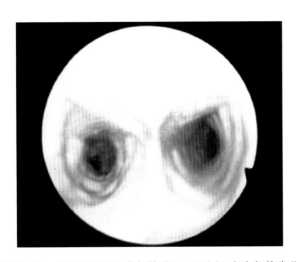

图 21.12　支气管镜下的支气管分叉，显示左、右支气管隆凸和支气管起始处。

明软骨，使得支气管壁有一定刚性。

　　每个支气管及其延续的分支都有相应的肺动脉分支（携带脱氧血液至肺泡）伴行。三级支气管及其伴行的肺动脉分支在肺叶内的结构和功能均独立，并在楔形肺组织段中分叉。这些包含肺段支气管、肺动脉肺段分支和相应肺段的集合单元称为支气管肺段。这是一个在解剖上可以完整切除的整体。在

每侧肺中通常有 10 个支气管肺段。在右肺中，上肺叶 3 个，中肺叶 2 个和下肺中 5 个。在左肺中，上下肺叶各 5 个。

（李宁 译　蔺新春 校）

参考文献

Agur AMR. *Grant's Atlas of Anatomy.* Philadelphia: Williams & Wilkins, 1991: 588–604.

Brock RC. *The Anatomy of the Bronchial Tree: With Special Reference to the Surgery of Lung Abscess.* 2nd ed. London: Oxford University Press, 1954.

Imanishi N, Kondoh T, Kishi K, Aiso S. Angiographic study of the superior laryngeal artery. *Okajimas Folia Anatomica Japonica.* 2009; 86(2): 61–5.

Janfaza P, Nadol JB, Galla RJ, Fabian RL, Montgomery WW. *Surgical Anatomy of the Head and Neck.* Philadelphia: Lippincott Williams & Wilkins, 2001: 639–73.

McMinn RMH. *Last's Anatomy: Regional and Applied.* 9th ed. Edinburgh: Churchill-Livingstone, 1994.

Moore KL, Dalley AF. *Clinically Oriented Anatomy*. 5th ed. Philadelphia: Lippincott Williams & Wilkins, 2006.

Mukherji SK, Armao D, Joshi VM. Cervical nodal metastases in squamous cell carcinoma of the head and neck: What to expect. *Head & Neck*. 2001; 23(11): 995–1005.

Norris BK, Schweinfurth JM. Arytenoid dislocation: An analysis of the contemporary literature. *Laryngoscope*. 2011; 121: 142–6.

Paraskevas GK, Raikos A, Ioannidis O, Brand-Saberi B. Topographic anatomy of the internal laryngeal nerve: Surgical considerations. *Head & Neck*. 2012; 34(4): 534–40.

Raghuraman G, Rajan S, Marzouk JK, Mullhi D, Smith FG. Is tracheal stenosis caused by percutaneous tracheostomy different from that by surgical tracheostomy? *Chest*. 2005; 127(3): 879–85.

Remacle M, Van Haverbeke C, Eckel H, Bradley P, Chevalier D, Djukic V, de Vicentiis M, Friedrich G, Olofsson J, Peretti G, Quer M, Werner J. Proposal for revision of the European Laryngological Society classification of endoscopic cordectomies. *European Archives of Otorhinolaryngology*. 2007; 264(5): 499–504.

Remacle M, Eckel HE, Antonelli A, Brasnu D, Chevalier D, Friedrich G, Olofsson J, Rudert HH, Thumfart W, de Vincentiis M, Wustrow TP. Endoscopic cordectomy. A proposal for a classification by the Working Committee, European Laryngological Society. *European Archives of Otorhinolaryngology*. 2000; 257(4): 227–31.

Sadler TW. *Langman's Medical Embryology*. 10th revised ed. Philadelphia: Lippincott Williams and Wilkins, 2006.

Salassa JR, Pearson BW, Payne WS. Gross and microscopical blood supply of the trachea. *Annals of Thoracic Surgery*. 1977; 24: 100–7.

Sellke FW, del Nido PJ, Swanson SJ. *Sabiston and Spencer's Surgery of the Chest*. 8th ed. Philadelphia: Saunders Elsevier, 2010.

Souvirón R, Maranillo E, Vázquez T, Patel N, McHanwell S, Cobeta I, Scola B, Sañudo J. Proposal of landmarks for clamping neurovascular elements during endoscopic surgery of the supraglottic region. *Head & Neck*. 2013; 35(1): 57–60.

Ted L, Tewfik TL. Congenital malformations of the larynx. Emedicine. 2013. Available from http://emedicine.medscape.com/article/837630-overview.

Williams PL. *Gray's Anatomy: The Anatomical Basis of Medicine and Surgery*. 38th ed. Edinburgh: Churchill Livingstone, 1995.

Vishy Mahadevan, James N. Crinnion

甲状腺

第 22 章

引言

　　甲状腺手术成功的先决条件在于对局部解剖学有详尽的了解。在外科手术过程中，重要的解剖结构必须辨识并保护，从而保证手术效果并避免并发症。只有具备对局部解剖的充分理解和精细入微的手术技术才能得到无并发症的良好手术效果。

　　本章将讨论甲状腺的胚胎学、局部解剖学、血液供应和淋巴引流。解剖将根据甲状腺切除术的手术步骤进行介绍，并用手术照片说明。

　　接下来阐述甲状腺切除术的解剖风险和与临床相关的发育异常。

胚胎学

　　详细了解颈部与咽部的发育有助于理解甲状腺和甲状旁腺的胚胎学。在所有哺乳动物胚胎中，原始口腔（口凹）以前脑突为颅界，心脏突为腹界。中间的原始咽腔区域形成下颌、面下部和颈部。这些部分的胚胎发育以在胚胎发育第 4、5 周时出现咽弓为特征，并对手术影响巨大。原始咽的中胚层由大量迁移性神经嵴细胞充实，并在两侧咽侧壁中产生 6 个弓形的柱状隆起，称为咽弓。每个咽弓始于后脑侧面，并在咽壁侧面向腹侧生长，在腹侧中线与对侧咽弓接触，所有的 6 对咽弓由头至尾依次出现。在人类胚胎中，第 5 咽弓短暂存在且不形成任何结构。每个咽弓的间充质核心的外层被覆外胚层上皮，内层为内胚层。在腹侧，所有咽弓逐步彼此延续，然而在侧面，相邻咽弓被称为咽裂（鳃沟）的外胚层压迹分开。相应的，相邻鳃弓的内面由称为咽囊的内胚层结构分开。

　　在胚胎学上，甲状腺本质上来自内胚层，最初显示为由第 1 和第 2 咽弓之间的原始咽底壁正中的细胞增生。甲状腺芽的起源在生命后期由舌背中线舌盲孔标记。甲状腺芽在腹侧中线下降，在咽喉交界前方形成甲状舌管（甲状腺管道），接着跨过发育中的舌骨和喉前部，最后在气管前到达它明确的位置。在下降过程中，甲状舌管在越过舌骨前面之后，在舌骨体后方向上勾绕，然后继续在中线下降。甲状腺芽的远端分为两叶，两叶随后增殖产生甲状腺峡部和双侧叶。甲状腺的发育来源于后鳃体（第 4 咽囊的衍生物），其产生能分泌降钙素的滤泡旁 C 细胞。Zuckerkandl 结节是位于甲状腺叶中部后外侧的小突起，是后鳃体的残余。

　　在甲状腺下降过程中，甲状腺最初通过甲状舌管与其咽部起源位置相连接。随着进一步发育，甲状舌管完全消失。

解剖学

　　正常的甲状腺位于下颈部前方，是一个血管丰富的红褐色坚实器官。成人的平均重量为 17g。腺体的病理变化可导致腺体增大。

　　甲状腺分为两叶，左叶和右叶固定于喉和气管上。每个侧叶的长度约为 5cm，为上极窄、下极宽的锥形。甲状腺叶位于气管内侧、食管和气管–食管沟，后方为颈动脉鞘，前外方为被胸锁乳突肌覆盖的带状肌（图22.1至图22.3）。

在横断面中，甲状腺的每个叶呈三角形，表现为拥有前外侧面（与带状肌相邻）、后面（与颈动脉鞘相邻）和内侧面（与气管食管沟、气管和食管相邻）（图22.2和图22.3）。当甲状腺增大时，其通常向后外方增大，使颈动脉鞘移位，使得从后方相邻变为侧方相邻。

两侧的甲状腺叶下部的前内面在气管前通过扁平的甲状腺桥彼此相连，称为甲状腺峡部。甲状腺峡部覆盖第2气管环和第3气管环（有时第4气管环）（图22.1）。峡部的宽度和高度约为1.5cm。峡部常向上发出一个圆锥形并稍偏向左侧的突起，称为锥体叶，发生在40%~50%的个体中。在甲状腺功能亢进手术中，锥体叶是重要的手术参考。如果锥体叶未能切除，可能导致甲亢的复发。偶尔一部分纤维肌肉带从锥体叶上极延伸到舌骨体下缘，反映了胚胎期甲状腺原基向下迁移的路线，被称为甲状腺提肌。

甲状腺包膜较薄，外部被气管前筋膜覆盖。气管前筋膜牢固地附着在峡部后上部的气管前壁上，两

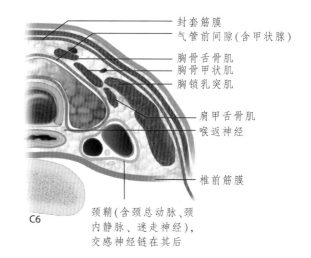

封套筋膜
气管前间隙（含甲状腺）
胸骨舌骨肌
胸骨甲状肌
胸锁乳突肌
肩甲舌骨肌
喉返神经
椎前筋膜

C6

颈鞘（含颈总动脉、颈内静脉、迷走神经），交感神经链在其后

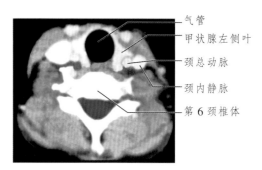

气管
甲状腺左侧叶
颈总动脉
颈内静脉
第6颈椎体

图22.1 在第6颈椎平面的颈部横断面，显示与甲状腺相关的筋膜和肌肉。

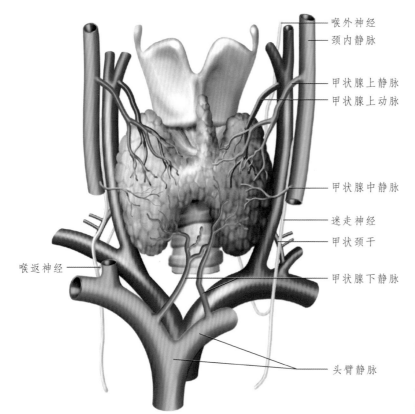

喉外神经
颈内静脉
甲状腺上静脉
甲状腺上动脉
甲状腺中静脉
迷走神经
甲状颈干
甲状腺下静脉
喉返神经
头臂静脉

图22.2 甲状腺及相关结构前视图。[Arora A, Tolley NS, Tuttle RM. *A Practical Manual of Thyroid and Parathyroid Disease*, Fig. 7.3 (p.68), Chapter 7.]

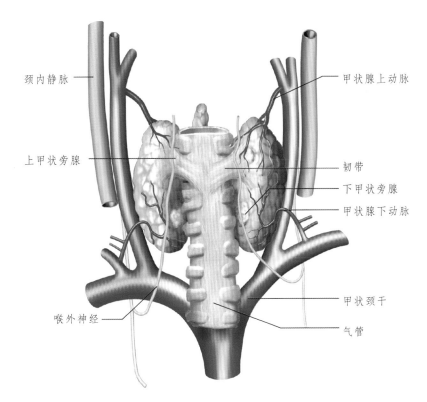

颈内静脉

上甲状旁腺

喉外神经

甲状腺上动脉

韧带

下甲状旁腺

甲状腺下动脉

甲状颈干

气管

图 22.3 甲状腺及相关结构的后视图。[Arora A, Tolley NS, Tuttle RM. *A Practical Manual of Thyroid and Parathyroid Disease*, Fig. 7.4(p.69), Chapter 7.]

侧附着在环状软骨和甲状软骨侧面。这种附着使甲状腺可随吞咽上下移动。在甲状腺叶和环状软骨之间,气管前筋膜明显增厚成带状,称为甲状腺侧韧带或 Berry 韧带(图 22.4)。

在入喉之前,喉返神经位于 Berry 韧带后方或与之伴行,除非能辨认和保护,术中可能在该处损伤该神经。气管前筋膜与颈鞘筋膜在侧面交融(图 22.5),

在甲状腺叶切除术中,必须分开该筋膜鞘,以便将甲状腺从颈总动脉安全地分离(图 22.3)。

当切除大的甲状腺肿时,常常发现腺体密切附着于颈动脉鞘,必须将两者非常小心地分离。甲状腺叶向前移动时,其后内侧仍然附着在气管前筋膜。显露喉返神经和甲状旁腺之后,必须小心地将附着在气管和喉部的筋膜分离,这可能是安全切除甲状腺的最关键步骤。术者必须紧贴甲状腺真被膜表面

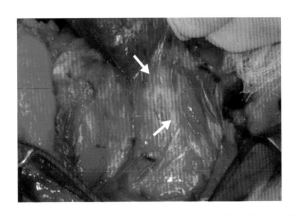

图 22.4 甲状腺右侧叶切除术的最后一步右侧叶由 Berry 的韧带(上箭头所示)悬吊。把甲状腺向内侧拉开,以看到喉返神经(下箭头所示),在 Berry 韧带下方向下延伸至下收缩肌神经的右侧(下方)是甲状旁腺。

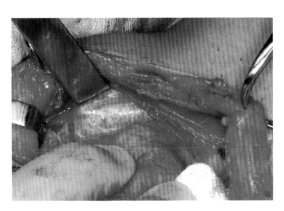

图 22.5 分开甲状腺左侧叶和颈动脉鞘之间的气管前筋膜,暴露颈总动脉。通过牵引胸骨甲状肌,使甲状腺左侧叶回缩形成了安全术区。

进行解剖,小心地将甲状腺叶与喉返神经和甲状旁腺中分离出来(图 22.6)。

在显微镜下,气管前筋膜封套是否被侵犯,是甲状腺乳头状瘤和髓质肿瘤的组织病理学分期的重要标志。

甲状腺的毗邻关系

前外侧面

甲状腺叶在前外侧面被带状肌覆盖,与胸骨甲状肌直接相邻。胸骨甲状肌又被胸骨舌骨肌和肩甲舌骨肌的上腹覆盖。在甲状腺叶切除术中,在中线处通过一个自然的裂隙平面将成对的带状肌分开,以便显露腺叶。甲状腺叶的上极被胸骨甲状肌上附着限制在甲状骨板外侧面的斜嵴上(斜线)。为了充分暴露甲状腺叶上极,或切除大的甲状腺肿,术者经常需要切开带状肌群(胸骨舌骨肌和胸骨甲状肌)。在这种情况下,建议在上附着附近横向切开带状肌群,并在手术结束前缝合。推荐高位切开带状肌的原因是因为支配带状肌的神经(颈襻的分支)在接近肌肉的下端进入并向上走行于肌肉内。

在处理大的甲状腺肿时,其中一位作者(JC)发现,首先通过胸骨舌骨肌和下面的胸骨甲状肌之间的无血管区行外侧分离是十分必要的(图 22.7)。可将该平面一直分离到颈动脉鞘。这个简单的技巧便于切除巨大的腺体并可减少出血。虽然在这个复杂操作之后,深面细长的胸骨甲状肌仍需切断,但胸骨舌骨肌几乎总能保持完整。在复发性甲状腺结节手术中,致密的瘢痕通常导致带状肌与其下的甲状腺

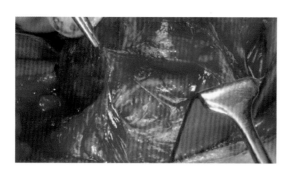

图 22.6 通过仔细分离气管前筋膜,可以切除甲状腺左侧叶,从而显露喉返神经。

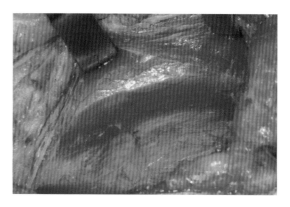

图 22.7 侧向拉开胸骨舌骨肌,显露下面的胸骨甲状肌和被气管前筋膜覆盖的甲状腺。这张图片展示了这两个肌肉之间的无血管区域,可被运用安全切除大的甲状腺肿。

叶紧密粘连。为减少分离困难与耗费时间,可通过将胸锁乳突肌的内侧缘从胸骨舌骨肌/肩胛舌骨肌的前缘牵开来切除复发性结节,然后在胸骨舌骨肌侧面和颈动脉鞘之间形成的平面再切除甲状腺叶。切断肩胛舌骨肌的下腹能为手术提供入路,为甲状腺的后入路或后门入路,是复发性多结节性甲状腺肿的优先手术方法。

后面

甲状腺叶后方是颈鞘内的颈总动脉。如前所述,增大的甲状腺可使颈动脉鞘移位至甲状腺叶的侧面而不是后面。位于颈内动脉外侧的是颈内静脉,在两者之间的是迷走神经。由于颈鞘内迷走神经的位置略靠后,因此在常规甲状腺手术中很少遇到迷走神经。包埋于颈鞘前壁的是舌下神经颈襻,一个环形的运动神经,支配同侧带状肌。

甲状腺叶后部与同侧的两个甲状旁腺(上和下)甚至更相邻(图 22.8)。甲状旁腺呈小卵形结构,直径约为 5mm,其胚胎发育与甲状腺完全不同。甲状旁腺可位于覆盖甲状腺的气管前筋膜内侧或外侧。有时,它们可紧密地黏附于包膜,通过细致的手术操作才能保证其完整的血供。在极少的情况下,一个或其他甲状旁腺可以包埋在甲状腺实质内。

上甲状旁腺位于甲状腺叶中部的后外侧,通常在气管前筋膜外面、甲状腺下动脉上方、喉返神经平面的后方。在甲状腺切除术中,通过向后外侧仔细地分离气管前筋膜可以切除甲状腺叶,同时显露上甲状旁腺(图 22.9)。

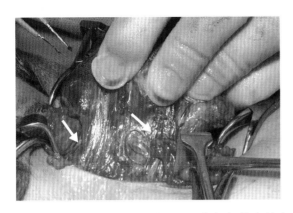

图 22.8 甲状腺右侧叶切除术中显示甲状旁腺（箭头所示）、甲状腺下动脉和喉返神经。下甲状旁腺腺体直接位于甲状腺下动脉的前表面上，其典型位置多位于喉返神经之前。

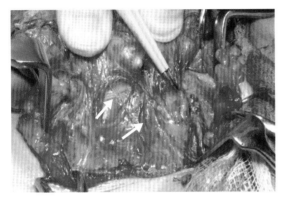

图 22.9 甲状腺左侧叶切除术中显露上甲状旁腺的典型结构（双极钳的尖端）。箭头所示的是喉返神经和甲状腺下动脉。上甲状旁腺位于甲状腺下动脉之上、喉返神经后方。通过剥离和止血，这些重要结构可以被识别和保护。

下甲状旁腺通常位于甲状腺叶下极后方。较为典型的是位于甲状腺下动脉下方、喉返神经和上甲状旁腺平面的前方。

在进行甲状腺切除术时保留甲状旁腺非常重要（图 22.8 和图 22.10）。通过运用该技术，可显露并保留甲状旁腺。意外切除甲状旁腺在经验丰富的外科医师手术中并不常见。

内侧面

在内侧，甲状腺叶与喉、气管以及气管-食管沟的外侧面毗邻。喉返神经入喉前在气管-食管沟中向上走行（图 22.4、图 22.6、图 22.8 和图 22.9）。

根据其生长方向，扩张的甲状腺肿瘤可压迫上述任何相邻的解剖结构。

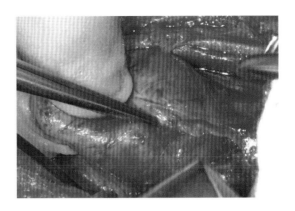

图 22.10 切除附着在甲状腺右下极后外侧的下甲状旁腺。

注意：有时用于外科文献的术语"喉下神经"，是喉返神经的同义词。

血供

甲状腺有丰富的动脉血供，来源于两侧甲状腺的上、下动脉。这 4 条动脉在腺体内和表面相互吻合。

甲状腺上动脉是通常颈外动脉的第一分支。较为典型的是在舌骨大角平面、甲状软骨上缘稍上的位置，起自颈外动脉前面或前内侧面。甲状腺上动脉在咽下缩肌的表面和胸骨甲状肌的深面，向前内侧方向斜向走行下降，到达甲状腺叶上极。偶尔甲状腺上动脉直接从颈总动脉发出。

甲状腺上动脉在到甲状腺叶上极时，通常分为前支和后支。后支在甲状腺叶的后表面下行，与甲状腺下动脉形成吻合交通。前支在甲状腺叶的内侧下行，沿着峡部上缘与对侧同名动脉吻合。伴随甲状腺上动脉朝甲状腺上极走行的是喉上神经外支，也称为喉外神经（喉上神经的终末分支，喉上神经是迷走神经的分支）（图 22.11 和图 22.12）。

动脉通常位于神经稍后外侧。喉外神经支配环甲肌，是单纯的运动神经。喉返神经和喉外神经与甲状腺的血管位置很近，在甲状腺手术中有意外损伤的风险。喉外神经损伤导致的环甲肌肌肉麻痹可引起声带松弛，从而不能高频发音。

甲状腺下动脉通常由甲状颈动脉（甲状颈干）发出，而甲状颈干在颈根部是锁骨下动脉第一部分的分支。

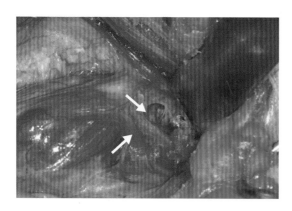

图 22.11　甲状腺右上极切除术中。拉钩牵拉胸骨甲状肌,以显示甲状腺上动脉的前支(上箭头所示)和必须被保护的喉外神经(下箭头所示)。

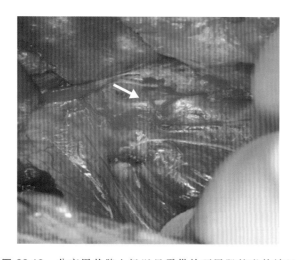

图 22.12　分离甲状腺上极以显露供给环甲肌的喉外神经(箭头所示)。

　　甲状腺下动脉起始后在颈动脉鞘后面以及表面覆盖椎前筋膜的前斜角肌前面向内走行。在环状软骨的水平,向内下朝甲状腺叶下极环行,并在该水平发出颈升动脉分支。在甲状腺切除术中,分离开气管前筋膜后,可以暴露甲状腺下动脉,这对甲状腺全切术是十分必要的步骤。甲状腺下动脉对外科医师来说是重要的手术标志,因为它在接近甲状腺上、下极之间的中极位水平横贯喉返神经(图 22.13)。然而,其确切位置并不恒定,50%的神经走行于甲状腺下动脉分支的深面;25%位于其表面或位于甲状腺下动脉的分支之间;5%缺失甲状腺下动脉。罕见情况下,1%~3%的人可能存在第 5 动脉,即甲状腺最下动脉。甲状腺最下动脉的起源,按发生频率从多至少,依次为头臂动脉、右颈总动脉和主动脉弓。由

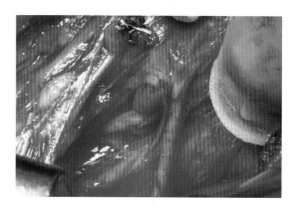

图 22.13　牵拉甲状腺左侧叶以显露喉返神经和甲状旁腺前面的甲状腺下动脉。

两侧锁骨下动脉发出并供应甲状腺的异常动脉通常被认为是异常的甲状腺下动脉而不是甲状腺最下动脉。

静脉回流

　　相较于动脉,甲状腺静脉回流变异更大。甲状腺的静脉最初回流至位于甲状腺包膜和气管前筋膜封套之间的甲状腺的静脉丛。静脉丛由相互交通的静脉组成。3 条主要静脉从中线的静脉丛向两侧发出。甲状腺上静脉从甲状腺叶的上部出来后与甲状腺上动脉伴行(通常走行在动脉后外侧),直接汇入同侧颈内静脉或间接加入面静脉再汇入颈内静脉。甲状腺中静脉发自甲状腺叶的前外侧,与上极相比更接近下极。在其汇入颈内静脉之前,向外侧走行于颈总动脉前面。在甲状腺切除术中,侧向牵拉颈鞘有利于识别甲状腺中静脉进而结扎。约 50%的个体存在甲状腺中静脉。甲状腺下静脉起于甲状腺叶下部。右侧甲状腺下静脉向下侧方走行,越过头臂动脉前方,汇入右侧头臂静脉。左侧甲状腺下静脉在气管前向下汇入左头臂静脉。两侧甲状腺下静脉在气管前彼此交通吻合。在甲状腺切除术中解剖气管前区域时,术者应注意该特点。巨大的胸骨后甲状腺肿可以压迫头臂静脉,该静脉的阻断可导致在气管前区域的甲状腺下静脉腔充血。

淋巴引流

　　熟悉甲状腺淋巴引流对于临床上合理有效地处

理甲状腺恶性肿瘤非常必要,特别是具有淋巴结转移倾向的肿瘤。甲状腺乳头状腺癌特别容易发生淋巴结转移。甲状腺髓样癌也可经常转移至区域淋巴结。

甲状腺内淋巴引流丰富,可引流至多个方向。

组织学上,甲状腺内淋巴管道众多,并围绕甲状腺滤泡在腺体内形成广泛的网络,使淋巴液能在腺叶之间流动。甲状腺的淋巴引流主要进入甲状舌骨膜前的喉前淋巴结和气管上段的气管前淋巴结,以及沿两侧气管–食管沟旁的气管–食管淋巴结。这些淋巴结属于颈深淋巴结的颈前组,位于颈深筋膜封套的深面。甲状腺的淋巴也汇入沿颈内静脉分布的颈中下淋巴结。

甲状腺手术的解剖风险

喉返神经和喉外神经是与甲状腺叶手术有关的两个重要神经。如果不详细考虑这些神经与甲状腺的相邻关系,术中则可能损伤神经。

两条神经都是迷走神经的分支。喉返神经是直接分支,而喉外神经是喉上神经的分支,喉上神经又是迷走神经的直接分支。

与甲状腺手术相关的另一个解剖风险是甲状旁腺的去血管化,导致术后低钙血症。

喉返神经

与甲状腺手术有关的医疗诉讼大多涉及喉返神经。熟悉喉返神经的解剖(包括解剖变异),并在有良好照明的放大镜辅助下进行细致的外科操作,对于避免神经的医源性创伤至关重要。

右侧喉返神经从颈根部右锁骨下动脉第一段前起自右迷走神经,从前向后绕行锁骨下动脉处,在颈总动脉后方上行,然后在右气管–食管沟中向内上走行。左侧喉返神经是左迷走神经分支,走行更长。它起始于左主动脉弓外侧并绕行主动脉弓,在其下方从外至内走行,然后在左侧气管–食管沟上行。在气管–食管沟附近,两侧喉返神经走行相似:神经走行在同侧甲状软骨下角后方,在 Berry 韧带后面或穿行 Berry 韧带,在入喉之前走行在环甲肌的深面。

掌握以下与喉返神经相关的解剖要点对减少术中神经损伤有很大的实用价值。

右侧喉返神经在 0.5%~0.7%人群中存在变异

(非返性)。在这些个体中,喉返神经在环状软骨或更高的平面由迷走神经发出,然后在颈总动脉后方向内入喉。极少数人左侧喉返神经非返性走行(发生率0.04%),这种复杂性与主动脉弓的畸形有关。

此外,另外一个重要的具有实用价值的解剖特点是双侧喉返神经与气管–食管沟的毗邻关系。左侧喉返神经更有预见性地位于气管–食管沟内(约为80%个体),而较短的右侧喉返神经从外至内更为斜向,经常于入喉后在气管–食管沟末尾走行1~2cm。在剩余的行程中,神经走在更靠前的气管外侧。除此之外,两侧喉返神经也可能位于在食管旁的气管–食管沟后侧。

喉返神经和甲状腺下动脉相互关系密切,因此甲状腺下动脉成为辨认寻找喉返神经的重要标志之一,但位置并不恒定。甲状软骨下角是一个更重要的可触摸的解剖标志:喉返神经通常紧贴于甲状软骨下角后方。如果术者有一定经验并且操作轻柔,喉返神经就很容易辨别并保护。在大多数甲状腺手术中,很容易在甲状腺下动脉附近寻找喉返神经,并追踪到其入喉处。

另一个具有实践意义的解剖变异是喉返神经在喉外上行过程中偶尔出现双神经结构。需要注意的是,大约有1%人群是没有症状的先天性单侧声带麻痹患者。基于此,作为可能的保护手段,一些专家会在甲状腺手术前行预防性声带功能喉镜检测。

喉外神经

喉外神经细长,位于甲状腺上动脉前内侧,因此在结扎甲状腺上动脉基部时易损伤神经。但在很多个体中(15%~20%),喉外神经在甲状腺上极水平接近或者缠绕动脉。因此为避免误伤神经,需要充分暴露甲状腺上极。有时需在胸骨甲状肌接近甲状软骨附着处,切断该肌,以方便操作。在游离切除甲状腺上极的过程中,需保护喉外神经。甲状腺上动静脉也必须小心分离并结扎,同时避免结扎神经。值得注意的是,大约20%个体的喉外神经在咽下缩肌筋膜的浅面走行,在术中不易发现。

甲状旁腺血供减少引起的低钙血症

在甲状腺全切术中,值得关注的是甲状旁腺去血管化会导致术后的低钙血症。超过80%个体的4

个甲状旁腺血供主要或全部来源于两侧甲状腺下动脉。为避免术后低钙血症产生的代谢紊乱，有人建议不应结扎甲状腺下动脉的主干，而是采用包膜外解剖，在甲状腺包膜上将甲状腺下动脉最末支分离并结扎，从而保证甲状旁腺的血供。如果不确定甲状旁腺术后能否存活，建议术中切除甲状旁腺后再将腺体切成小块，然后重新植入同侧的胸锁乳突肌内。

发育异常

甲状腺位置变异可解释为基于与甲状腺芽发育过程中的下降不足或下降过度。

罕见情况下，1/3500 个体的甲状舌管完全没有下降，表现为舌甲状腺出现在舌根部。胚胎期甲状舌管的不全下降导致甲状腺高于正常位置，因此，在舌骨平面或舌骨下区可发现甲状腺。

相反，如果甲状舌管下降过度，可能导致甲状腺位于颈根部水平，甚至部分位于上纵隔内（胸内甲状腺）。

甲状腺发育异常的另一种类型为甲状舌管的部分或者全部残留。最常见的例子是由于甲状舌管最下端未闭合而出现锥形叶和甲状腺提肌，该现象十分常见，故认为是解剖变异而非发育异常。甲状舌管残留容易造成甲状舌管囊肿。甲状舌管囊肿通常位于颈前正中线（或稍偏离中线）上，与甲状舌管下降的路线相对应。多数甲状舌管囊肿位于舌骨附近，其是所有先天性中线囊性病变中最常见的，约占70%。甲状舌管囊肿一个几乎不变的临床特征是：检查者用手指固定囊肿，嘱患者伸舌运动时，可感觉到明显牵拉感。甲状舌管囊肿易发感染并形成瘘，因此建议手术切除。但切除这种病变时，将与之相连

的舌骨体一并切除十分重要，此为甲状舌管囊肿Sistrunk 术的原则。若未切除舌骨体，则舌骨体后方剩余的甲状舌管可能引起囊肿复发。

还有一些甲状腺发育异常是由于甲状腺原基部分发育不全所致，导致 0.1%~0.2%个体的甲状腺峡部一个或两个发育不全。

（李宁 译 蔺新春 校）

参考文献

Bailey BJ, Calhoun KH, Friedman NR. Thyroid and parathyroid. In: Bailey BJ, Calhoun KH. (Eds.). *Atlas of Head and Neck Surgery – Otolaryngology.* 2nd ed. Philadelphia: Lippincott Williams & Wilkins, 2001: 228–34.

Bliss RD, Gauger PC, Delbridge LW. Surgeon's approach to the thyroid gland: Surgical anatomy and the importance of technique. *World Journal of Surgery.* 2000; 24(8): 891–7.

Gavilan J, Gavilan C. Recurrent laryngeal nerve: Identification during thyroid and parathyroid surgery. *Archives of Otolaryngology – Head & Neck Surgery.* 1986; 112: 1286–8.

Hansen JT. Embryology and surgical anatomy of the lower neck and superior mediastinum. In: Falk SA. (Ed.). *Thyroid Disease.* Philadelphia: Lippincott Raven, 1997.

Mahadevan V. *Clinical Anatomy and* developmental aberrations. In: Arora A, Tolley NS, Tuttle RM. (Eds.). *A Practical Manual of Thyroid and Parathyroid Disease.* Hoboken, NJ: Wiley-Blackwell, 2010.

Randolph GW. Surgical anatomy of the recurrent laryngeal nerve. In: Randolph GW. (Ed.). *Surgery of the Thyroid and Parathyroid Glands.* Philadelphia: Saunders, 2003.

第 23 章

甲状旁腺

James N. Crinnion，Tom Wiggins

引言

内分泌科医师和甲状腺外科医师必须熟悉甲状旁腺的胚胎学、形态学和位置等知识，有助于防止在甲状腺切除术术中误切正常腺体，还能使医师在甲状腺功能亢进手术中对增大的甲状旁腺腺体进行系统性的探查。增大的甲状旁腺独特的胚胎发育和后天迁移特点可以解释异位甲状旁腺出现的原因。

近年来，术前影像学检查指导下的原发性甲状旁腺功能亢进外科手术越来越受到关注。这要求手术专家一定要熟悉术前影像显示的甲状旁腺瘤的外观以及位置。

本章将重点介绍外科医师需掌握的甲状旁腺胚胎学和解剖学知识。

甲状旁腺的胚胎学

甲状旁腺由第 3 咽囊和第 4 咽囊发育而来，在胎儿发育的第 5~6 周首次出现。下甲状旁腺（甲状旁腺Ⅲ）发育自第 3 咽囊的背侧翼上皮。与此同时，胸腺从腹侧翼上皮开始发育。两者同时由尾部向内侧中间迁移，最终胸腺迁移至前纵隔，而下甲状旁腺迁移的距离不恒定，多数邻近甲状腺叶下极。然而下甲状旁腺也可能出现在下颌角至心包膜上界移行连线的任何位置上。

上甲状旁腺（甲状旁腺Ⅳ）发育自第 4 咽囊，当它向尾侧迁移时，经常位于同侧甲状腺叶上 2/3 的后方。上甲状旁腺较下甲状旁腺位置恒定，主要归因于其迁移路线较短。

后天迁移

甲状旁腺独特的胚胎发育特点能够部分解释其可能出现的异位。然而，除此之外，由于体积增大、胸廓内负压以及吞咽动作，可以使得异常增大的腺体离开最初的解剖位置。腺瘤性的上甲状旁腺经常向后、向下迁移至椎前筋膜前表面的食管旁或食管后。更为明显的是迁移至纵隔后上方。虽然下甲状旁腺也能迁移至纵隔前方，但很罕见。

甲状旁腺解剖

形态

大多数人有 4 个甲状旁腺，也有 13% 可以发现额外的腺体，尤其常见于多发性内分泌瘤综合征的患者，或是继发甲状旁腺功能亢进的尿毒症患者。也有报道 3% 的人只有 3 个甲状旁腺。

大体显微镜观察下，正常甲状旁腺的颜色可从浅褐色到红黄色，但多描述为红褐色（图 23.1）。肥胖患者由于腺体脂肪含量高，所以呈黄褐色，与周围脂肪不易区分。异常增生或腺瘤样甲状旁腺腺体是典型的深红褐色（图 23.2）。正常腺体多描述为扁平叶状或者豆形结构，有分散的包膜且表面光滑，不像甲

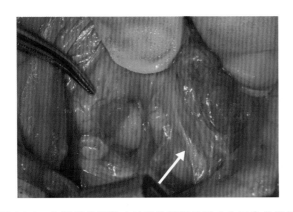

图 23.1 右侧甲状腺腺叶被牵拉开以显露 2 个正常的甲状旁腺,血管钳指示的为上甲状旁腺。甲状腺下动脉(箭头所示)分隔上、下甲状旁腺,该动脉在显露甲状旁腺的过程中非常重要。

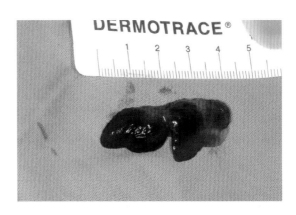

图 23.3 巨大的多结节甲状旁腺腺瘤。分离瘤体时不能破坏包膜,以防术后种植复发。

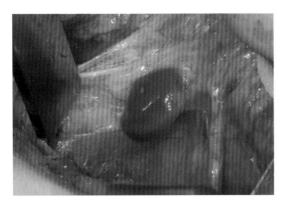

图 23.2 典型的砖红色球形甲状旁腺腺瘤,来源于甲状腺下动脉下方的下甲状旁腺。

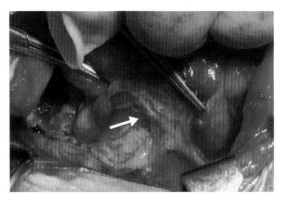

图 23.4 右侧下甲状旁腺瘤(血管钳尖所指)与右侧甲状腺叶下极和上甲状旁腺相邻。这些结构通过甲状腺下动脉(箭头所示)加以辨别。上甲状旁腺供血动脉均直接来自下甲状腺动脉。

状腺的分叶样表面或凹痕样淋巴结表面。正常腺体位于气管前筋膜前后层之间,由脂肪包绕,当术中分离周围组织时呈现独特的顺滑感。正常的甲状旁腺长 4~6mm,宽 2~4mm。男性所有甲状旁腺共重 106~166mg,女性 130~168mg,每个腺体 30~40mg。而甲状旁腺瘤通常更大,偶尔重达数克,一般长 1~1.5cm,重约 400mg。但是,一些甲状旁腺功能亢进患者治愈后形成的瘤样腺体可>100mg。虽然这些腺体只是边缘性的增大,但在术中,由于它们的深红褐色和球状结构,也能很容易地分辨出来(图 23.3)。

下甲状旁腺位置

下甲状旁腺(图 23.1、图 23.2 和图 23.4)常位于甲状腺下动脉下方、喉返神经平面的前面。50%的个

体下甲状腺旁腺在甲状腺下极下方外侧或后方,直径 1cm 范围内,或常黏附于甲状腺下极包膜上,因而在行甲状腺手术时可能被误切。另有 25%的个体下甲状旁腺位于甲状胸腺角或内韧带,它是甲状腺下叶和胸腺之间的一个致密纤维脂肪组织。约 8%下甲状腺旁腺位于甲状腺下极内侧,12%下甲状旁腺位于甲状腺下极外侧。

下甲状旁腺的真正异位是由于下降不足或者下降过度所致。在发育过程中,3%的下甲状旁腺随胸腺迁移,最终停留在前纵隔。罕见下甲状旁腺降到远至肺动脉窗内的心包。罕见下甲状旁腺下降不全,位于颈总动脉分叉附近的甲状腺上极外侧 2~3cm。还有一些不下降的下甲状旁腺位于下颌骨角邻近舌骨的颈上部。

上甲状旁腺位置

上甲状旁腺(图 23.4 至图 23.6)常位于紧邻甲状腺上半部分后方的喉返神经和甲状腺下动脉的交叉处。其位于气管筋膜浅层深面,典型的位置是甲状腺下动脉上方、喉返神经平面后方。然而,这两个结构存在变异,环甲关节(环状软骨和甲状软骨的交界)也可以作为一个有用的定位标志。虽然上甲状旁腺位置比下甲状旁腺恒定,但偶尔也会出现异位,包括颈动脉鞘、食管旁、食管后或者咽后区(图 23.7),后天的迁移是引起这些异位的常见原因。有时,其会出现在甲状腺后方包膜内,罕见的情况下,也有位于甲状腺内的病例。在双侧颈部探查治疗的甲状旁腺亢进手术中,如果没有发现腺瘤样甲状腺瘤病变,则需要考虑这些罕见部位。

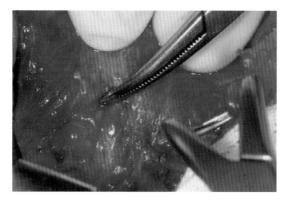

图 23.5　通过逆向解剖甲状腺,可以暴露位于气管前筋膜下的上甲状旁腺。

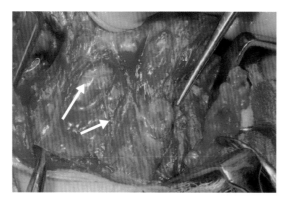

图 23.6　包被包膜的上甲状旁腺,位于甲状腺下动脉表面(右侧箭头所示)和喉返神经后面(左侧箭头所示)。

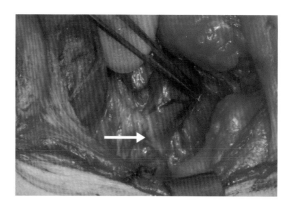

图 23.7　巨大的上甲状旁腺腺瘤位移至后侧。腺体已经部分切除,中线可见与其紧密相关的喉返神经(箭头所示)。在甲状旁腺切除术中,显露和保护喉返神经尤为重要。

腺体对称性

80%的上甲状旁腺在颈部的两侧位置左右对称,下甲状旁腺 70%左右对称,这种对称性原则有助于术者在甲状旁腺探查手术定位缺失的腺体。

有些病例中,上下甲状旁腺毗邻很近,区别困难,它们与喉返神经的相对位置常有助于区别上下腺体。如果以喉返神经走行路径为冠状面,则上甲状旁腺在平面的深面,下甲状旁腺在平面的浅面。

甲状旁腺的血供

甲状旁腺有自己独特的血管系统,可以借此与淋巴结和甲状腺结节区分。通常由甲状腺下动脉或者上下甲状腺动脉血管吻合网,提供上甲状旁腺血供。顺着下甲状腺动脉分支,有时能找到增大并移位的上甲状旁腺。

甲状腺下动脉通常供应下甲状旁腺的血供,甚至包括有些在前纵隔的腺体。较为罕见的是,纵隔深面的腺体由乳内动脉胸腺支或者主动脉弓的直接分支供血。这些腺体的静脉回流也通过胸腺静脉汇入左无名静脉。通过影像学方法能够辨别这些静脉,高甲状腺激素水平提示纵隔内甲状旁腺瘤的存在。

原发甲状旁腺功能亢进的现代手术治疗

原发甲状旁腺功能亢进是外科最常见的内分泌

紊乱疾病之一，治疗该疾病的手术数量逐年增加。90%以上的个体表现为单个增大的甲状旁腺腺体。其余病例为多发性瘤病（增生或者双腺瘤），约有1%的病例为甲状旁腺癌。

精准手术方法

大多数外科医师青睐的方法是试图在术前定位最可能的单个腺瘤。在联合运用超声、甲氧基异丁基异腈扫描、MRI和CT情况下，70%的病例能发现病变的腺体，从而可进行精准微创化手术。有经验的医师通过术前超声定位了肿大的腺体，然后在颈鞘和带状肌外缘之间的无血管层面，通过轻柔分离到达腺体，这种手术可减少不必要的分离并使术后瘢痕减小。大多数病例中，甲状旁腺瘤能被轻易、快速地辨别并通过微创入路（2~3cm切口）切除，术后并发症很少。这种方法有95%~97%的治愈率，较少的失败病例是由于其他罕见的异常腺体没有通过术前检查发现所致。

术前影像偶尔能发现单个异位的纵隔腺瘤（图23.8）。如果瘤体位于胸腺上方，可通过一个颈部切口切除。另外，胸腺下的腺体可通过微创的胸骨切口轻松地切除。

双侧颈部入路腺体探查术

在约30%的病例中，术前影像不能发现甲状旁

腺腺瘤。传统的四腺体甲状旁腺探查术对增大的腺体定位十分必要，术者需要熟悉解剖，并且轻柔、细致、系统地寻找和识别甲状旁腺。如果可能，所有4个腺体均需显露，再切除异常腺体。

术者需在高度集中注意力和具备强大耐心的条件下完成手术，建议遵循以下原则：

• 分离中保持术野干净，血液污染可能快速破坏精细的组织平面，使术者难以辨别正常腺体。

• 在分离早期需找到喉返神经（RLN）并加以保护。神经平面可以帮助术者鉴别上、下甲状旁腺，前者在喉返神经平面前，后者在该平面后。

• 术者需要充分利用明显的腺体对称性。当一侧腺体位置明确后，术者可以在对侧相同位置找到

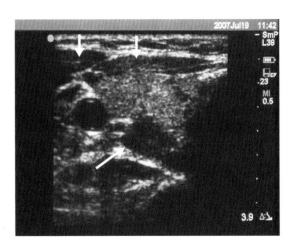

图23.9 超声影像显示一个典型的甲状旁腺回声（箭头所示），在甲状腺叶后方颈内动脉内侧。通过分离外侧的胸锁乳突肌（粗箭头所示）和内侧的带状肌（粗箭头所示），可以暴露腺体。轻柔地拉开颈动脉和甲状腺叶就能显露腺瘤瘤体。

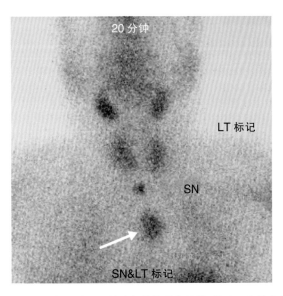

图23.8 甲氧基异丁基异腈扫描的早期显像，提示一个较大的移位下甲状旁腺瘤（箭头所示）。可以通过小的胸骨切口切除。

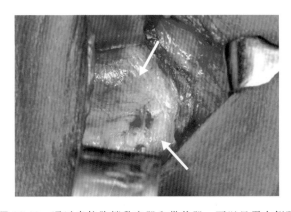

图23.10 通过牵拉胸锁乳突肌和带状肌，可以显露右侧颈总动脉和右甲状腺叶（箭头所示）。轻柔牵拉和分离气管前筋膜后，可以显露甲状旁腺腺瘤后方。

对侧腺体。

• 所有腺体必须充分暴露，以保证没有附着的腺瘤；术者需要认识到，双叶甲状腺腺瘤的可能性，术中需完全彻底切除以保证治疗的效果。

• 当一个腺体被确认，可通过其位置决定它是上甲状旁腺还是下甲状旁腺。术者可在正常或异常的位置仔细解剖找到同侧腺体。

• 正常甲状旁腺永远不应该被切除，否则可能导致永久性的甲状旁腺功能减退症。

当行双侧颈部探查时，术者必须警惕多腺体疾病的可能性，如有可能所有 4 个甲状旁腺均需确认。采用系统性的方法十分重要。作者发现 Rothmund 和 Randolph 介绍的手术流程非常有用。

Rothmund 认为大部分甲状旁腺位于甲状腺下动脉和喉返神经交叉点的 1~2cm 范围内。上甲状旁腺位于动脉头上方和神经后方，而下甲状旁腺位于动脉下方和神经前方。手术开始就要完全暴露双侧颈部的这些正常解剖结构，通常会发现至少一些腺体。如果假想的腺瘤未被找到，则需扩大寻找范围，如更广泛的正常位置、位置变化的腺体胚胎位置或者后天迁移引起的变异位置。

如果下甲状旁腺未找到，则需探查喉返神经前方区域。缓慢牵拉进入颈部的胸腺，可以完全暴露甲状腺–胸腺韧带和上胸腺。另外也可以扩大暴露一些正常位置，以便找到下甲状旁腺，包括：甲状腺下极内外侧 1cm。以上区域如果探查没有结果，则需要尝试经颈部横行的胸腺切除术以保持对下胸腺的探查。如果还不能找到下甲状旁腺，需要探查并未下降的腺体。这些腺体通常位于甲状腺叶上极以上的内侧或者颈鞘内，可能高达颌下腺平面。如果所有位置仍未找到腺瘤，则需要考虑可能进入了甲状腺腺体内，或者包膜内。

如果上甲状旁腺缺失，术者需集中探查喉返神经平面背侧和侧方，首先探查显露甲状腺上极的外侧以及相邻的喉后区和食管后区。如果在正常位置扩大范围没有找到，则应考虑腺瘤可能已经向尾部迁移。颈动脉外侧与气管、食管内侧之间的筋膜需打开，从而充分显露喉后以及食管后区域，笔者认为这是最常见的腺体异位位置。

如果 4 个甲状旁腺均位置明确且正常，应考虑第 5 甲状旁腺的可能。约 5% 的正常人群有这种多余的腺体，通常需要横切的胸腺切除术切口以暴露肿物。

纵隔甲状旁腺

纵隔甲状旁腺腺瘤在原发甲状旁腺功能亢进患者中有高达 20% 发生率。多数情况可以通过颈部切口切除，但约 2% 的病例需要胸部入路，也可以行微创胸骨切开术或近年发展起来的胸腔镜手术。

（李宁 译　蔺新春 校）

参考文献

Akerstrom G, Malmaeous J, Bergstrom R. Surgical anatomy of human parathyroid glands. *Surgery.* 1984; 95: 14.

Alveryd A. Parathyroid glands in thyroid surgery, I. Anatomy of parathyroid glands. II. Postoperative hypoparathyroidism – Identification and autotransplantation of parathyroid glands. *Acta Chirurgica Scandinavica.* 1968; 389: 1–120.

Bruinin HA. Operative strategy and primary hyperparathyroidism. In: Kaplan EL. (Ed.). *Clinical Surgery International, Vol. 6: Surgery of the Thyroid and Parathyroid Glands.* Edinburgh: Churchill Livingstone, 1983.

DeLellis RA. Tumours of the parathyroid glands. In: *Atlas of Tumour Pathology, Third Series, Fascicle 6.* Washington, DC: Armed Forces Institute of Pathology, 1993.

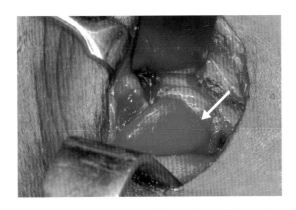

图 23.11　分离气管前筋膜，并牵拉颈动脉和带状肌后，便可见一个大的甲状旁腺腺瘤（箭头所示）。

DeLellis RA. Surgical pathology of the parathyroid glands. In: Randolph GW. (Ed.). *Surgery of the Thyroid and Parathyroid Glands.* Philadelphia: Saunders, 2003.

Fancy T, Gallagher D III, Hornig JD. Surgical anatomy of the thyroid and parathyroid glands. *Otolaryngologic Clinics of North America.* 2010; 43: 221–7, vii.

Mohebati A, Shaha AR. Anatomy of thyroid and parathyroid glands and neurovascular relations. *Clinical Anatomy.* 2012; 25: 19–31.

Prinz RA, Lonchyna V, Carnaille B, et al. Thorascopic excision of enlarged mediastinal parathyroid glands. *Surgery.* 1994; 116: 999–1004.

Randolph G, Urken M. Surgical management of primary hyperparathyroidism. In: Randolph GW. (Ed.). *Surgery of the Thyroid and Parathyroid Glands.* Philadelphia: Saunders, 2003.

Randone B, Costi R, Scatton O, et al. Thorascopic removal of mediastinal parathyroid glands: A critical appraisal of an emerging technique. *Annals of Surgery.* 2010; 251(4): 717–21.

Rothmund M. A parathyroid adenoma cannot be found during neck exploration of a patient with presumed primary hyperparathyroidism. *British Journal of Surgery.* 1999; 86: 72–6.

Sadler TW, Langman J. *Langman's Medical Embryology.* 10th ed. Philadelphia: Lippincott Williams & Wilkins, 2006.

Wang CA. Surgical management of primary hyperparathyroidism. *Current Problems in Surgery.* 1985; 12:1.

第 24 章

颈部

Peter A. Brennan，Vishy Mahadevan，Barrie T. Evans

引言

本章将以广泛而系统的方式描述包括肌肉、神经、主要大血管及其他内容物的颈部相关的临床解剖结构，详细地描述颈部这些结构之间及与各层筋膜之间的解剖关系，而单个内容物的详细解剖描述不属于本章内容。颈部血管和神经的走行在涉及临床相关解剖时将会介绍。颈后三角的内容将在第25章单独介绍。

了解颈部各层筋膜及肌肉之间的排布方式对于颈部手术非常重要。知道这些肌肉与颈部其他结构如神经、血管等是怎样的解剖关系是同样重要的。这些特征构成了颈部的临床解剖的核心。掌握这些解剖细节对于安全而精确地实施颈部手术是十分必要的，从而在这个范围小且包含众多重要结构的区域内尽量减少损伤。

从手术的视角来讲，颈部常常被分为两个三角——颈前三角和颈后三角，胸锁乳突肌对于理解这两个三角有重要作用(图 24.1)。

自斜方肌向后是颈后区域，包含颈椎(和脊髓的颈段)、椎后肌肉组织和椎后的其他软组织。颈后区域一般来说是从上项线到脊椎隆凸，也就是第7颈椎的位置。椎后的肌肉分层排列，起到伸展的作用从

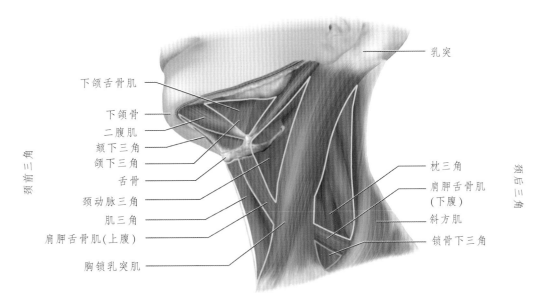

图 24.1　颈部三角。

而稳定颈椎和(或)支持头部在脊柱上的伸展动作。它们受脊髓颈段背部神经元的节段性支配,而这些区域头颈外科医师基本不涉及。

颈前区域的范围是从颅底(斜坡下面)一直延伸到颈根部。颈根部或者称为颈胸交界区是左右两侧的第 1 肋骨所环绕的界线,前界为胸骨切迹,后界为第 1 胸椎体部上缘。

临床相关的颈部表面解剖

许多浅表的、能触及的颈部标志对于判断深层的解剖结构位置提供了有用的线索。颈部甲状软骨切迹容易触及,并且常常肉眼可见,它位于颈部中线,水平对应于 C4 椎体的上缘(或者 C3、C4 之间的椎间盘)。舌骨体部位于甲状软骨切迹上方 2cm,水平对应于在 C3 体部。下颌角是容易触摸到的解剖结构,位于 C2 水平。硬腭位于寰椎弓的前弓 C1 水平。

环状软骨的前弓位于甲状软骨的下界下方 1cm 处,环状软骨和甲状软骨间被坚韧的环甲膜连接起来,环状软骨弓位于 C6 水平。

在这个水平,颈部中线两侧均可以触及 C6 的横突,胸骨切迹位于 T3(第 3 胸椎)的上缘。

通过表面解剖可大致了解颈部解剖的位置,我们在表 24.1 中进行了总结。临床上,颈部副神经的走行可将胸锁乳突肌分为 3 段,胸锁乳突肌上中 1/3 的交点到斜方肌前缘点(该点大概位于锁骨上方 5cm 处水平)的连线是副神经的大致体表投影。但这只是大概的走行,因为肌肉上的这些点都十分容易发生变化。在颈清扫翻瓣术、除皱术以及腮腺切除

术之前,耳大神经(GAN,C2 和 C3)的体表投影点同样可以在颈部描绘出来。该点位于外耳道下方 6.5cm 的胸锁乳突肌中央,它也位于颈外静脉后方 1cm 处。该点也被称为 Erb 点(耳大神经绕行胸锁乳突肌后缘处),该点对于寻找副神经也十分有用,副神经位于此点上方的 1cm 处。

颈部肌肉

颈部前后三角的肌肉可以分为浅部组(包括左右侧颈阔肌)、前外侧组(包括胸锁乳突肌和斜方肌)、前方组(包括下颌舌骨肌、二腹肌的前后腹、茎突舌骨肌以及舌骨下带状肌),以及脊椎组的肌肉(分为两组:椎前肌群及椎前侧方肌群)。椎前肌群如颈长肌和头长肌,这些与脊椎竖直伴行;椎前侧方肌群包括前斜角肌、中斜角肌、后斜角肌和肩胛提肌。所有这些肌肉都是从颈椎横突发出,向下外方走行,附着于肋骨的上部或肩胛骨的上界。这些肌肉位于椎前筋膜的深面,都不易为头颈外科医师所涉及。椎前筋膜是相对致密的组织层,形成了保护深层结构的有效屏障。这个区域的疏松纤维脂肪组织可以被湿盐水垫从椎前筋膜上方推扫去除,从而避免误入其深层。椎前筋膜深层有膈神经(C3,C4,C5),它位于前斜角肌浅面从侧方经行至中间(图 24.2a 和图 24.2b)。在颈后三角的侧面,臂丛神经从前斜角肌和中斜角肌中间穿出。从椎前筋膜穿出的神经都来自于颈丛,大部分是感觉神经(除了支配舌骨下肌群运动的 C2/3 颈根部的颈襻)。这些神经包括枕小神经(C2)、耳大神经(C2,C3)、颈横神经(C2,C3)和锁骨上神经

表 24.1　颈部的临床分区

Ⅰ区:颏下及下颌下三角。Ⅰ A 由颏下三角、二腹肌前腹及下颌舌骨肌围绕形成,Ⅰ B 区由二腹肌前后腹及下颌骨体部围绕形成

Ⅱ A 区:副神经前方,上界为二腹肌和舌骨或者颈动脉分叉,下界到椎前筋膜

Ⅱ B 区:副神经后方,一直延伸到颅底

Ⅲ区:上界从颈动脉分叉到环状软骨,向下至肩胛舌骨肌,注意肩胛舌骨肌是可以随头部的运动而移动的,所以此区的下界可以改变

Ⅳ区:颈静脉下组,从肩胛舌骨肌上缘到锁骨下缘

Ⅴ区:颈后三角,斜方肌前缘到胸锁乳突肌后方,向下为锁骨,副神经将 Ⅴ 区分为 Ⅴ A 区和 Ⅴ B 区

Ⅵ区:颈前区从舌骨上缘到胸骨柄切迹,两侧的边界为颈动脉鞘

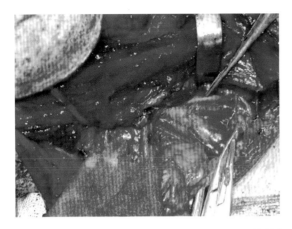

图 24.2a 膈神经的走行是在椎前筋膜的深面，从前斜角肌外侧面到中部，图中胸锁乳突肌被牵引开，镊子所在位置是颈横动静脉。

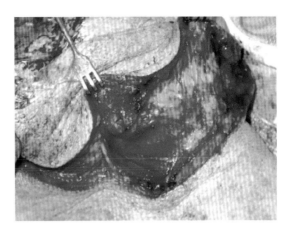

图 24.3a 颈阔肌，注意耳大神经穿过胸锁乳突肌。

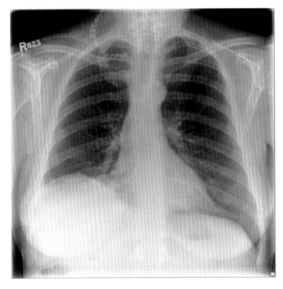

图 24.2b 胸片示颈清扫术中膈神经由于肿瘤侵犯椎前筋膜而被切除，注意患侧上抬的膈肌。

阔肌皮瓣是很困难的，同时要避免损伤此区域内比较表浅的副神经。颈阔肌向上疏松地附着于下颌骨的下缘，越过下颌骨浅面后与 SMAS（浅肌腱膜系统）相延续。颈阔肌向下越过锁骨浅面，与筋膜一起覆盖在胸大肌浅面，止于锁骨下方 1~2cm。在舌骨上方，两侧的颈阔肌常常融合或连接成一片，然而某些患者的两侧颈阔肌是分开的，在老年时导致面颊更加突出。

在颈阔肌的深面是颈深筋膜浅层，即封套筋膜，它像个衣领一样围绕颈部，颈深筋膜其他层次是椎前筋膜、颈动脉鞘和气管前筋膜（图 24.3b）。

位于筋膜内的是面神经的下颌缘支和颈支，但是，颈支相对来说没那么重要，在外科手术中常常被牺牲，但在手术中要小心保护下颌缘支（常常有两分支），以保留下唇下降的功能。下颌缘支在跨过面动静脉处可以很容易找到，但有 20% 的概率会下降进入颈部，因此有时在颈部不能找到。

（C3，C4）。

颈前区域的组织面和筋膜层次

颈前部的皮肤比后部的要薄，活动度也大于颈后部，切开颈部皮肤就进入了浅筋膜层，其本质是环绕着颈部的皮下脂肪，且颈前部薄于颈后区域。切开皮下脂肪，在颈前中线的两侧即为颈阔肌（图 24.3a）。颈阔肌为薄且宽的肌肉层，局限于颈前和颈侧面，并不存在于颈后三角中。因此，在颈后三角区制作颈

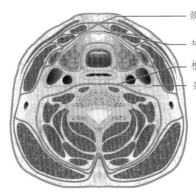

颈深筋膜融合层
气管前筋膜
椎前筋膜
颈鞘

图 24.3b 颈部筋膜的示意图。

在上界,封套筋膜从中线到下颌角附着于下颌骨下缘,在下颌角之后,它附着于乳突和上项线,在后中线,它附着于枕外隆凸。在乳突和下颌角之间的这段5~6cm的距离内,封套筋膜分开,包绕腮腺形成腮腺筋膜或腮腺囊。

在下界,颈深筋膜附着于胸骨切迹、锁骨上方、肩峰和肩胛骨。筋膜分为两层包绕胸锁乳突肌,继续向后外侧形成颈后三角的筋膜顶,然后再分开包绕斜方肌。

所有的颈部脏器、大血管、神经及所有的颈部肌肉(除了颈阔肌)均被包裹在封套筋膜内。最深的颈深筋膜是椎前筋膜,相对致密,覆盖在椎前肌群及颈椎浅面,从左侧横跨至右侧。

这层筋膜的临床重要性是保护其深面的臂丛神经和膈神经。

舌骨上区域

舌骨上有双侧的下颌舌骨肌,从下颌舌骨嵴处在中线交错融合,在下颌骨内左右两侧形成一可活动的薄片状肌肉,这一薄片状肌肉是十分重要的解剖标志,它把下面的颈部和上面的口腔区域分开。它受下颌舌骨肌神经支配,此神经是三叉神经的下颌分支中唯一的运动神经(图24.4),它紧贴着蝶下颌韧带走行在下颌舌骨肌表面,在颈清扫术时有时可保留此神经。下颌舌骨神经还支配着二腹肌的前腹,并是颏部分区域的感觉神经。

茎突舌骨肌和二腹肌走行在下颌舌骨肌颈侧面,二腹肌的前后腹与下颌骨下缘形成了一个倒置

的三角,即下颌下三角或二腹肌三角,这个三角的底(或深层界限)是下颌舌骨肌(图24.5a),其内容物有颌下腺及ⅠB区淋巴结,二腹肌前腹的血运来自颏下动脉的分支——颏下动脉,颌下动脉分支源自面动脉,走行在下颌舌骨肌表面,这些血管在颈清扫术时如果没有仔细辨认有可能会造成麻烦,但是也可以依据这些血管的解剖制备颏下岛状瓣,有20%的概率在颌下三角面动静脉浅面找到面神经下颌缘支(图24.5b)。结扎并向上推面动静脉可以有效地保护好面神经下颌缘支。

在颈部进行手术的时候,二腹肌是一个十分有用的临床解剖结构,沿着它的走行可以安全地进行解剖分离,并且没有重要的结构穿过其表面。

另外还有一些重要的结构走行在二腹肌的浅面

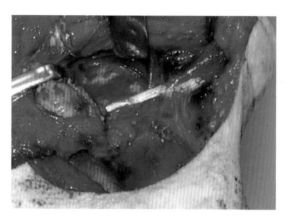

图24.5a 右侧颌下三角。右侧为二腹肌前腹,下颌舌骨肌被牵引开显示舌神经(解剖出来的颌下腺被牵引至左侧)。

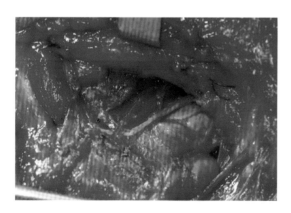

图24.4 左侧二腹肌前腹,可以看到神经走行至下颌舌骨肌,左侧颌下腺在肌肉的下方。

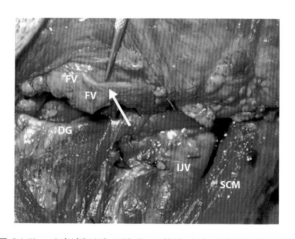

图24.5b 左侧颌下腺已被移开,箭头处为面神经下颌缘支,横跨面动脉。

或深面,包括舌神经、舌下神经、颈外动脉、颈内动脉、颈内静脉、副神经。从乳突附近出来的面神经的主干大约在二腹肌后腹上方 1cm,且与二腹肌在同一个平面。二腹肌后腹受面神经支配(图 24.6)。

因此,二腹肌对于找到这些重要结构十分有帮助,面动脉在进入颌下腺之前越过其表面,因此面动脉也经常被分离出来,用于显微吻合。

如果面动脉不适合做显微外科,可以在 Pirogoff 三角中找到舌动脉,这个三角是由二腹肌中间腱、下颌舌骨肌后界及舌下神经组成的。

胸锁乳突肌深部解剖——上颈部 Ⅱ、Ⅲ区

胸锁乳突肌是解锁深层颈部结构的钥匙。沿着整块肌肉的前面,可以解剖和分离颈深筋膜的封套层。颈外静脉由内而外跨过此肌肉,是寻找耳大神经的重要标志,耳大神经位于颈外静脉的后方。将胸锁乳突肌向后牵拉,可以显露二腹肌的后腹。在这两肌肉之间以及二腹肌的深面可以看到副神经(图 24.7)。在 70% 的病例中,副神经在颈内静脉的表面,很少出现在颈内静脉深面。罕见副神经穿过颈内静脉。从副神经上方延伸至颅底的是 ⅡB 区。一旦找到了副神经和颈内静脉,就能很容易地解剖 ⅡB 区了。沿二腹肌下方走行的枕动脉,有时会导致意外出血。

进一步解剖胸锁乳突肌下方,可以找到肩胛舌骨肌,它穿过颈后三角到达舌骨。在它的中间韧带

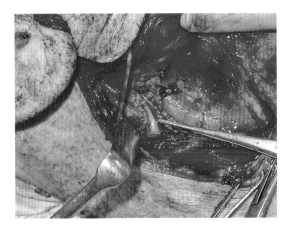

图 24.7 鉴别右侧副神经,跨越颈内静脉进入胸骨乳突肌,在其上方可见耳大神经。

的深面可以看到颈内静脉。和二腹肌一样,肩胛舌骨肌可以作为手术标志,因为没有重要的结构穿过它。

颈鞘是很致密的结缔组织,它包绕着颈部重要的大血管,位于椎前筋膜的侧方,牵拉胸锁乳突肌可以很容易地找到。它包含着颈内静脉、颈动脉和迷走神经(图 24.8a 和图 24.8b)。迷走神经位于颈内动静脉之间,走行在颈动脉的后侧方。在颈动脉分叉的上方,颈内动脉走行于颈鞘内。在颈鞘的后内侧(颈鞘外)及椎前筋膜前可以找到交感神经节(图 24.9)。在颈清扫术中应避免损坏交感神经,否则会导致单侧的霍纳综合征。

通常在二腹肌后腹的下方,舌下神经跨过颈内、

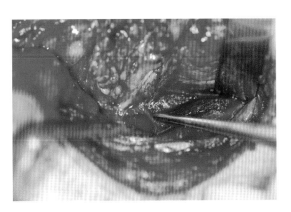

图 24.6 左侧的面神经主干,在二腹肌后腹上方 1cm 处平行走行,在此病例中,镊子尖端显示神经到二腹肌后腹。

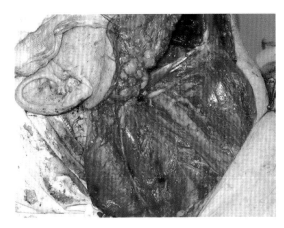

图 24.8a 右侧的颈动脉树,胸锁乳突肌和颈内静脉已被切断,迷走神经走行于颈鞘后方,舌下神经横过颈动脉,副神经走行穿过颈后三角。

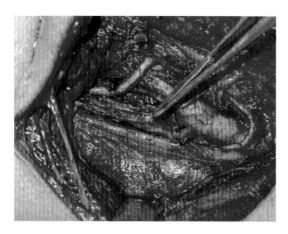

图 24.8b　前方右侧为颈动脉树,后侧为颈静脉,一个迷走神经瘤位于二者之间,舌下神经横过颈动脉。

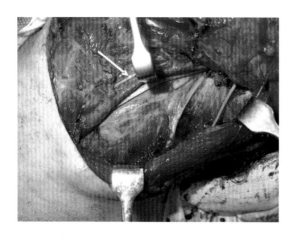

图 24.9　左侧颈鞘被牵拉至前方,可见迷走神经和交感神经链,箭头所示为袢的 C1 分支降支,在胸锁乳突肌下方可见颈丛分支穿过。

外动脉。与之伴行的是脆弱的静脉丛,一旦被挑起很容易出血。它带有 C1 的唯一一个运动分支——舌下神经降支,舌下神经降支向下延伸与 C2、C3 的分支相连形成颈袢(C1,C2,C3)(图 24.10)。

下行的颈袢位于颈内静脉的前方,但是没有丰富经验的人会将之误认作迷走神经。神经刺激器可以用来辨认此神经袢。

颈内静脉在它的前壁有许多的属支,包括(从上到下)面静脉、舌静脉和甲状腺的静脉。通常认为没有静脉流入颈内静脉的后壁,但依据我们的经验这并不正确,因为经常会在意想不到的地方遇到小静脉。

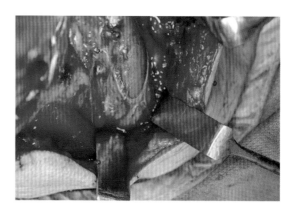

图 24.10　左侧颈部下方显示了颈内静脉上有颈袢开线。

颈下方(Ⅳ区)

在手术中,这一区域是因为肩胛舌骨肌的分割是由第Ⅲ区分出来的,尽管肩胛舌骨肌会因头部的位置发生改变而并不恒定。虽然越往下解剖,外科的暴露越困难,但从解剖学的角度来说,这些大血管和迷走神经的位置基本上是不变的。通常不推荐从胸骨、锁骨后方进行解剖。胸导管位于Ⅳ区颈左侧,在颈清术中易被损伤。胸导管一般走行于中斜角肌的内侧缘,但仍需考虑解剖上的变异。单个或多个胸导管之前的终末分支一般位于锁骨上 0.5~4cm 之间,胸导管壁薄易撕裂,最终汇入静脉系统,一般为颈内静脉。在尸体解剖研究中发现所有案例的胸导管都接近颈内静脉与锁骨下静脉的交汇处,在该点后方 1cm 处汇入。

位于中部的颈部脏器包括咽及其远端延续的食管。咽部和食管的连接处通常是在环状软骨下缘(对应 C6 椎体下缘)的平面上。咽部上自斜坡,向下延伸到咽-食管联合,为一细长的腔道。自上而下依次经过鼻腔(鼻咽)、口腔(口咽)、喉部(喉咽)。喉部位于咽部的下 1/3,是一个完全由软骨构成的骨性结构(包括甲状软骨和环状软骨),在环状软骨下缘与气管相延续(相当于 C6 下缘水平)。因此,喉气管连接与咽-食管连接位于同一水平。位于气管前方的是甲状腺峡部,在中线处连接两侧的甲状腺腺体。上述的这些结构在本书的其他地方也有描述,而本节主要描述颈前三角。

(汪伟明　译　蔺新春　校)

参考文献

Ammar K, Tubbs RS, Smyth MD, Wellons III JC, Blount JP, Salter G, Oakes WJ. Anatomic landmarks for the cervical portion of the thoracic duct. *Neurosurgery*. 2003; 53: 1385–7.

Langford RJ, Daudia AT, Malins TJ. A morphological study of the thoracic duct at the jugulo-subclavian junction. *Journal of Craniomaxillofacial Surgery*. 1999; 27: 100–4.

Mizen KD, Mitchell DA. Anatomical variability of omohyoid and its relevance in oropharyngeal cancer. *British Journal of Oral and Maxillofacial Surgery*. 2005 Aug; 43(4): 285–8.

Murphy R, Dziegielewski P, O'Connell D, Seikaly H, Ansari K. The great auricular nerve: An anatomic and surgical study. *Journal of Otolaryngology – Head and Neck Surgery*. 2012; 41: S75–7.

Salgarelli AC, Landini B, Bellini P, Multinu A, Consolo U, Collini M. A simple method of identifying the spinal accessory nerve in modified radical neck dissection: Anatomic study and clinical implications for resident training. *Journal of Oral and Maxillofacial Surgery*. 2009; 13: 69–72.

Tubbs RS, Rasmussen M, Loukas M, Shoja MM, Cohen-Gadol AA. Three nearly forgotten anatomical triangles of the neck: Triangles of Beclard, Lesser and Pirogoff and their potential applications in surgical dissection of the neck. *Surgical and Radiologic Anatomy*. 2011; 33: 53–7.

第 25 章

颈后三角及内容物

Rolfe Birch

引言

颈后三角包含副神经、膈神经(C3,C4,C5)、颈丛分支、锁骨上臂丛及其附近的分支。胸膜顶和肺尖向上延伸至第一肋骨后方,锁骨下动静脉经过第一肋骨前方。这些很重要的结构聚集的部位通常因刀伤、枪弹伤或者严重的挫伤损伤而危及生命。同时,也是临床上阻塞、灌注和手术治疗良性病损的常见部位。

颈后三角以胸锁乳突肌(SCM)后缘为前界、斜方肌前缘为后外界和锁骨中段上缘为下界构成。肩胛舌骨肌是重要的解剖标志,其斜越过颈后三角区,将其分成上方的枕三角区和下方的锁骨上三角区。这个三角区常被描述为两侧肌肉之间的区域。事实上,SCM 横跨斜方肌上方,覆盖于三角区向下直至 C4,甚至 C5 的横突(图 25.1)。SCM 与斜方肌的附着点宽度因人而异,因此该三角区可能狭窄到只剩一条裂缝。第一肋的倾斜度也不同:在细长的脖子上,锁骨下动脉可在锁骨上两个甚至三个手指宽的位置被寻找到;在短而肌肉发达的颈部,动脉并不会升至锁骨上方,其搏动只能在锁骨深部触及。副肋或肋带

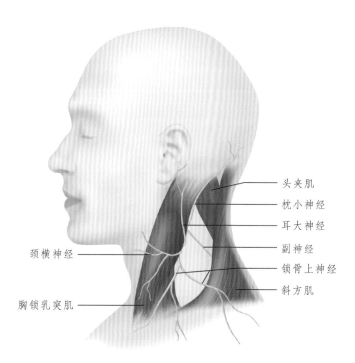

头夹肌

枕小神经

耳大神经

副神经

锁骨上神经

斜方肌

颈横神经

胸锁乳突肌

图 25.1 颈丛皮支和副神经在耳大神经上方 5~10mm 位置进入颈后三角,斜方肌和胸锁乳突肌间隔并没有像图示的那么大。

可挤压锁骨下动脉和臂丛分支及主干向上和向前移位(图 25.2)。

皮肤、颈阔肌和浅筋膜

颈后三角的皮肤活动度很大。颈阔肌是浅筋膜的主要内容物,它被覆在颈部广阔的区域,形成了薄层的肌肉结构,上至下颌骨下缘及下唇,下至胸大肌和三角肌筋膜。颈阔肌纤维通过纤维隔膜依附于皮肤,所以在惊恐时形成下唇下拉及皮下的斜嵴突出。皮肤的感觉受锁骨上神经支配(C3,C4),颈阔肌运动受面神经的颈支支配。皮肤和颈阔肌的血供都很充足,来源于肩胛上动脉和颈横动脉,上端血供还可来源于面动脉的分支。带有颈阔肌的大型皮瓣可以在颈深筋膜封套层表面翻起。

深筋膜有两个层次:封套层和椎前筋膜。封套层包裹 SCM 和斜方肌,并且形成薄且明显的半透明膜横跨其间的脂肪垫。耳大神经、颈横神经横越胸锁乳突肌时穿过封套层筋膜,副神经位于其深部。锁骨上神经穿过封套筋膜位置不恒定,穿过封套层后进入颈后三角区。

颈外静脉从封套筋膜的表面向下延伸至胸锁乳突肌下缘,然后在与颈内静脉和锁骨上静脉汇入形成头静脉前,于胸锁乳突肌下内角处穿过封套筋膜。此处受伤引起的空气栓塞是很危险的。术中需要快速地将头向下倾斜。

脂肪垫是由血管、淋巴管和疏松脂肪组织组成的,它占据了锁骨上窝的大部分区域。它的基部最为宽阔且位置最深。椎前筋膜在其深部。脂肪垫为其深面臂丛起缓冲作用,为锁骨下静脉和颈外静脉的弹性膨胀提供空间,并为修复后的臂丛提供新的血管。脂肪垫通常被颈横血管分隔成为两叶(图 25.3)。

副神经在胸锁乳突肌和斜方肌之间狭窄的间隙处穿过了脂肪垫前部的尖端。锁骨上神经从深处出现于胸锁乳突肌时,向下经过脂肪垫前方并发出分支。肩胛舌骨肌的中间腱在胸锁乳突肌后缘深面。肩胛舌骨肌中间腱被颈深筋膜封套层悬吊在第一肋骨上,因此肩胛舌骨肌的下腹横跨脂肪垫到达肩胛骨的上方,其上腹几近垂直连接于舌骨。

椎前筋膜覆盖前斜角肌以及组成后三角底面的肌肉。它伸出成锥形圆柱形结构环绕臂丛的分支及主干和锁骨下动脉。筋膜管与锁骨下的腋鞘相延续。膈神经、肩胛背神经、上肩胛骨神经及胸长神经在椎前筋膜深部(图 25.4 和图 25.5)。

组成颈后三角底面的肌肉

最上方的头夹肌和肩胛提肌分布在背部。然而,3 个斜角肌从前方通过颈后三角到达胸廓上方第 1、2 肋骨。斜角肌内侧支柱较明显时,可见一个较深的峡谷。

头夹肌(C2 和 C3)起于乳突和邻近的枕骨,平

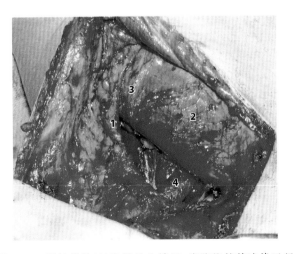

图 25.2　颈外静脉(1)和锁骨上神经、脂肪垫的前边缘已经从胸锁乳突肌(2)上分离开,颈横神经(3)横跨过胸锁乳突肌,还可见到肩胛舌骨肌(4)的下腹。

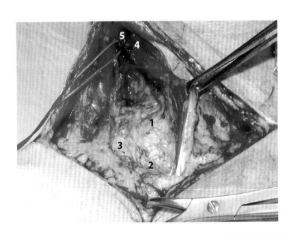

图 25.3　不同位置水平的肩胛舌骨肌。这张图片中肩胛舌骨肌下腹(1)是高于图 25.2 中的,颈部脂肪组织(3)被掀起来后,可以看到颈横动脉(2),在上方可以看到颈横神经(4)和耳大神经(5)。

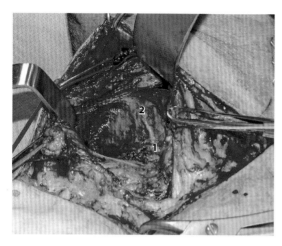

图 25.4 一例严重的颈丛牵拉伤病例,脂肪和肩胛舌骨肌已经切除,显示椎前筋膜和膈神经(2),神经被颈横动脉(1)跨越。

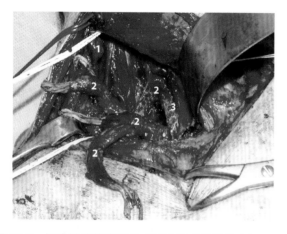

图 25.5 切除椎前筋膜显示 C5/C6 破碎的椎体(1),C7/C8/T1 的小支神经节和背根神经节(2)被撕脱出来,颈深动脉(3)经过 C7 及椎体上方,因为神经被撕开,因此,此处解剖关系是错乱的。

行于项韧带,下行至 C7 到 T3 棘突尖。

肩胛提肌(肩胛背神经,C5)起自寰椎和枢椎的横突及 C3~C4 横突后结节。这些纤维下行至上内侧肩胛骨侧缘。

后斜角肌(C6~C8)起自 C4~C6 横突后结节,在前锯肌结节后附着于第 2 肋的外表面。

中斜角肌(C3~C8)是最大、最长的斜角肌,它通过枢椎的横突和 C3~C7 横突后结节,附着第 1 肋上面的前斜角肌结节。

前斜角肌(C4~C6)附着于 C3~C6 的横突前结节并向下附着于第 1 肋上锁骨下动脉沟前面。锁骨

下静脉、肩胛动脉和颈横动脉在其前面通过。膈神经几乎垂直向下经过其前面。锁骨下动脉和臂丛的腹支在其后走行(图 25.6)。胸膜上膜和脊髓胸膜在其后内侧表面之上通行。椎动静脉位于发自 C6 的肌肉之下,在横突间孔中穿行。肌肉可能出现分叉以包绕锁骨下动脉,肌肉可能体积较大,且肌腱可能迂曲至动脉之后以形成一种陷窝。

第 1 肋骨

宽而扁平的第 1 肋骨的头部位于椎骨体,颈部和横突关节位于胸膜顶上方,该部分弯曲走行至肋软骨关节,最后至胸骨柄。健康的胸膜顶很容易从第 1 肋骨下方与第 1 肋骨的头颈部分离,但是在肋软骨连接处附着很紧。中斜角肌依附于肋骨的上后方。在中斜角肌的前方,第 1 胸廓神经及其下干走行在肋骨表面沟中。前斜角肌附着于另一个结节上,在结节后方有锁骨上动脉通过。在斜角肌结节前方,锁骨上静脉通过上肋骨表面。肋间肌附着于肋骨的边缘,颈胸廓神经节的下部分在肋骨头部、椎动脉旁边的深面(图 25.7)。

血管

锁骨下动脉右侧起于头臂干,但是左侧直接来源于主动脉干。该动脉可分为 3 个部分:前斜角肌

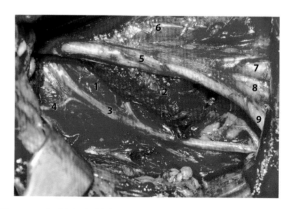

图 25.6 解剖出中斜角肌(2)后可见胸长神经(3)沿肩胛提肌(1)向下走行,肩胛背神经发出的交通支(4),臂丛神经上干(5)走行在前斜角肌(6)和中斜角肌(2)之间,臂丛神经上干(5)的前分支(7)、后分支(8)和肩胛上神经(9)走行在胸长神经的前方。

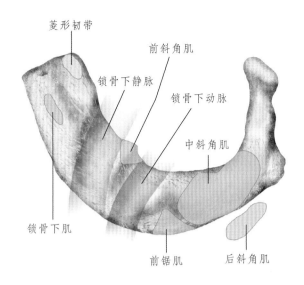

图 25.7　第 1 肋骨上方表面,显示了动静脉穿过位点和肌肉附着位置。

前方、深部及后部。第 2 和第 3 部分实际上是两侧的同一个地方。它们与 C7、C8 和 T1 的腹干、下干以及中干紧密相关。锁骨下动脉在第 1 肋骨下方成为腋动脉,并与锁骨后臂丛的分支密切相关(图 25.8)。在第 1 肋骨上用手指施加压力,可以阻断锁骨下脉的第 3 部分。这一方法在拿破仑战争时期被成功用于高位截肢的治疗,并现今仍作为腋深静脉出血急救的最佳方法。

重要分支供应后三角的血供,为上颌动脉阻塞提供了很重要的旁通路。

甲状颈干起源于锁骨下动脉的第 1 部分,短且宽,紧邻前斜角肌的内界,分为甲状腺下动脉、肩胛

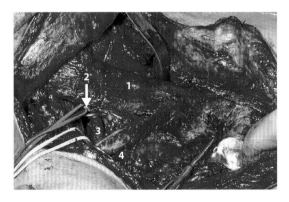

图 25.8　经锁骨暴露被肿瘤包绕的右侧椎动脉 (见参考文献),(1)为胸锁乳突肌,在切除前斜角肌后显示出了(2)膈神经和(3)锁骨下动脉,在锁骨下方可见锁骨下静脉(4)。

上动脉和颈横动脉。颈横动脉分为颈浅动脉和肩胛背动脉。分支穿过脂肪垫成为上干和中干。颈深动脉源起肋颈干分支,通常来源于锁骨下动脉的第 2 部分。它通过中干和下干之间。肩胛上动脉流经膈神经和前斜角肌前方,在颈内静脉和锁骨下静脉后方并平行于锁骨后方通过。这一巨大静脉在紧急骨切除手术中需要小心结扎。

变化是很常见的。这些血管经常在闭合性牵拉伤中破裂。在术后和损伤后,血管内皮纤维化,在放疗后变窄、变脆。

自三角区及其内容物回流的静脉汇入深静脉,与动脉伴行;来自皮肤和颈阔肌的浅静脉大部分终止于颈外静脉。左侧的胸导管和右侧的右淋巴导管在三叉状连接处进入头臂静脉。

颈后三角的神经

枕小神经(C2)、耳大神经(C2~C3)和颈横神经(C2~C3)是很重要的标志。尽管在胸锁乳突肌深面,他们在副神经后方走行。枕小神经经过副神经前方,在胸锁乳突肌后缘上行。耳大神经和颈横神经从后到前环绕胸锁乳突肌,穿过其表面。锁骨上神经(C3~C4)在颈后三角处汇成主干,位置大约在颈横神经尾部 5mm、脂肪垫前方,以及颈外静脉后侧方。内、中、外锁骨上神经形成后,穿过深筋膜,支配颈后三角皮肤以及更远的区域。术中损伤可能会造成很严重的术后疼痛。

膈神经起自 C4 腹支及部分 C3 和 C5。该神经在前斜角肌侧缘形成,并基本垂直于其前面通过。它向前斜角肌下内界倾斜,通过甲状颈动脉和肩胛上动脉、IJV 以及左边的胸导管的后方。膈神经可能因上方主干断裂所致的纤维化偏离轨道,婴儿时期的术中损伤导致危及生命的半膈瘫痪。

副神经在深面经过胸锁乳突肌(图 25.9)。耳大神经是暴露副神经的关键。副神经经常以主干的形式出现,位置大概在耳大神经穿出包绕胸锁乳突肌的点再往头侧方向的 5~10mm 处。副神经横穿脂肪垫尖,在封套筋膜下方走行,与表层淋巴结接近。副神经的一个分支位于 SCM 深面或者越过它,最终抵达斜方肌最上层纤维。神经以一种独特的弯曲方式

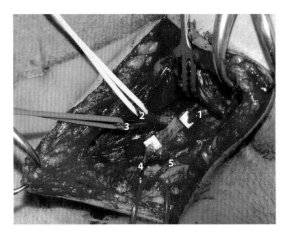

图 25.9　在耳大神经(2)和颈横神经(3)头侧 5~10mm 处,副神经(1)出现在胸锁乳突肌深面,此神经于 15 个月前在淋巴活检时被横断,远侧端(4)已经萎缩,进入最上方的斜方肌的分支(5)亦被解剖出来。

在斜方肌和封套筋膜深面经过。颈丛(C3~C4)的感觉支在锁骨上方加入副神经。

臂丛:前主支、主干和分支

前主支通过前斜角肌和中斜角肌间的裂隙进入颈后三角。C5 基本垂直向下,其他分支以更大的倾斜度进入颈后三角,T1 向上绕过第 1 肋颈部,经胸膜、椎动脉和锁骨下动脉第 1 部分向后走行。C5 和 C6 形成了上干,中干是 C7 的延续,C8 和 T1 组成下干。三条主干两两在前而不是并行,锁骨下动脉在其前内侧走行。上干在锁骨上不同层面分岔;后分支总是比前分支大。中干和下干的分支在锁骨深部。上干及其分支在锁骨下脉搏后侧方可扪及。

三个重要的神经起源于锁骨上分支颈丛:

1.肩胛背神经走行于 C5 之后,通过中斜角肌之后,在肩胛提肌后终止于菱形肌之前。

2. 胸长神经由 C5 和 C6 分支组成,时常也有 C4 和 C7 分支。这些神经的连接点位于中斜角肌的深面,神经在颈后三角的底面上向后外侧穿行支配肌肉,直达肩胛上神经。第 1 肋骨上的手术有损伤胸长神经的风险。

3.肩胛上通常来源于上支主干,它侧面穿行到达脂肪垫、斜方肌,直到肩胛上结节。总之,在短粗的颈部患者中,神经位于锁骨之后,在三角中容易看到及触摸到。

颈后三角的暴露

实施安全可靠暴露的一些简单原则:

1.仰卧位,半坐位,头上抬 30°,颈部在中性旋转位伸展。

2.皮肤准备包括耳垂以及颌骨下区域,直到锁骨下,要超过中线并要达到斜方肌后。整个肩胛骨、肩峰、肩锁关节和胸锁关节都包括在内(图 25.10)。

3.器材包括双极电凝和神经刺激器。对于牵引钩,Jolls 甲状腺牵引钩、窄可伸展牵引钩及窄 Deavers 牵引钩均可用;有齿自动牵引钩有危险。有色塑料吊挂有助于标记和牵引神经。

4.技术上不能进行钝性分离。必须用手术刀或者末端钝的剪刀。

5.切口沿锁骨上方横断,抬高颈阔肌及皮肤。紧急情况下,切口在锁骨表面上,远隔中线外走行至斜方肌褶皱。为暴露上主干,切口应更短,大概在锁骨上两指宽处。

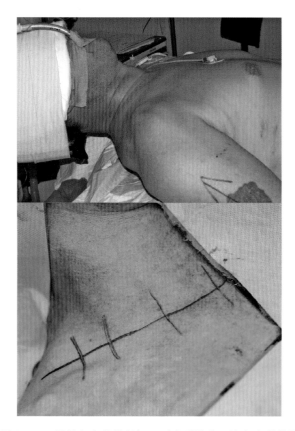

图 25.10　锁骨上方的横行切口可达到臂丛,注意患者的体位及切口线。

• 暴露胸锁乳突肌前面,沿着颈横神经和耳大神经。副神经在耳大神经融合处向头侧 5~10mm。

• 如果通过窗口暴露更深处的结构,则要通过 EJV(在后)和 SCM 后缘(在前)之间的平面。这样保护了在侧面的锁骨上神经。

• 解剖分离脂肪垫,如果锁骨下动脉或腋动脉已阻塞,就必须保留颈横血管。

• 肩胛舌骨肌标志了深度。结扎或掀起均可分离。

• 暴露椎前筋膜:椎前筋膜包绕着前斜角肌,垂直走行的膈神经在前斜角肌的前面,椎前筋膜覆盖前中斜角肌之间"峡谷"中的锁骨下动脉的分支及主干。

• 锁骨下动脉的暴露需要小心地分离其与第 1 肋骨附着的前斜角肌。锁骨下动脉走行在肌肉前方是少见的,更少见的是穿过肌肉走行。窄且可伸展的牵引钩是较为实用的。

致谢

图 25.1 由 Amanda Williams 绘制。

图 25.2 至图 25.10 摘自 *Surgical Disorders of the Peripheral Nerves*,2011 年第 2 版,经由英国施普林格出版公司许可。

（汪伟明　译　蔺新春　校）

参考文献

Birch R. *Surgical Disorders of the Peripheral Nerves*. 2nd ed. London: Springer-Verlag, 2011: 231–302, 375–428.

Camp SJ, Birch R. Injuries to the spinal accessory nerve – a lesson to surgeons. *Journal of Bone and Joint Surgery*. 2011; 93B: 62–7.

第 26 章

胸廓出口

Vishy Mahadevan

引言

对胸廓上口相关解剖的认知是全面理解头颈部解剖的一部分。这也是正确理解及合理处理"胸廓出口综合征"系列疾病的必要条件。胸廓的上口即为胸腔的上界,位于颈部与胸腔的交界处,如果用临床术语来定义的话则称之为"胸廓出口"(必须要说明的是,在解剖术语中该区域也被称为"胸廓入口")。在这一章节中,"胸廓出口"这一称谓将运用于临床,因此该术语同义于"胸廓的上方出口"。胸廓出口中穿过很多从颈部下行至胸腔的解剖结构,也有一些解剖结构从胸腔上行至颈部。在"胸廓出口综合征"中,需要特别注意的解剖结构是锁骨下血管以及臂丛。有两个解剖结构是认知"胸廓出口综合征"解剖基础的关键,分别是前斜角肌及第1肋骨。

在这一章节中,首先大体描述胸廓出口的骨性轮廓,然后详细认知第1肋骨、斜角肌群以及从第1肋骨上方跨过进入腋窝的神经血管结构。应强调这些神经血管结构可能会在多个位点及方向上被异常压迫。

胸廓出口的解剖

胸廓的上孔,也被称之为胸廓出口,位于颈胸交接处。该处及其紧邻的结构为颈根。胸廓出口中有许多解剖结构穿行,其中有一些是从颈部下行至

胸腔的,也有一些从胸腔上行至颈部(图26.1)。在"胸廓出口综合征"的解剖范畴中,重要的解剖结构有:①从颈部至腋窝的锁骨下动脉;②位于腋静脉近中端的锁骨下静脉;③臂丛,其下干易受侵犯。胸廓出口在外形上是肾形的(图26.2),最大宽度为10~12cm,而在正中平面的前后向宽度为5~6cm。胸廓出口的界限(图26.2)如下:从任何一个面来看,胸廓出口均被第1肋骨及肋软骨的内侧面环绕;胸廓出口的后侧界限是第1胸椎体部的上表面;前方界限

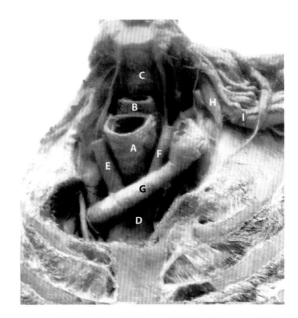

图26.1 解剖显示穿过胸廓出口的结构(前面观)。锁骨以及胸骨柄被去除。A,气管;B,食管;C,脊柱;D,主动脉弓;E,头臂干;F,左侧颈总动脉;G,左侧头臂静脉;H,左侧前斜角肌;I,跨过第1肋骨的左侧锁骨下动脉。

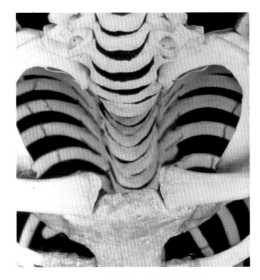

图 26.2　胸廓出口的骨性边界。

是胸骨切迹,其为厚而有凹口的胸骨柄上端。因为第 1 肋骨的倾斜,胸廓出口的平面不是水平的,而是向前下倾斜。也就是说,胸骨切迹的水平位置比第 1 胸椎的上平面要低。

术语"胸廓出口"以及"胸廓出口综合征"由 Rob 和 Standeven 在 1958 年提出。胸廓出口综合征包括一系列症状,主要由在胸廓出口以及邻近区域非正常或持续地压迫神经血管导致的。在严格的解剖学定义中,术语"胸廓出口"指的是左右第 1 肋骨及胸骨切迹环绕的区域。然而,在胸廓出口综合征涉及的解剖范畴中,"胸廓出口"的定义包含了许多局部解剖结构,远远超过了解剖定义的本身。

穿过胸廓出口的结构

胸廓出口的中央由食管及气管占据。气管位于食管的前方,紧贴胸骨切迹。在该水平面上,食管紧邻脊柱的前方。在食管及气管的两边,有对应的迷走神经及膈神经(图 26.1)。由下而上穿过胸廓出口的解剖结构有:①左侧的颈总动脉及锁骨下动脉,二者均位于食管及气管的左侧;②头臂干,位于食管及气管的右侧。由上而下穿过胸廓出口的解剖结构为左右侧的头臂静脉。任一侧的头臂静脉在对应的胸锁关节后方形成,由同侧的颈内静脉及锁骨下静脉汇合而成。在进入上纵隔时,左侧的头臂静脉走行向右侧倾斜,并与稍短的右侧头臂静脉汇合,形成上腔静脉(图 26.1)。在胸廓出口左右侧的后外区域,

穿行的是交感神经链及第 1 胸神经前支,位置紧贴第 1 肋骨颈部前方。第 1 胸神经前支参与形成臂丛的下干(图 26.3)。

由下而上穿过胸廓出口左侧的是胸导管以及左侧喉返神经。

在胸廓出口综合征涉及的解剖范畴中,那些支配上肢的神经血管非常重要。这些解剖结构包括:锁骨下动脉、锁骨下静脉以及臂丛(图 26.4)。锁骨下动脉以及臂丛在前中斜角肌之间狭窄的间隙汇合,而锁骨下静脉在前斜角肌上方走行,直至跨过第 1 肋骨进入腋窝。这些解剖结构,无论是单独一个或者是多个一起,都有可能受到异常压迫,从而导致胸

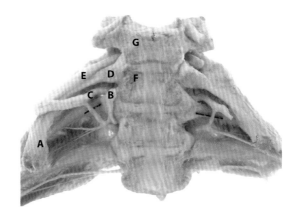

图 26.3　从后外方(右侧)穿过胸廓出口的结构。A,第 1 肋骨;B,交感神经链;C,第 1 胸神经(T1)前干;D,第 1 肋骨头部;E,第 8 颈神经前干;F,第 1 胸椎;G,第 7 颈椎。

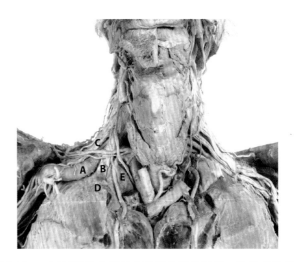

图 26.4　解剖显示右侧斜角肌群以及跨过第 1 肋骨的神经血管结构。A,锁骨下动脉;B,前斜角肌;C,臂丛;D,第 1 肋骨;E,右侧肺尖。

廓出口综合征。因而,胸廓出口综合征可以分为神经性、动脉性、静脉性或者几种合并。临床检查中,如果加上正确的神经血管检查便能够快速诊断。

理论上说,胸廓出口的神经血管压迫可能发生在 4 种可能的解剖水平上。从近中开始,这 4 种水平陈述如下:

1.肌间沟(前斜角肌与中斜角肌之间)。

2.胸-肋-脊柱间隙(例如:因"颈肋"或者"颈带"等先天畸形导致)。

3.肋-锁间隙(第 1 肋骨与锁骨中 1/3 之间,神经血管结构从中穿过至腋窝)。

4.肩胛骨喙突-肱骨头间隙(位于胸小肌层面)。

第 1 肋骨

在所有的肋骨中,第 1 肋骨弯曲的角度最大,同时也是最短的(图 26.5)。它的干平且宽,具有上下两个平面,该两个平面由内外边界划分。第 1 肋骨的后方终点称为"肋骨头",通过肋骨头与第 1 胸椎体形成稳定的滑膜关节。从肋骨头开始向后外方延伸,最开始可见狭窄的颈部,再向外延续便是肋骨体

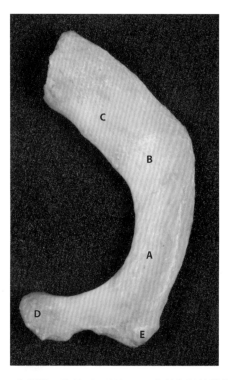

图 26.5　右侧第 1 肋骨(上面观)。A,中斜角肌的附着面;B,锁骨下动脉沟;C,前斜角肌附着面;D,肋骨头;E,肋骨结节。

部。肋骨体部的前方终点与肋软骨相连,而肋软骨与胸骨柄形成原发的软骨性关节,该关节实际上是固定的。在第 1 肋骨外表面的颈部与体部相接处,可见一个明显突出的结节。该结节与第 1 胸椎的横突形成了一个稳定的滑膜关节。

第 1 肋骨体部的上平面存在一个浅而明显的沟,由内侧边界向外侧边界走行(图 26.5)。锁骨下动脉与臂丛的下干贴在该沟的上方走行,跨过第 1 肋骨并进入腋窝。在该沟的后外方,肋骨体部的上平面存在一个相对大的四边形区域,中斜角肌便附着在此(图 26.4 和图 26.5)。前斜角肌附着在斜角肌结节以及与其相邻的肋骨上平面上。斜角肌结节是一个由肋骨内侧面向内突出的小三角形结构,大约位于肋骨后方终点向前走行 2/3 处。在第 1 肋骨上方,在前斜角肌附着位点的前方,便是锁骨下静脉。与第 1 肋骨体部内侧面相邻的是一块纤维网,位于胸膜顶的上方,被称为胸膜上膜。

如果在没有"颈肋"或"颈带"等畸形的情况下出现了胸廓出口综合征,部分切除第 1 肋骨可能是解除胸廓出口压迫的最佳选择。其原理为,切除第 1 肋骨的中间段可以有效增宽肋锁间隙。另外,当斜角肌从肋骨的附着点解离后,由斜角肌导致的压迫症状(假设由斜角肌肥大引起)也可以减轻。为解除胸廓出口综合征,切除第 1 肋骨主要包括第 1 肋骨中 1/3,而第 1 肋骨的后 1/3(包括肋骨头、肋骨颈以及结节)及肋骨的前部终点和第 1 肋软骨均保留完整。在切除中 1/3 之前,前斜角肌及中斜角肌必须小心地从上平面上解离下来,操作过程中必须要小心不能伤及锁骨下血管及臂丛。另外,肋间肌及前锯肌的第 1 指状突起的附着必须要从第 1 肋骨的外侧面上剥离。胸膜上膜必须从第 1 肋骨内侧界面上的附着点上游离,必须要小心不能伤及其下的胸膜顶及肺脏。在第 1 肋骨切除过程中另外一个易伤及的解剖结构是膈神经,膈神经紧贴着前斜角肌的前面走行。

斜角肌

与其他颈部肌肉一样,斜角肌群也是对称地分布在颈部中线的两侧。斜角肌群组成了两侧的椎前

侧肌群，被颈深筋膜的椎前筋膜覆盖。在颈部任一侧，斜角肌群由前斜角肌、中斜角肌及后斜角肌组成（图 26.4）。斜角肌为扁平状，起点较窄，位于颈椎的横突，向下外侧走行附着于肋骨上方。前、中斜角肌附着于第 1 肋骨体的上面，而后斜角肌附着于第 2 肋骨的上外面。前斜角肌以肌腱的形式起始于第 3、4、5 以及第 6 颈椎的前结节，向下外走行附着于第 1 肋骨的斜角肌结节及邻近的肋骨上面。中斜角肌起始于几乎所有颈椎的后结节，肌肉的起始端融合形成一整块，附着于第 1 肋骨的上面，占了相当大的区域（图 26.4 和图 26.5）。后斜角肌起始于较低位的 2 个或 3 个颈椎的后结节，细长的肌肉跨过第 1 肋骨的体部，深入至前锯肌的第 1 指状突起，并与第 2 肋骨相连。

术中对胸廓出口综合征的解压可以通过以下 2 种方法：①锁骨上路径；②经腋路径。前斜角肌切开术（分割前斜角肌）以及切除异常的颈肋或颈带最好采用锁骨上路径。另外，如果有切除第 1 肋骨的适应证，那么经腋窝路径是最安全及最有效的方法。

（吴晓珊　译　翁新春　校）

参考文献

Dorazio RA, Ezzet F. Arterial complications of the thoracic outlet syndrome. *American Journal of Surgery*. 1979; 138: 246–50.

Janssen F, Niblett PG, Raji E, Thompson JF. The thoracic outlet syndromes. *Vascular Medicine Review*. 1995; 6: 215–25.

McMinn RMH. *Last's Anatomy: Regional and Applied*. 9th ed. Edinburgh: Churchill-Livingstone, 1994.

Pollak EW. Surgical anatomy of the thoracic outlet syndrome. *Surgery, Gynecology, and Obstetrics*. 1980; 97–102.

Rob CG, Standeven A. Arterial occlusion complicating thoracic outlet compression syndrome. *British Medical Journal*. 1958; 2: 709–12.

Roos DB. The place for scalenectomy and first rib resection in thoracic outlet syndrome. *Surgery*. 1982; 92: 1077–85.

Roos DB. Transaxillary first rib resection for thoracic outlet syndrome: Indications and techniques. *Contemporary Surgery*. 1985; 26: 55–62.

Sellke FW, del Nido PJ, Swanson SJ. *Sabiston and Spencer's Surgery of the Chest*. 8th ed. Philadelphia: Saunders Elsevier, 2010.

Urschel Jr HC, Kourlis Jr H. Thoracic Outlet Syndrome – A 50-year experience at Baylor University Medical Center. *Baylor University Medical Center Proceedings*. 2007; 20: 125–35.

颈椎

第 27 章

Hitesh Dabasia，Jason Harvey

引言

　　颈椎手术成功的关键在于详细的计划,这包括全面理解相关外科解剖知识,也就是说,既要理解骨性脊髓及其上覆结构,也需理解所选择的手术入路与它们的关系。

　　本章将介绍骨性解剖的主要特点,并描述前路和后路手术方式各自的相关解剖。颈椎手术的解剖风险也将被讨论。

骨性解剖

　　颈椎由 7 个椎骨组成,其中 4 个为典型的椎骨,3 个为非典型的椎骨。

典型椎骨的解剖

　　典型的椎骨为 C3~C6,由一个椎体和一个椎弓组成,椎弓是由椎弓根和椎板形成的位于后外侧突起物(图 27.1)。在每个椎体的上部有一个在后外侧的骨性突起,称为钩或钩突。其与上位椎体的下部,共同形成"钩椎关节"或"Luschka 关节"。侧块的上下两面形成滑膜关节,并被纤维囊包绕。关节面与水平面呈 45°的倾斜。椎体侧面是两个突起,一个在前,一个在后,形成横突。横突包含一个供椎动脉走行的孔。C3~C6 的棘突通常分叉。

非典型椎骨

　　C1、C2 和 C7 椎骨被认为是非典型椎骨。C7 椎体虽然与典型的颈椎体相似,但有一个较长的、不分叉的棘突和一个可能存在但不含有椎动脉的横突孔。

　　C1 椎(寰椎)和 C2 椎(枢椎)在外观上是独特的(图 27.1)。C1 没有椎体和棘突。它包括了一个短的前弓、较长的后弓和一组侧块组成的环状结构。椎动脉和 C1 神经根在其上表面沟内走行。

　　C2 椎骨的特点是有一个长的棘突和被称之为"齿突"或"齿状突"的起自椎体的骨性突起。齿状突与寰椎的前弓形成关节。C2 的横突孔向上、向外走行,从而使其内走行的椎动脉能达到更加外侧的 C1 横突孔。此处椎管的管径在颈椎中是最大的。

神经解剖

　　颈神经有 8 对,除第 8 颈神经通过 C7 和 T1 之间的孔穿出外,其他每支均从相应椎骨上方穿出椎管。椎间孔的边界,上下为椎弓根,后为小关节,前为钩椎关节和椎间盘组成(图 27.1)。出椎管的颈神经在其相应椎弓根上方通过。这与胸椎和腰椎不同,胸椎和腰椎出椎管的神经从相应椎弓根下方通过。

颈椎手术的解剖考虑

前路手术

　　颈椎前方的结构被覆盖在其上的筋膜层分成很多的区域。理解这些筋膜层是通晓颈椎前路手术的基础。在进行前路手术时,不同的手术平面部位遇到

(a)

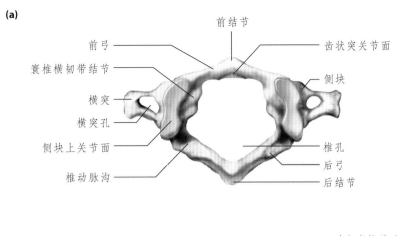

前结节

前弓

寰椎横韧带结节

横突

横突孔

侧块上关节面

椎动脉沟

齿状突关节面

侧块

椎孔

后弓

后结节

(b)

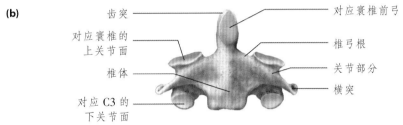

齿突

对应寰椎的上关节面

椎体

对应 C3 的下关节面

对应寰椎前弓

椎弓根

关节部分

横突

(c)

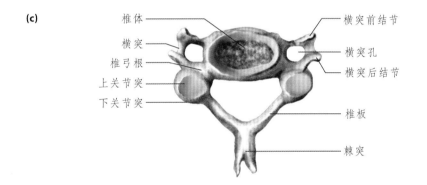

椎体

横突

椎弓根

上关节突

下关节突

横突前结节

横突孔

横突后结节

椎板

棘突

(d)

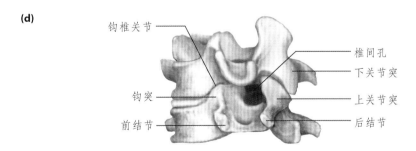

钩椎关节

钩突

前结节

椎间孔

下关节突

上关节突

后结节

图 27.1　(a)C1 椎骨(寰椎)。(b)C2 椎骨(枢椎)。(c)典型的颈椎。(d)两个典型颈椎间的关节显示出椎间孔和钩椎关节。

的结构是不同的。在中线浅表可触及的体表标志可作为深层颈椎平面的有效标记：舌骨(C3 椎骨)、甲状软骨(C4/C5 水平)与环状软骨(C6 椎骨)。我们依旧建议使用术中成像来帮助确定所需的平面。

　　筋膜层可分为颈浅筋膜和颈深筋膜。颈深筋膜有 3 个主要的层次：封套筋膜、气管前筋膜、椎前筋膜，外加颈动脉鞘。"主要"的和常用的颈椎前路手术是由 Robinson 和 Smith 提出的，后来经 Southwick 和 Robinson 进行了改良。手术通过外科解剖这些筋膜层以使 C3 到 T1 的手术区得到充分的暴露(图 27.2)。

　　浅筋膜是从下颌下缘向下延伸达胸大肌和三角

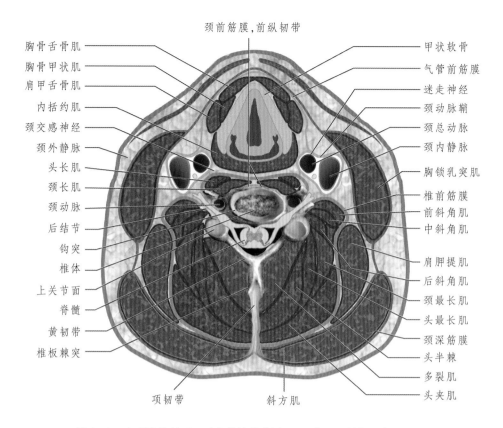

图 27.2　中颈椎横断面显示出关键筋膜层，以及前、后、外侧毗邻的结构。

肌的薄而扁平的结构，其中包含颈阔肌。颈阔肌通常与纵向纤维一同的分裂。如在此层遇到颈外静脉可使之流通或结扎在封套筋膜中，另有胸锁乳突肌和斜方肌包绕封套筋膜。

胸锁乳突肌是一个突出且重要的可触及体表标志。斜向走行，它起于乳突，斜向前下走行，分两头，分别止于胸骨柄和锁骨头，并形成颈前三角和颈后三角的边界。胸锁乳突肌由副神经的脊髓部分支配，副神经大约在乳突下方 3cm 进入肌肉。沿此肌前缘切开筋膜，小心地松解此肌的上下面并确保止血良好（图 27.3）。如果解剖手术切口平面超出此肌的内缘时，有损害副神经的危险，因为副神经在肌肉后缘下端 1/3~1/2 处穿出肌肉。我们建议使用钝性的手指分离以达此深部平面。

颈动脉鞘内的颈动脉此时应该是可触摸到并且可见。颈动脉鞘与颈部的筋膜层密切相关；向前外与封套筋膜融合，向前内与气管前筋膜融合，向后与椎前筋膜存在疏松连接。继续使用钝指沿颈动脉鞘的内侧缘解剖暴露以通过气管前筋膜分离暴露（图 27.4）。

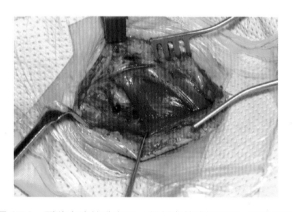

图 27.3　覆盖在胸锁乳突肌上的封套筋膜被暴露。带状肌被拉向中线，肩胛舌骨肌斜向穿过手术区域。在手术钳下，被暴露的胸锁乳突肌（在图片的底部）。

在向外牵拉胸锁乳突肌和颈动脉鞘，向内牵拉食管、气管和带状肌后，颈椎的前表面可以被暴露出来（图 27.5）。重要的是向内侧牵拉时需要保持轻柔，这样可减少对食管的意外伤害。椎前筋膜覆盖前纵韧带和椎体两侧的颈长肌（图 27.6）。这一层可以用小壳体解剖器钝性分离。通常在这个时候，外科医师会使用术中成像来确认暴露的手术平面是正确

图 27.2 标注：

左侧：胸骨舌骨肌、胸骨甲状肌、肩甲舌骨肌、内括约肌、颈交感神经、颈外静脉、头长肌、颈长肌、颈动脉、后结节、钩突、椎体、上关节面、脊髓、黄韧带、椎板棘突

上方：颈前筋膜,前纵韧带

右侧：甲状软骨、气管前筋膜、迷走神经、颈动脉鞘、颈总动脉、颈内静脉、胸锁乳突肌、椎前筋膜、前斜角肌、中斜角肌、肩胛提肌、后斜角肌、颈最长肌、头最长肌、颈深筋膜、头半棘、多裂肌、头夹肌

下方：项韧带、斜方肌

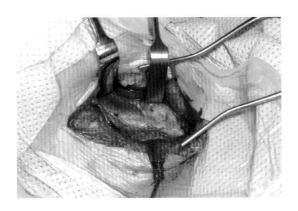

图 27.4　被暴露位于胸锁乳突肌深面的颈动脉。通过气管前筋膜进行进一步的解剖。(注意,肩胛舌骨肌已被分开并向外侧牵拉。)

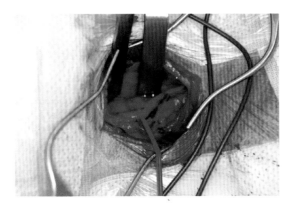

图 27.5　解剖达颈椎前方,颈动脉被牵拉向外。

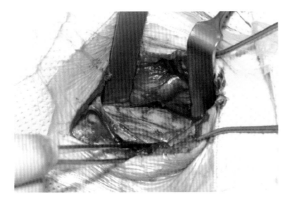

图 27.6　钝性分离气管前筋膜后,椎体前方和椎间盘被暴露于手术野中。

的。在骨膜下提起两边的颈长肌以提供进一步的暴露(图 27.7)。颈长肌从寰椎延伸达第三胸椎并分节段地接受脊神经前支的神经支配。注意不要太向外侧牵拉,特别是在椎间盘水平,因为这可能会损伤椎动脉。这样做也有助于避免损伤在颈长肌上走行的

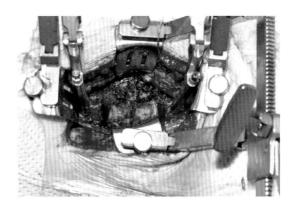

图 27.7　使用合适的牵引系统,能达到良好的暴露。颈长肌被提起并在外侧显露。在行两个节段的椎体切除术前,椎间盘已被切除。

横突水平颈交感神经丛,损伤此结构可导致术后霍纳综合征的发生。

喉返神经是颈椎前路手术中可能被潜在损伤的结构。我们已经在第 22 章详细介绍了左、右喉返神经的不同解剖走行。因为左、右侧神经差异的解剖走行和右侧神经可能存在的解剖变异,使得右侧入路的损伤风险更大,所以一些医师提倡左侧入路。而文献中并没有证据支持这种观点。

在 C3 水平手术暴露时可能会遇到甲状腺上动脉——颈外动脉的第一分支。务必注意,喉上神经常与之紧密伴行。暴露下段颈椎时可能会遇到甲状腺下动脉。通过左侧入路到达颈胸交界处可能损伤胸导管。胸导管是主要的淋巴管结构,较小的淋巴液引流入其内。胸导管在胸廓内垂直走行,在食管左侧,而后在左颈总动脉、颈内静脉和迷走神经的后方弯曲汇入左颈内静脉和锁骨下静脉的交界处,或者汇入他们两者之一,继而汇入体循环。

后路手术

颈椎后部由浅至深被纵向的肌肉组织所覆盖。两个重要可触及的体表标志是枕外隆凸和 C7 棘突。

项韧带是一个中线上的纤维弹性结构,起自枕外隆凸并插入 C7 棘突尖。其将中隔向下延伸至各个颈椎的棘突并与颈深筋膜的封套筋膜融合。在临床上,颈椎的项韧带同等于棘上韧带,实际上,项韧带是人类退化的结构。

颈后肌肉组织分为 3 层(图 27.2)。浅层肌肉是斜方肌并覆盖整个颈椎。斜方肌起源广泛,从枕外

隆凸、上项线,向下至 C7~T12 的棘突。它由脊副神经和 C3、C4 颈神经支配。中间层由头夹肌组成,头夹肌是起自项韧带和 C7~T3 棘突的扁平肌肉。它向外附着于枕骨。在这下面的是深层肌肉(头半棘肌、颈半棘肌、多裂肌、长短回旋肌)。

颈椎后部通过中线切口。保持锐性皮下解剖以到达斜方肌上的封套筋膜是重要的。我们推荐使用电凝来切割该筋膜并保持在中线两边项韧带相对无血管平面的解剖(图 27.8)。从棘突处的骨膜下作为整体牵拉起椎旁肌,然后从椎板和侧块上剥离以提供完全的暴露(图 27.8 和图 27.9)。黄韧带是连接相邻椎板的成对结构,从中线向外延伸至关节囊。黄韧带下面是脊髓,因此务必小心解剖这条韧带。

因为其手术关联,所以清楚地了解 C1 和 C2 椎骨后方周围的解剖结构是重要的。在我们前面叙述过的肌肉层之中,此区域包含了 4 块肌肉的深组(头后大直肌、头后小直肌、上斜头肌和下斜头肌)。这些肌肉构成了"枕下三角"区域的边界。需要知道在这个三角区域中最重要的结构是椎动脉。椎动脉在出 C1 横突孔后沿 C1 后环向内侧中间走行,然后在距中线约 1.5cm 处穿过寰枕后膜。两支皮神经分别在侧面穿过手术区域,枕大神经和第三枕神经,即 C2 和 C3 的主要后支。因此,过度向外侧牵拉会使这些结构有受伤的危险。

解剖风险

深入了解颈椎周围的解剖结构,将有助于外科医师识别和绕过潜在的解剖风险。仔细进行术前计划是十分重要的,这必须要永远重复强调。这包括

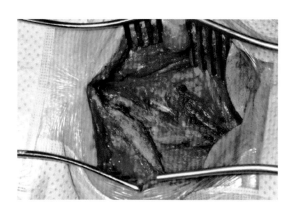

图 27.8 表面解剖后,覆盖在椎旁肌肉上的封套筋膜被暴露出来,项韧带位于中线区。

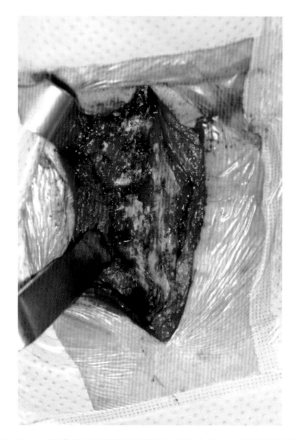

图 27.9 椎旁肌肉骨膜下解剖后,暴露出位于中线下层的棘突、椎板和互相连接的黄韧带。

运用可获得的成像来评估关键解剖结构的位置,为每一位患者选择最合适的手术步骤和手术入路,以及确定最佳的患者体位。前、后入路的主要危险是椎动脉。其他的潜在风险是喉返神经(已在第 22 章讨论)和食管。

椎动脉:解剖

在颈椎手术中,损伤椎动脉是罕见的,其在前路手术的报道中发生率为 0.3%~0.5%。损伤的后果是灾难性和潜在致命的。椎动脉起自锁骨下动脉第 1 段,走行于颈长肌和前斜角肌之间。它可被分成 4 个解剖段:V1 是近心段,从锁骨下动脉到进入 C6 横突孔;V2 段从 C6~C1 横突孔内走行;V3 段从寰椎弓到枕骨大孔;V4 段是最后的部分,是与对侧椎动脉汇合成基底动脉前的部分。

前路手术

在前路手术中,V2 段是最容易被损伤的。钩椎

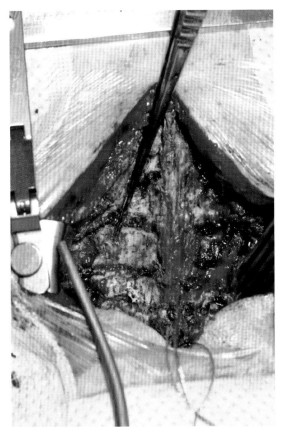

图 27.10　暴露至中线两侧,显示出后颈椎至侧块区域。

关节提供了可靠的术中标志,V2 段在其外侧走行。横突孔与这些关节内侧缘的距离<6mm,因此应该限制神经孔减压的程度。另外需要重视的是,V2 段在C6 到 C3 的椎间孔中是逐渐向内,同时在这些节段之间由相对在前向相对在后走行。

使用椎间盘间隙撑开会使钩椎关节打开 3~6mm,大意的操作可能会损伤椎动脉。重要的是要记住,在 C6/C7 水平,椎动脉位于横突孔外,当超过颈长肌向外侧解剖这一水平区域时,则有伤害此动脉的风险。

后路手术

后路手术中,置入 C1/C2 关节钉时会使椎动脉处于最大的风险中。因为该动脉在 C2 侧块水平向外侧弯曲,所以,椎动脉可因太低或太靠外侧的螺钉轨道所损伤。据报告所知,该损伤的发生率为 4.1%~8.2%。如前面所强调的,C1/C2 水平的后路手术容易造成椎动脉损伤。另一种在这一水平可选的手术固定技术,比如由 Harms 所普及的,涉及 C1 侧块和C2 椎弓根钉棒固定结构,使用更偏向内侧的螺钉轨道可能可以降低损伤的风险。然而,应注意 C1 侧块螺钉固定处与椎动脉从 C2 横突孔出来的位置非常接近。注意,在穿过寰枕膜之前,C1 处的椎动脉在后弓的沟内向后内走行。有人建议,解剖应保持在环后面的中线 12mm 以内,以及上面的中线 8mm 以内,以避免损伤。下颈椎可用侧块螺钉来稳定,因为该方法对椎动脉损害来说是相对安全的。

解剖变异

尽管术者遵循了常用的技术,但解剖变异的存在仍可引起医源性损伤。记载的解剖变异率从下颈椎的 2.3%上升到寰枢椎的 20%。当椎动脉存在不正常的弯曲走行时,前路手术中使用的正常标志钩椎关节,也不能够充分可靠地预防损伤。报道称,高达20%的患者存在扩大的 C2 椎体沟,并延伸至椎弓根和侧块。椎动脉弯曲点也可能是异常的,比如它行经 C1 的后弓而不通过 C1 的横突孔。影像学研究已经证明,18%的人群至少在一侧存在高位的 C2 横突孔,这使 C1/C2 关节固定时有潜在损伤椎动脉的风险。

通过仔细评估术前的 CT 扫描和 MRI,以辨认椎动脉的位置及其与骨性标志和周围结构的关系,可以最大限度地减少椎动脉损伤的风险。当正常形态已不复存在的情况下,如在处理感染、肿瘤和类风湿关节炎时,额外的动脉成像还是有价值的。

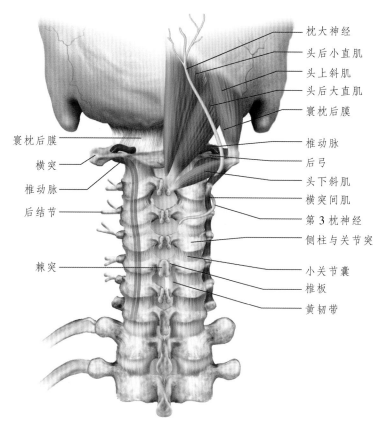

枕大神经
头后小直肌
头上斜肌
头后大直肌
寰枕后膜
寰枕后膜
横突
椎动脉
后结节
椎动脉
后弓
头下斜肌
横突间肌
第 3 枕神经
侧柱与关节突
棘突
小关节囊
椎板
黄韧带

图 27.11　图示为后颈椎的深层肌肉及其与向寰枢和寰枕水平上升的颈动脉的关系。

（王锡阳　肖骁 译　翦新春 校）

参考文献

Heller JG, Pedlow Jr FX, Gill SS. Anatomy of the cervical spine. In: Clark CR and The Cervical Spine Research Society. (Ed.). *The Cervical Spine*. 4th ed. Philadelphia: Lippincott Williams & Wilkins, 2005.

Hoppenfeld S, deBoer P, Buckley R. (Eds.). *Surgical Exposures in Orthopaedics: The Anatomic Approach*. 4th ed. Philadelphia: Lippincott Williams & Wilkins, 2009 ; 257–358.

Peng CW, Chou BT, Bendo JA, Spivak JM. Vertebral artery injury in cervical spine surgery: Anatomical considerations, management and preventative measures. *The Spine Journal*. 2009; 9: 70–6.

Silber JS, Albert TJ. Anterior and anterolateral, mid and lower cervical spine approaches: Transverse and longitudinal (C3 to C7). In: Herkowitz HN. (Ed.). *The Cervical Spine Surgery Atlas*. 2nd ed. Philadelphia: Lippincott Williams & Wilkins, 2004; 91–8.

第 **28** 章

头颈外科神经解剖

Peter C. Whitfield

概述和胚胎学

人类大脑是由大约 1000 亿个神经元构成的高度复杂的神经网络，重约为 1400g，血流量约为 750mL/min。大脑由神经管头端发育而成，3 个初级囊泡分别发育成前脑、中脑和后脑，继而再发育成大脑半球、丘脑、下丘脑、中脑、脑桥、髓质和小脑。大脑通过颅神经连接头颈部结构，而大部分脑神经都来自脑干，借助脊髓传入和传出神经连接肢体和躯干。颅骨穹隆部由间充质的骨膜成骨形成胚胎颅脑。新生颅骨通过骨缝连接，主要有矢状缝、冠状缝和人字缝，过早融合会导致颅面畸形。颅底通过软骨内骨化形成，从而构成筛骨、蝶骨、岩骨和枕骨。面部的骨骼主要由头部两个咽弓的软骨形成，相关的肌群分别由下颌神经和面神经支配。

常见的疾病包括肿瘤、血管病和外伤性疾患，主要通过颅顶、颅底或联合入路实施手术。颅骨、颅脑或周围组织的任何部分都可能受累，许多情况下需要神经外科、颌面外科、耳鼻喉科和整形外科团队协作手术。

脑膜

大脑由附着于脑沟、脑回的一层软脑膜包裹着，它是一层透明的蛛网膜。蛛网膜下隙位于软脑膜和蛛网膜之间，脑脊液 (CSF) 池实质是蛛网膜腔，位于颅底脑神经起始端。显微手术释放 CSF 池显露相应区域的血管和神经。这些 CSF 池在活体中明显，但在尸体标本中却不能很好地显示。

硬脑膜是附着在颅骨内面的厚纤维膜，脑膜折叠形成颅脑内结构上重要的分隔。大脑镰是位于矢状平面中线的镰刀形硬膜，分隔大脑半球，向前附着于鸡冠，呈拱形越过胼胝体向后附着于枕内粗隆，在这个水平上形成小脑幕，将颅腔分为幕上和幕下。小脑位于小脑幕下方。上矢状静脉窦位于沿大脑镰的上方，由脑膜折叠而成。下矢状窦位于大脑镰的游离下缘内。

大脑的形态

颅脑包括位于幕上的大脑半球和幕下的小脑和脑干 (中脑、脑桥、延髓)(图 28.1 和图 28.2)。两侧的大脑半球通过胼胝体连合纤维连接；中脑位于小脑幕裂孔水平，沟通大脑半球和脑干；大多数的脑神经由脑干发出。大脑半球分为额叶、颞叶、顶叶和枕叶，不同脑叶承担不同的重要功能；语言功能通常偏向优势半球；额叶功能包括运动、人格、执行功能和言语表达；颞叶功能包括记忆和听觉，包括语音信息的接收；顶叶涉及触觉的感知和感觉信息的整合；枕叶负责视觉处理。深部结构包括基底神经节、丘脑和下丘脑。基底神经节控制运动；丘脑是感觉神经和运动神经环路中的关键中继站；下丘脑行使交感神经和副交感神经功能，是自主神经核的中心，直接连接垂体后叶。垂体前叶分泌生长激素、促甲状腺激素、促肾上腺皮质激素、促性腺激素和催乳素，在协调体内

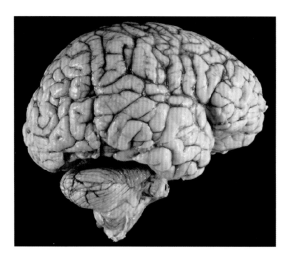

图 28.1　右侧大脑半球的侧面观。从这个角度观察外侧裂位于额叶与颞叶间以及小脑半球下面观。(Supplied by Dr D. Hilton.)

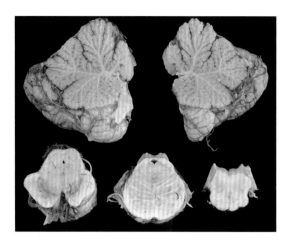

图 28.2　大脑、小脑和脑干的形态。在矢状平面上，将小脑从中间分开，显示小脑的结构。可见小脑扁桃体向下突出，如果发生"疝"，将影响颅颈交界处。下图显示了中脑、脑桥和髓质的轴向截面(从左到右)。在中脑可见中脑导水管的横截面，色素沉着的黑质和向前突出的大脑脚。脑桥的特点是横向突出的脑桥纤维，这些纤维联络运动皮层与小脑，行使小脑协调功能。髓质含有几个脑神经核参与自主神经功能。疝形成时的压迫最终导致脑干死亡。(Supplied by Dr D.Hilton.)

激素水平中至关重要。小脑控制姿势的平衡与肌肉的协调。

血液供应

　　颅脑的血供来自前循环的双侧颈内动脉和后循环的椎动脉。后交通动脉起源于颈内动脉颅内部的后段，与大脑后动脉吻合，沟通前、后循环(存在变异)。早在 17 世纪就被形象地称为 Willis 环(图 28.3)。颈内动脉(图 28.4)进入颅骨行径海绵窦，眼动脉是颈内动脉在蛛网膜下腔处发出的一个小分支；第 2 个分支是后交通动脉；第 3 个分支是前脉络膜动脉，通常营养位于内囊的下行运动纤维。然后，颈内动脉分叉为向内侧走行的大脑前动脉和向外侧走行的大脑中动脉；大脑前动脉通过视神经，急转向前上方，通过额底、胼周和胼缘终末支供应大脑半球的前额的内侧部分。在转折处的前交通动脉(2mm)沟通两侧大脑前动脉，是 Willis 环的关键组成部分。大脑中动脉在外侧裂中走行几厘米后，分叉为末端动脉供应大脑半球大部分。

　　起源于大脑前动脉和大脑中动脉的穿支供应深部结构，包括基底神经节、丘脑、下丘脑、内囊和岛。椎动脉在枕骨大孔水平进入硬脑膜(图 28.4 和图 28.5)。第 1 个重要的分支是走行曲折的小脑后下动脉，供应脑干的侧面和小脑半球的后外侧。椎动脉在脑干的腹侧面汇合成基底动脉，在脑桥的腹侧面向上走行，成对地发出小脑前下动脉、迷路动脉、小脑上动脉和多个脑桥穿支。在中脑水平，基底动脉分叉形成成对的大脑后动脉，围绕中脑走行，经

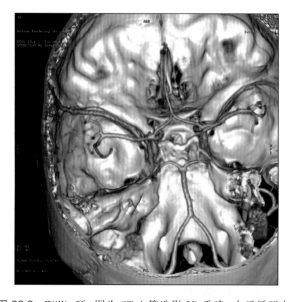

图 28.3　Willis 环。图为 CT 血管造影 3D 重建。在后循环中，椎动脉汇合形成基底动脉。在前部，双侧颈内动脉分叉成中间的大脑前动脉和外侧的大脑中动脉。大脑前动脉的远端段在彼此紧密靠近的大脑半球平面中行进。这不便于观察后交通脉。(Supplied by Dr W. Mukonoweshuro.)

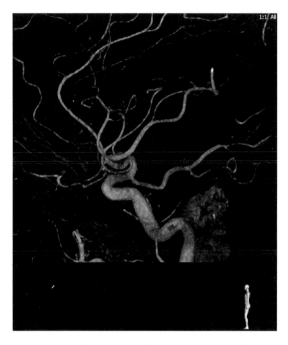

图 28.4　颈内动脉。这是左侧颈内动脉的 3D 血管造影。颈段、岩骨段和海绵段走行明显曲折。床突上段的第 1 分支是动眼神经脉：此处为小血管。然后看到后交通动脉向后突出。在这种情况下，它是一个大的血管，似乎通过后脑血管供应枕叶。这种胚胎学变异称为"胎儿型"循环，大约占病例的 20%。(Supplied by Dr W. Mukonoweshuro.)

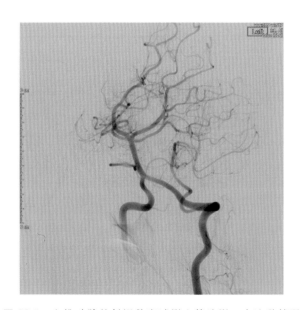

图 28.5　左椎动脉的斜视数字减影血管造影。在这种情况下，常规的后循环解剖结构是明显的。基底动脉可以追踪到形成大脑后动脉的基底分叉处。大脑后动脉下方的大分支是小脑上动脉，并且供应小脑上部和上脑干的大部分。(Supplied by Dr W. Mukonoweshuro.)

过小脑幕上方到达枕叶的内侧面，并通过后交通动脉与前循环吻合。

　　大脑通过顶面和深部静脉丛回流(图 28.6)。深部结构(例如丘脑)通过成对的基底静脉和大脑内静脉回流，然后与来自上部脑干和下矢状窦的小脑上静脉汇合，形成汇入直窦的大脑大静脉 (Galen 静脉)，直窦在小脑幕中线。颅内深部静脉血在枕内隆起处通常进入左侧横窦、乙状窦到颈内静脉。大脑半球表面的静脉回流至大脑静脉。大脑中静脉(或外侧裂上静脉)位于外侧裂浅面，进入海绵窦，向后汇入基底窦、岩上窦汇合进入颈内静脉。其他浅表脑静脉直接汇入上矢状窦、横窦和乙状窦。尽管临床上存在诸多变异，但是较大的静脉分支有：Labbé 下吻合静脉，从外侧裂的后下方向外引流至横窦；Trolard 上吻合静脉，从外侧裂向内上至中央前回运动区水平的上矢状窦；Rolandic 静脉回流浅表皮质引流至 Trolard 静脉前方的上矢状窦。上矢状窦的静脉血向后到枕内粗隆的窦汇，然后通常进入右横窦，经乙状窦到颈内静脉。

手术风险

　　几乎可以从任何角度和入路进行大脑手术。尽

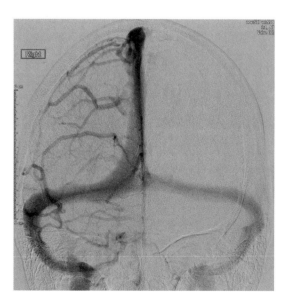

图 28.6　颅内静脉引流。如图所示为颅内血管成像静脉相正面观。皮质静脉引流至中上矢状窦，血流向后引流至窦汇。在此处，血流通过横窦和乙状窦引流至颈内静脉。(Supplied by Dr W. Mukonoweshuro.)

管术中导航可以方便地识别解剖标志,但关键结构的知识是必要的,为了尽可能地减小损伤和增加操作安全性,下面讨论一些重要的解剖风险。

静脉窦、脑膜动脉和桥静脉

虽然可以直接在静脉窦上方安全地进行颅脑的手术,但是如果避免这项操作,就可以减少严重出血的风险。如前所述,上矢状窦位于中线,后部以枕外隆凸为颅外标志。横窦从枕外隆凸行至乳突后上方的星点,即颞骨、顶骨和枕骨相交的骨缝的交界处。星点还与颧弓平齐,颧弓是较容易触及的手术标志。

脑膜中动脉为上颌动脉的分支,从卵圆孔内下颌神经的后外侧穿过棘孔,通过几个分支供应硬脑膜,在翼点入路开颅术中可能引起出血;手术中必要时可以安全地结扎。筛前动脉供应前颅硬脑膜大部分,在切除该区域侵入性肿瘤的手术中可能导致大量出血。

一旦行颅骨切开术时遇到大脑硬脑膜静脉窦的静脉,这些静脉包括从大脑半球到上矢状窦的桥静脉和从颞叶尖端到蝶顶窦的大脑侧裂浅静脉。切断这些静脉可以防止意外的出血,保留这些结构有利于保护运动皮质。

嗅束

嗅束位于额叶下面,起于嗅球,紧邻筛骨骨板上方,向后行至外侧裂近端,创伤性脑损伤或前颅底手术中容易伤及嗅神经,特别是经双额开颅或经口腔入路手术中过度牵拉额叶时。

视神经和视交叉

视神经是颅内手术中明显的解剖标志,便于识别颈内动脉。视神经通过视神经管出眶,进入鞍旁区域,朝后内方行至视交叉。颈内动脉的床突上段位于视神经后面。大脑前动脉跨过视神经后方,从大脑前动脉穿出。垂体柄紧邻视交叉后方。

颈内动脉

颈内动脉可再分为4段。颈段从颈总动脉分叉到颅底,当在颅底区域手术时,显露该段的目的是近心端血管控制;岩骨段紧邻耳蜗和几对脑神经(面神经、舌咽神经、迷走神经、副神经)的附近难以显露控制;初始垂直进入颈动脉管,然后转向前内侧突出的水平段,继续曲折延续为海绵段。在海绵窦中出来后,颈内动脉延续为床突上段,终止于颈动脉分叉。

海绵窦

海绵窦包括一系列相互连接的静脉,紧邻于垂体窝的侧面。经蝶骨、翼点和眶颧入路可以显露该区域。颈内动脉的海绵窦段位于窦内,通常位于中线偏外几毫米。然而,异常的曲折血管可能接近中线,阻碍经蝶手术至垂体窝。海绵窦的侧壁包含动眼神经(Ⅲ)和滑车神经(Ⅳ)神经,以及三叉神经的眼支(Ⅴ1)和上颌支(Ⅴ2)。展神经更靠内侧,从后向前穿过海绵窦。动眼神经、滑车神经、展神经和眼神经通过眶上裂进入眼眶,上颌神经通过圆孔。

面神经

面神经具有复杂的解剖走行,并且可能被分为颅外段、岩骨段和颅内段。面神经由茎乳孔进入面侧深区,行经茎突浅面,进入腮腺的后内面,在此分为5个主要分支。颞支支配额肌,在颞肌牵拉过程中易受损伤,可以通过分离紧邻耳屏前的颞支来避免。

面神经也容易在经颞入路到桥小脑角及内侧颅底手术和耳手术时受到损伤。它与上下前庭神经、耳蜗神经和神经中间体经过桥小脑角后,支配味觉以及泪液和唾液的分泌。面神经的睫状神经节穿行内耳道;在乙状窦后前庭神经鞘瘤切除术中可显露此结构。该神经进入骨性面神经管最初的迷路段至耳蜗侧面,然后突然向前转向至膝状神经节。中颅窝手术中,对岩大浅支的牵拉可导致面神经虚弱。在膝部神经呈发夹状弯曲,迂回延续为鼓室段,在迷路下方走行在鼓室内壁。在第2膝部,神经在鼓膜腔的后壁如乳突段一样急转向下成为茎突段,直接到茎乳孔,其他内分支包括镫骨神经和鼓槌神经。

下组脑神经、枕骨大孔和斜坡

在颈静脉孔区域的手术包括从远端到枕骨大孔,这类手术易伤及下组脑神经和椎动脉。椎动脉通常越过寰椎的上关节面后面,由于血管紧邻肌的上部附着于内侧(C1~C4 横突的结节),因此肩胛提肌可作为解剖标志。舌咽神经、迷走神经和副神经都通过颈静脉孔出颅,术后损伤会导致吞咽困难,可能需要行气管切开术。这些神经很快有舌下神经的加入,然后众多神经都遵循各自的路径。舌咽神经向前,经浅表至颈内动脉,又深入到颈外动脉,支配咽和舌部后 1/3;迷走神经在颈内静脉和颈内动脉之间下行;副神经在经乳突尖下方 3~6cm 处向后进入胸骨乳突肌前缘;舌下神经向前行,在颈内动脉和颈外动脉分叉的前方到达舌部。

　　枕骨大孔和斜坡(垂体窝后部到枕骨大孔之间的长形骨性倾斜)的硬膜外病灶常选择经正中前入路,包括经蝶窦、经上颌和经口入路。偶尔行下颌骨截骨术可进一步改善显露。这些前方入路可减少脑神经损伤的风险,是到达病理部位的直接手术路径。如果需要打开硬脑膜,必须识别、保护椎动脉和基底动脉,这种入路的主要并发症是术后 CSF 漏和感染。

总结

　　基本的神经解剖认知对于头颈外科医师很重要。理解血液供应模式基于对 Willis 环及其支流的了解。当计划行颅骨切开术时,静脉解剖很重要。脑神经局部解剖知识对于在颅底进行联合入路手术时避免医源性损伤至关重要。有了这些知识,将增强患者的安全感,提升患者对脑和周围结构的认知,并且提高术后满意度。

（罗承科 译　翦新春 校）

参考文献

Crossman AR, Neary D. *Neuroanatomy*. 4th ed. Edinburgh: Churchill Livingstone Elsevier, 2010.

Logan BM, Reynolds P, Hutchings RT. *McMinn's Colour Atlas of Head and Neck Anatomy*. 4th ed. Philadelphia: Mosby, 2009.

Rhoton Jr AL. *Cranial Anatomy and Surgical Approaches*. Philadelphia: Lippincott, Williams & Wilkins, 2003.

Sadler TW. *Langman's Medical Embryology*. 12th ed. Philadelphia: Lippincott, Williams & Wilkins, 2012.

微信扫码，添加智能阅读助手
帮助您提高本书阅读效率

第 29 章

颅底

Peter C. Whitfield

引言

硬膜以内病变手术属于神经外科医师的专业知识范围,然而,显露颅底病变是有困难的。目前已发展了诸多的手术入路以便于颅底病变的显露,通常需要与头颈外科、耳鼻咽喉科和颌面外科医师协作(图 29.1)。对解剖的了解可以确保手术沿着入路的主要结构通路进行。本章旨在通过介绍一些关键手术入路的局部解剖,来帮助理解这个复杂的区域。

颅底的解剖

颅底中部结构

颅底包括内侧和外侧两部分。这些结构的描述可以从颅骨内部(颅内)或从颅骨外部(颅外)进行。前颅窝内的颅内中线结构包括鸡冠和筛板,二者是筛骨的组成部分及朝向后方的蝶骨平台(有时称为

蝶骨隆起)。嗅神经穿过筛板。位于蝶骨平台后方的中颅窝的中心部分包括垂体窝以及相邻的海绵状窦。垂体窝位于蝶窦上方,使得经蝶途径可以提供相对直接的入路。海绵窦是将颈动脉的海绵窦段在鞍旁的静脉汇合,它由展神经穿过,且动眼神经、滑车神经、眼神经和上颌神经全部紧邻其侧壁。斜坡是从垂体窝的后部(后床突)延伸到枕骨大孔的长骨性斜面。

颅底外侧结构

额骨的眶部和蝶骨小翼形成前颅底的侧部。中颅窝的外侧部分由蝶骨和颞骨组成。眶上裂位于蝶骨的大小翼之间,有动眼神经、滑车神经、眼神经和展神经从之通过。视神经管(视神经)位于蝶骨小翼与蝶骨体的附处。圆孔(上颌神经)和卵圆孔(下颌神经)位于蝶骨大翼。棘孔(脑膜中动脉)位于蝶骨大翼内的卵圆孔后面。中颅窝的其余部分由颞骨的鳞部和岩部组成。

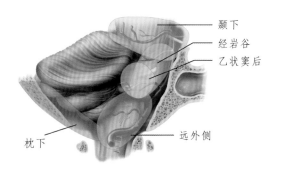
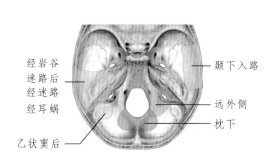

图 29.1 颅底手术入路。(Neurosurg Focus @ 2005 American Association of Neurological Surgeons. Medscape.com.)

当从下面观察颅底时,中心部分包括蝶骨体、枕骨髁部和枕骨大孔。向前方有翼内板和翼外板从蝶骨向下突出,分隔颅底的内侧和外侧。中颅窝的颅外侧部由蝶骨大翼、颞骨鳞部、茎突和颞骨岩部组成。中颅底的下方有四个间隙:颞下窝、翼腭窝、咽旁间隙和咽后间隙(总结参见表 29.1)。

表 29.1 位于中颅窝下方的解剖间隙

空间	主要关系	主要内容
颞下窝	M–外侧翼状板	三叉神经的下颌支及其分支
	L–下颌升支	
	A–上颌骨后面	耳神经节供应运动纤维行使分泌功能,来自第IX对脑神经(通过岩小神经)通过耳颞神经到达腮腺
	P– 茎突	
	S–蝶骨大翼	
	I– 打开到颈部	鼓索——走行颞骨内的面神经加入了支配味觉的舌神经纤维(前 2/3 的舌头)和支配下颌下腺和舌下腺分泌纤维
		内侧和外侧翼状肌
		上颌动脉(颈外动脉的末端分支)和包括进入椎孔的脑膜中动脉的分支
		翼状静脉丛、上颌静脉和下颌后静脉
翼腭窝	M–腭骨和鼻腔	上颌神经,从圆孔及其分支到翼腭神经节、眶下神经、颧神经和上牙槽后神经
	L–通过翼上颌裂的颞下窝	
	A–上颌	
	P–蝶骨的翼突	翼管神经——从岩大神经(面神经,支配腭部的味觉和泪腺的分泌)和岩深神经(交感神经)形成
	S–蝶骨体	
	I–翼状板	翼腭神经节和行使分泌的运动纤维通过颧神经到泪腺
		上颌动脉及其末端分支
咽旁间隙(在茎突前)	M–咽	咽鼓管从颞骨走行到咽部
	L–翼内肌和腮腺筋膜	腭帆张肌和腭帆提肌
	A–筋膜覆盖翼内肌和腭帆张肌	咽升动脉和面动脉
	P–茎突肌肉和筋膜	舌咽神经的分支(至咽)
	S–蝶骨	脂肪
	I–舌骨	
咽后间隙(在茎突后)	M–后咽	颈静脉球和岩下窦下端形成颈内静脉
	L–乳突	颈内动脉至颈动脉管
	A–茎突肌肉和筋膜	咽升动脉
	P–颈静脉孔和相关结构	茎乳孔的面神经(Ⅶ)
	S–岩骨	舌咽神经(Ⅸ)在茎突舌骨肌肉下通过
	I–二腹肌腹部	颈动脉和颈静脉之间的迷走神经(Ⅹ)
		副神经(Ⅺ)在颈静脉外侧通过
		在此以下,舌下神经(Ⅻ)穿过颈动脉的前面
		附着于茎突的肌肉:茎突咽肌、茎突舌骨肌和茎突
		茎突下颌韧带
		二腹肌的后腹

注:A=前;P=后;M=中;L=外侧;S=上;I=下。

具体注意事项

颈内动脉

　　颈内动脉分为 4 个节段。颈内动脉的颈段起自甲状软骨（C4）水平并上升，在二腹肌的后腹、茎突和腮腺的深面，上行至颞骨岩部的颈动脉管中。颈内动脉与来自上颈部神经节的交感神经伴行。岩骨段垂直上升一小段距离，随即在膝部外侧转为水平，血管在进入海绵窦之前穿过裂孔。岩骨段通常走行在骨骼中，然而，鼓室区域内的骨可能缺失，导致传导障碍。中颅底的骨也可能缺失，导致血管更加邻近三叉神经节。在海绵窦内，海绵窦段在蝶骨体向前越过，展神经位于外侧。然后，颈动脉在离开海绵窦时向上走行，随后进入颅内，延续为床突上段。

三叉神经

　　该神经的主要感觉根在中颅底形成神经节，在硬膜折叠处发出眼支、上颌支和下颌支。眼支支配角膜和前额；上颌支支配上颌和上颌牙齿的皮肤；下颌神经支配颊部皮肤，分布于下颌骨表面的皮肤和下颌的牙齿。运动神经都通过下颌支进入咀嚼肌。

面神经

　　该神经在颞骨内曲折走行。位于内耳道尖部，面神经进入骨性面神经管，由起始段迷路神经到达耳蜗外侧面的部分，急转向前至膝状神经节。对岩浅大神经的过度牵拉可导致中颅窝手术中面神经无力。在膝部，神经呈发夹样弯曲为鼓室段，沿鼓室内侧壁，在迷路下方走行。面神经在鼓室后壁上急转向下，成为乳突段，直接走行至乳突孔。其他内分支包括镫骨神经和鼓槌神经。

枕骨大孔

　　枕骨大孔由枕骨环绕，枕骨鳞部形成拱顶的后部；基底部也称为斜坡，位于枕骨大孔前，并且在蝶枕结合处与蝶骨融合。通过岩斜裂将斜坡与颞骨岩部分开，向外侧通过颈静脉孔。枕髁位于枕骨大孔的外侧并构成枕骨大孔的前部。舌下神经通过颈管

或舌下管位于枕骨髁的前上方。枕骨的颈静脉窦从髁突出，在颈静脉球侧方，与颞骨连接，形成颈静脉孔，第Ⅸ、Ⅹ 和 Ⅺ 对脑神经穿过颈静脉孔。在颅颈交界处，副神经、椎动脉和前后脊髓动脉均穿过枕骨大孔。

　　寰枢轴复合体位于枕骨大孔下方。关节囊包绕寰枕关节，环枕膜的前缘附着于枕骨大孔的前缘。四个韧带结构有助于维持寰枕关节的稳定性：前寰枕韧带连接于枕骨大孔的前缘；齿突尖韧带将齿突的尖端附着于枕骨大孔的前缘；两侧翼状韧带从齿状突横向外延伸到枕髁的内侧面，覆盖枢椎的侧块并连接到枕骨大孔。枕下三角肌的肌肉有助于颅颈的稳定性：包括斜方肌、胸锁乳突肌、夹肌、半棘肌和长棘肌。深部肌肉由上斜肌、下斜肌、头后大直肌和小直肌组成。椎动脉从寰椎的横突发出，然后经过寰椎和寰枢椎关节的侧块的后方越过寰椎后弓的外侧部，向上由枕骨大孔的外侧部分进入硬膜。

面部骨骼

　　面部骨骼复杂，在前面的章节已有叙述（第 12、14 和 15 章）。经颅面入路进行颅底手术时，对解剖的理解很重要。颅骨的前面观是能够识别面部骨骼的关键部分。在上方的额骨形成眶上嵴，内含眶上神经的孔。额骨包含额窦，其尺寸大小和形态构造因人而异。在鼻部，成对的鼻骨形成鼻骨架的根部。鼻腔鼻中隔与筛骨垂直板都位于中线。鼻腔顶部由额骨中前至后方的鼻骨、筛骨的筛板和蝶骨体组成；底部由上颌骨的腭突和腭骨水平板构成颅底；侧壁主要由上颌骨的内侧壁构成，筛骨、泪骨和下鼻甲骨也参与构成。

　　眶缘由上方的额骨、内下部的上颌骨和下外侧的颧骨围成。有 7 块骨参与构成眶壁：外侧壁由蝶骨大翼和颧骨构成；顶壁由额骨构成；内侧壁由筛骨、鼻骨和泪骨构成；眶底由上颌骨、颧骨和腭骨构成。从眶下裂有眶下神经传出，到达面部软组织结构。

　　上颌骨和颧骨形成弓状隆起，上颌骨还参与眶部和鼻腔的构成，它也是骨腭部（以及腭骨）的主要组成部分。向下，上颌骨的牙槽突为上颌牙列提供固定。上颌窦在上颌骨内，开口于鼻腔的外侧壁。外

表 29.2　主要的颅底手术入路

入路	常见疾病	解剖学说明
前颅面入路	鼻旁癌、神经母细胞瘤、前颅底中线部肿瘤、颅面创伤	1. 双冠状面和鼻旁面部切口 2. 眶内侧壁和鼻腔结构的切除 3. 颅前窝底底硬膜内暴露(可能需要分离嗅束)。切除前颅底可能提供清晰的肿瘤边缘。可能显露额叶和打开蝶窦。血管硬膜瓣用于达到水密封闭的骨缝
经口和经面入路	中线斜坡区域的肿瘤	1. 经口入路牵引软腭，切开后咽壁并切除斜坡骨、C1 弓、齿突、C2 体，这取决于病灶的范围。这种入路在切除较大病灶时可以扩展为硬腭和软腭分离，下颌骨截骨术伴随唇和(或)额部的分离 2. 经上颌入路包括将面部水平向分开的截骨术。唇下切口，截骨范围从鼻腔下面的眶下神经，在牙齿根部的上面延伸，进入上颌窦。上颌骨和硬腭向下牵引，或与软腭和硬腭中线分离，侧向牵引暴露斜坡。这种技术的变化包括单侧上颌骨切开入路
颞下中颅窝入路	脑膜瘤、脊索瘤、软骨瘤、软骨肉瘤、三叉神经鞘瘤、腮腺肿瘤、鳞状细胞癌	耳前"问号"切口。其在耳垂下方延伸到胸骨乳突的前缘及颈部。前皮瓣被牵引以暴露眼眶的外侧边缘至下颌角。可通过扩大的翼点颅骨切开术进入中颅窝。去除眼眶的外侧边缘和颧弓进入颞下窝。去除下颌骨头部也可以改善显露。大切除可能需要微血管游离皮瓣。这种入路如果结合经颞入路(见下文)则适用于大型血管球瘤
经迷路和经颞部入路	桥小脑角的肿瘤，例如，听神经瘤、脑膜瘤、颈静脉球瘤	倒置的曲棍球棒状切口。经迷路入路涉及颞骨钻孔、识别面神经管内的面神经、切除半规管、内耳道 270° 以上切除和打开后颅窝硬膜。闭合需要包裹中耳腔以减少通过咽鼓管发生 CSF 漏的风险。对于延伸到前脑池中的大肿瘤，可以切除额外的在耳道内侧的耳蜗及骨。面神经的骨骼化和转移可以改善显露。如果需要行整体岩骨切除术(例如颞骨的肿瘤)，去除岩尖，则可能需要牺牲面神经
经乙状窦前、经小脑幕迷路后入路与中颅窝切除术结合	横跨中线和后颅窝的肿瘤	在这种入路中，乳突切除术与迷路的保存一起进行。乙状窦骨骼化。小心分离岩上窦以保留 Labbé 静脉，牵引乙状窦的后部。如果该入路与中颅窝切除术联合，分离小脑幕，小心地保留滑车神经和内侧的大脑后动脉，为上脑干前的前脑桥和中脑池的肿瘤切除提供空间。在经迷路入路时，如果需要更宽的暴露，迷路也可以被切除
枕骨大孔远侧入路	下斜坡区域的肿瘤	倾斜的枕下肌从 C1 的横突脱离，并且直肠主动脉从枕骨分离。这便于识别椎动脉。行外侧枕下颅骨切开术，通常伴有 C1 弓的偏侧椎板切除术。切除髁的后内侧部分——接近舌下神经管。可以通过颈静脉结节钻孔获得额外的空间，颈静脉结节是一个骨性突起，位于舌下神经管上方。由于第Ⅸ、Ⅹ 和Ⅺ 对脑神经的紧密接近，必须谨慎操作。可通过硬膜开口进入枕骨大孔的前外侧

侧方,上颌骨与颧骨连接。颧骨颞突向后突出,与颞骨的颧突形成颧弓。

下颌骨(第 14 章)为下颌牙列提供固定,包括下颌骨体、下颌角和下颌支 3 部分。下颌支具有向后突出的颈部,终止于下颌骨的头部:颈部和头部构成下颌骨髁状突。头部与颞骨形成颞下颌关节(参见第 17 章)。下颌支前部的凸起称为喙突,为颞肌提供附着。

手术入路

有许多手术入路可到达颅底病变,入路应根据具体的病变情况进行调整。多学科联合通常可提供最佳的入路,一些关键入路的总结如图 29.1 所示,并在表 29.2 中介绍。

(罗承科 译 蔺新春 校)

参考文献

Logan BM, Reynolds P, Hutchings RT. *McMinn's Colour Atlas of Head and Neck Anatomy.* 4th ed. Philadelphia: Mosby, 2009.

Rhoton Jr AL. *Cranial Anatomy and Surgical Approaches.* Philadelphia: Lippincott Williams & Wilkins, 2003.

第 30 章

颅骨的形态学

Susan Standring

引言

本章介绍颅骨的概况,并着重介绍蝶骨,其他颅骨已在相关章节中详细描述。

颅骨包含 28 块独立的骨头。正常和变异的实用解剖知识对于头颈部疾病和创伤的外科处理很重要。面部和颅骨的相对比例随时间的推移而变化,特别是从儿童早期到青春末期(图 30.1)。为了观察脑的生长变化,我们研究了鼻旁和乳突气房的气化以及乳牙和恒牙的萌出,按时间顺序(从婴儿到融合后期)的系列干燥的颅骨和临床影像。体内没有能提供骨表面沉积和再吸收影响骨的生长和形成的证明。

颅骨结构

颅骨可以分为神经颅和内脏颅,两个区域已演变并执行截然不同的功能。

神经颅容纳大脑和特殊感觉的器官,在成人由 4 块单骨(额骨、筛骨、蝶骨和枕骨)和 2 个双侧成对骨(颞骨和顶骨)构成。它由颅顶或颅盖(颅骨盖)组成;颅腔容纳脑、脑膜、脑脊液、脑神经和颅内脉管系统;颅底由颅骨底部、颅脑底部和颅软骨组成;耳道容纳内耳的骨和膜迷路以及中耳,包括耳骨链(由锤骨、砧骨和镫骨构成)。

内脏颅骨组成眶的大部分,为呼吸的鼻腔和消化的口腔提供骨性支撑;它由中线 3 块不规则的骨(下颌骨、筛骨、鼻中隔)和两边 6 对骨(上颌骨、下鼻甲/鼻甲、腭骨、颧骨、泪骨、鼻骨)构成。

板障骨

颅顶骨的骨由两块薄的致密的内板和外板组成,内板和外板包围中间一层狭窄的松质骨,由骨小梁和血管间隙的不规则网络组成。板障骨是可提供板障间隙颅骨移植的骨来源之一(图 30.2)。

颅骨厚度和板障空间的存在是年龄的可靠预测因素。女性和儿童的骨一般较薄。在颅骨薄处,如在颞和枕骨区域,内外板靠近在一起;在厚处,如在顶骨和枕外隆凸附近,它们相隔较远。内板正如在前颅底一样代表脑回压迹,以及当穿过蝶骨和顶骨的颅内面时的血管(例如脑膜中动脉的分支)压迹(见本章后面的描述)。内板比外板更薄、更脆,在颅骨骨折时更易受到损害。不同的骨表面机械性质反映了不同的功能:外板直接承受肌肉负荷,特别是与咀嚼有关的肌肉,而内板承受到由硬脑膜传递的颅内压力。此外,板障间隙内的血液可以充当流体垫的作用吸收创伤力量。板障骨髓在年轻人中行使造血功能:如在地中海贫血症患者中所见的红骨髓增生产生板障扩张,外板变薄,一些骨小梁的破坏和残留产生特征性的"发夹"征。

非常薄的骨通常是单层的,例如鼻中隔和蝶骨翼板。上颌骨、筛骨、额骨、蝶骨和颞骨在出生后气化;在上颌骨、筛骨、额骨和蝶骨中形成的气化腔隙统称为鼻旁窦。

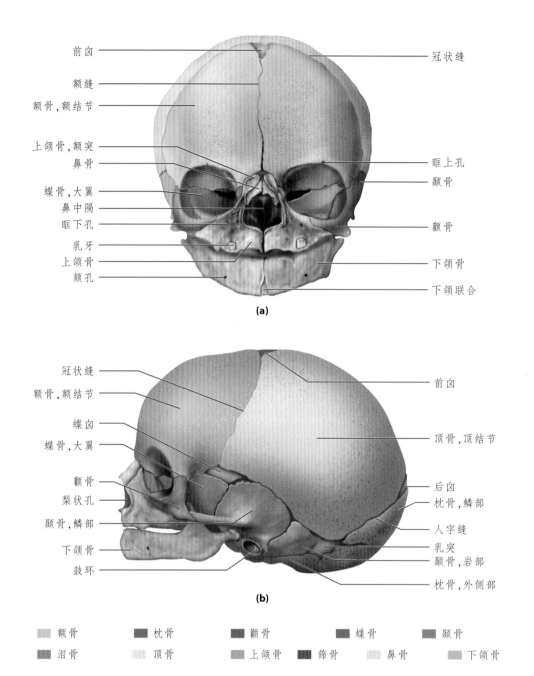

图 30.1 新生儿颅骨。(a) 前面观。(b) 侧面观。[This figure was published in Standring S.(Ed.). *Gray's Anatomy : The Anatomical Basis of Clinical Practice*, 40th ed., Chapter 26.Courtesy of Sobotta, copyright Elsevier 2008.]

颅缝和骨连接

颅骨之间的连接反映了它们的发育。颅盖骨和骨髓的部分是由无软骨的胚胎咽弓间充质的膜内骨化发育而来；这些骨通过颅缝的纤维连接牢固地结合在一起。骨缝从形态上可分类为端对端(腭骨矢状缝和中间缝)或重叠(人字缝和冠状缝)两种。

硬脑膜是颅缝形态发生过程的重要调节者,除了通常在 1 岁融合的额骨缝之外, 颅骨骨缝通常到 30 岁融合；骨缝生长在面中部相对于颅底向前向下移位中起重要作用。

在胎儿和围产儿颅骨中,6 个纤维区域的囟门位, 发生于两个或更多的颅骨结合处。前囟门是临床评价中最大、最重要的：其闭合的平均时间为 13.8 个月。缝间骨发生在颅骨缝；除前囟门的多发骨以

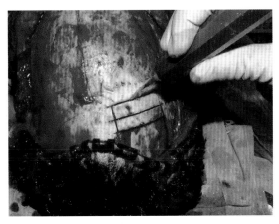

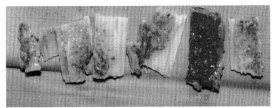

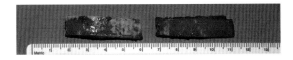

图 30.2 从顶骨获得移植颅盖骨块，也可见于图 30.4。
(Courtesy of Professor Luigi Clauser, Unit of Cranio-Maxillo-Facial Surgery and Orbital Surgery, Ferrara, Italy.)

外,可能单个或多个,可通过放射进行诊断,但少见于冠状缝或矢状缝。

大多数颅底的骨头通过软骨内骨化(其中骨代替预先形成的软骨板)发育:这些骨之间的关节称为同步骨化初级软骨关节。颅底同步软骨内骨化(筛骨、蝶筛、蝶内、岩斜、蝶岩、蝶枕、岩枕和枕内)作为重要的生长中心并具有稳定整个颅面复合体的作用。额筛和蝶内在 3 岁时完成同步软骨融合和骨化,而蝶枕融合通常在 17 岁时完成。这种缓慢生长与颅底的蝶枕关节在出生后的生长一致,例如促进上颌骨的向后扩展,其与臼齿的萌出有关。注意的是,软骨连接是年轻人颅底骨折好发部位。在颅骨的生长阶段早期,颅缝或软骨连接过早融合将导致各种各样的颅骨畸形。例如,由于颅底的生长缓慢导致的特征性面中部软骨发育不全。

在颞骨的下颌窝和下颌骨的髁突(颞下颌关节)之间,枕髁和寰椎上关节面(寰枕关节)之间以及 3 个听小骨之间的关节都是滑膜关节。下颌骨的两半在出生后 1 年内发生次级软骨关节(联合薄膜)的骨性连接。

颅骨的前面观

从上至下构成成人颅骨前部的额骨通常是单个的,但偶尔仍然呈现为由中线颅缝分开的两个骨骼;成对的上颌骨,由鼻筛复合体的骨骼和腔隙鼻腔分隔;下颌骨体和颏隆凸。在解剖学位置,眼眶的下缘和外耳道的上缘平齐(眶-耳平面)(图 30.3)。

面部骨骼

面部骨骼由额骨、颧骨、筛骨、上颌骨、鼻骨、鼻中隔、泪骨和下颌骨的全部或部分构成,提供了面部的软组织在呼吸、咀嚼、吞咽和沟通(口头和非语言)作用中的支撑。上颌骨位于鼻腔的两侧,在颅骨底上部和牙咬合平面之间。这些位置将面部骨骼和相应的软组织分成 3 部分。

面部骨骼的上 1/3 主要由额骨构成,额骨也参与构成眼眶和前颅底的顶壁。每个眼眶开口大致为四边形,眶上缘由额骨构成;外侧缘由颧骨的额突和额骨的颧突构成;眶下缘由外侧的颧骨和内侧的上颌骨构成;内侧缘由上方的额骨和下方上颌骨额突的泪嵴构成。眼眶的骨性结构和眶鼻复合体的详细解剖描述参见第 12 章和第 15 章。

面部的中 1/3 由鼻腔复合体分隔的两个上颌骨构成,位于连接两侧颧额缝(且经过上颌骨和额缝)和上颌牙的咬合平面之间,后界为蝶筛交界,包括翼板游离缘。在活体中(不是在浸软的颅骨),侧鼻和大、小鼻翼软骨与鼻前孔的骨缘相连并决定了外鼻的轮廓。

与大部分颅骨的骨骼不同,面中部的骨质是脆弱的,有些地方甚至薄如纸张。面中部的骨骼正常通过缓冲垂直或矢状力来加强骨性支持(成对的鼻上颌、颧骨复合体和翼上颌以及不成对的额骨、筛骨、鼻中隔的支柱)(图 30.4)。总的来说,这 7 个支柱起着承受并分散咀嚼咬合力至颅底的作用;最大的力被颧骨复合体吸收,此处皮质骨最厚。上、下眶缘和牙槽嵴起水平支撑作用,但在保护面骨免受打

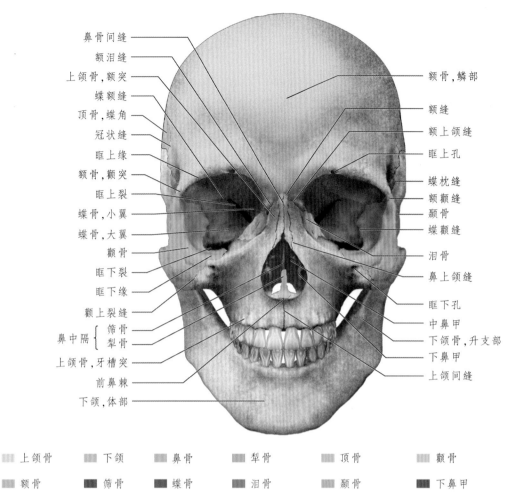

图 30.3　成人颅骨，正面观。[This figure was published in Standring S.(Ed.). *Gray's Anatomy:The Anatomical Basis of Clinical Practice*,40th ed.,Chapter 26.Courtesy of Sobotta,copyright Elsevier 2008.]

击方面却不如垂直支柱有效。

面中 1/3 骨折可能累及眼眶、上颌骨、鼻筛、颧骨复合体和蝶骨体及其大、小翼。它们可大致分为中央骨折，其发生在鼻根部和上颌骨的牙槽突之间，但不累及颧骨；外侧向骨折，累及颧骨以及眼、眶底（爆裂性骨折）。上颌骨骨折的手术治疗尽量恢复支柱的完整性。

面下 1/3 由下颌骨体构成，颏隆凸是颏部在中线的特征突出。下 1/3 骨折对应于下颌骨骨折（参见第 14 章）。

头颅侧面观

从侧面看，头颅可以再细分为 3 个区：前面的面区，中间的颞区、颞下窝区、颧弓区和后面的枕区（图

30.5）。

颞窝前界为颧骨的额突，下为颧弓，后上至颅骨颞线。上颞线和下颞线在前部通常很明显，但弧形越过顶骨时则不明显，上颞线经常缺失，下颞线在颞骨鳞部更为明显，并终止于乳突基部的乳突上嵴。

额骨、顶骨、蝶骨、颞骨连接于翼点，翼点是蝶骨囟门的位置（见下面的描述）。颞窝在颧弓下面延续为颞下窝。

颞骨和颞下窝的描述参见第 6 章，下颌支侧面的描述参见第 14 章。

头颅的后面观

颅骨的后部由顶骨、颞骨和枕骨组成（图 30.6）。枕骨在人字缝处与两块顶骨在位于中线处的矢状缝

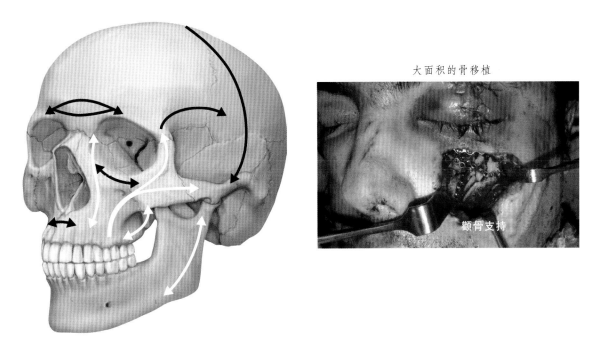

大面积的骨移植

颧骨支持

图 30.4　面部的力学传导（斜面观）。(Adapted from Linnau KF, Stanley RB Jr, Hallam DK, et al. Imaging of high-energy midfacial trauma: what the surgeon needs to know. *European Journal of Radiology*.2003;48:17-32）照片显示了图 30.2 中的分割颅骨移植，用上颌骨前部和颧骨重建，前者通过脸颊现有的撕裂伤，后者通过冠状皮瓣覆盖颧骨上面中部。(Courtesy of Professor Luigi Clauser, Unit of Cranio-Maxillo-Facial Surgery and Orbital Surgery,Ferrara, Italy.)

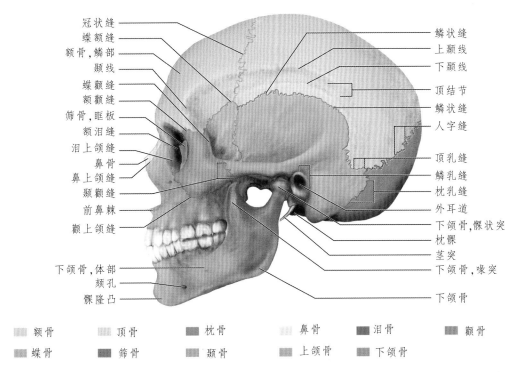

冠状缝
蝶额缝
额骨,鳞部
颞线
蝶颧缝
额颧缝
筛骨,眶板
额泪缝
泪上颌缝
鼻骨
鼻上颌缝
颧颞缝
前鼻棘
颧上颌缝

下颌骨,体部
颏孔
髁隆凸

鳞状缝
上颞线
下颞线
顶结节
鳞状缝
人字缝
顶乳缝
鳞乳缝
枕乳缝
外耳道
下颌骨,髁状突
枕髁
茎突
下颌骨,喙突
下颌骨

▨ 额骨　　▨ 顶骨　　▨ 枕骨　　▨ 鼻骨　　▨ 泪骨　　▨ 颧骨
▨ 蝶骨　　▨ 筛骨　　▨ 颞骨　　▨ 上颌骨　　▨ 下颌骨

图 30.5　成人颅骨，侧面观。[This figure was published in Standring S.(Ed.). *Gray's Anatomy:The Anatomical Basis of Clinical Practice*,40th ed.,Chapter 26.Courtesy of Sobotta,copyright Elsevier 2008.]

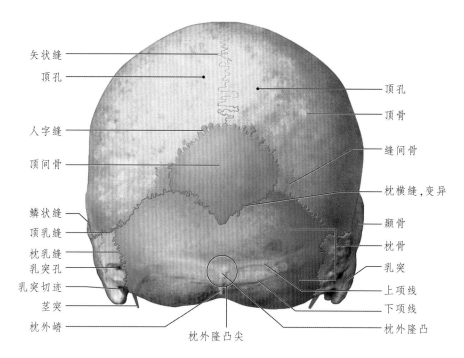

矢状缝

顶孔

人字缝

顶间骨

鳞状缝

顶乳缝

枕乳缝

乳突孔

乳突切迹

茎突

枕外嵴

顶孔

顶骨

缝间骨

枕横缝,变异

颞骨

枕骨

乳突

上项线

下项线

枕外隆凸

枕外隆凸尖

图 30.6　成人颅骨，后面观。[This figure was published in Standring S.(Ed.). *Gray's Anatomy*:*The Anatomical Basis of Clinical Practice*,40th ed.,Chapter 26.Courtesy of Sobotta,copyright Elsevier 2008.]

连接。后面观最显著的特征是枕骨大孔、枕髁、颈静脉孔、颞骨的乳突、茎突、茎乳孔、乳突切迹、枕骨鳞部、枕外隆凸、上项线、舌下神经(前髁)和髁管(后髁)。

颅底孔和裂

　　颅底被比作一艘船的龙骨,其中心的基础如穹隆骨(图 30.7),颅底与上颌的咬合面大约成 45°角,解剖复杂,手术具有挑战性。上颌骨参与构成颅底,分隔脑和颅盖骨,与面部骨骼及其相应的软组织和鼻咽相联系(位于颅外可能借孔与颅骨:额骨、筛骨、上颌、蝶骨、颞骨和枕骨和颅脑潜在沟通)。

　　颅底外面细分为前、中和后 3 区,对应 3 个颅内窝。前颅底由前颅窝的底形成,包括额窦和筛窦、眼眶和鼻腔以及蝶窦的顶壁;中颅底主要由蝶窦的体和大翼构成,参与构成颅底;后颅底主要由枕骨、蝶骨和颞骨构成。

　　脑神经、颈内外动脉和椎动脉的分支以及引流大脑的静脉都通过颅底骨内的孔或裂进入或流出颅腔,这些开口为头颈部感染和肿瘤的扩散提供了潜在的通路,应当使用细丝进行探查(早期文本记载,

并不严谨地建议使用扫帚的刷毛)。通过用探针探查发现,翼腭窝通过圆孔和翼管与颅腔相通;眶部通过眶下裂、鼻旁窦通过蝶腭孔、咀嚼肌间隙通过翼上颌裂、硬腭通过腭大孔和腭小孔与颅内相通。三叉神经的皮下支分布区内的肿瘤可以经由颅外神经周围间隙扩散,循此范围内任一孔入颅;循血管通过的孔径是肯定但不恒定的通道,通过静脉引流面部和头皮与颅内静脉交通。颅底所有开口的颅外缘含有大量脂肪组织:在 CT 或 MRI 上,孔裂内脂肪的逐渐消失有助于评价肿瘤扩散的范围。

蝶骨

　　蝶骨,名字来自希腊语的"Wedge",意思是"楔形"。蝶骨形成前颅底和颅底之间的桥梁(图 30.8)。其与额骨、筛骨、鼻中隔、腭骨、颧骨、顶骨、颞骨和枕骨连接,并构成颅盖、眼眶、中颅底、鼻咽和颞下窝。蝶窦中的孔和裂与颅腔、眶部、眶下、翼腭窝、鼻腔和鼻旁窦相通。蝶骨的一些特征难以在完整的颅骨中了解,只能在颅骨的矢状截面上理解。

　　蝶骨由位于中线的体部,成对的大、小翼和翼突组成。

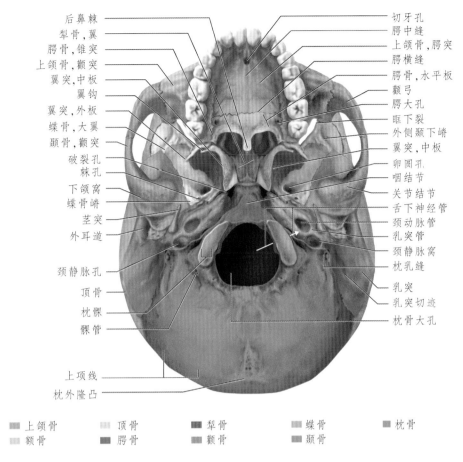

后鼻棘
犁骨，翼
腭骨，锥突
上颌骨，颧突
翼突，中板
翼钩
翼突，外板
蝶骨，大翼
颞骨，颧突
破裂孔
棘孔
下颌窝
蝶骨嵴
茎突
外耳道
颈静脉孔
顶骨
枕髁
髁管
上项线
枕外隆凸

切牙孔
腭中缝
上颌骨，腭突
腭横缝
腭骨，水平板
颧弓
腭大孔
眶下裂
外侧颞下嵴
翼突，中板
卵圆孔
咽结节
关节结节
舌下神经管
颈动脉管
乳突管
颈静脉窝
枕乳缝
乳突
乳突切迹
枕骨大孔

上颌骨　　顶骨　　犁骨　　蝶骨　　枕骨
额骨　　腭骨　　颧骨　　颞骨

图 30.7 成人颅骨，外面观。[This figure was published in Standring S.(Ed.). *Gray's Anatomy：The Anatomical Basis of Clinical Practice*，40th ed.，Chapter 26.Courtesy of Sobotta，copyright Elsevier 2008.]

体部构成鼻咽的骨性顶壁：分别通过筛嵴与筛骨垂直板和鼻中隔相连，即与骨性鼻中隔连接。体部含两个大而不规则并由骨间隔分隔的蝶窦，并紧邻筛嵴外筛孔至蝶筛隐窝。蝶窦气化可超过蝶骨体的范围，形成根据其位置命名的凹陷，最常见的是视神经和颈内动脉之间的凹陷，这是经蝶入路的关键解剖标志。

体部的外壁解剖标志有颈动脉沟，容纳海绵窦和颈内动脉。体部的上表面形似马鞍，因此得名"蝶鞍"。鞍的基部有深度不同的凹陷，垂体窝容纳垂体腺，经蝶入路至垂体腺是垂体腺瘤的最常用的入路。垂体窝前界为骨性鞍结节，两侧为前(中)床突和后床突，后界为矩形的鞍背，向下与斜坡延续。鞍背两侧的岩突与颞骨的岩部相连，形成破裂孔的内侧缘。在鞍结节水平处平均骨厚度为 1mm，颈内动脉被前床突、视交叉、颈动脉沟和远端硬脑膜固定，这就增加了经蝶手术的风险。

小翼形成前颅窝的后缘，有些在颅中窝的最前面和前床突的内侧缘。小翼与额骨连接，内侧与蝶轭邻近(在蝶骨体上表面的平坦区域的中线延续，分隔前方的髁突与后方的唇颊龈沟)，唇颊龈沟终止于两侧视神经孔。视交叉位于体上部和小翼之间，分隔视神经管与眶上裂的内侧：它是 CT 血管造影扫描中的一个关键标志，用于鉴别硬膜内颈内动脉床突旁段的硬膜外/海绵窦动脉瘤。

大翼从体的两侧向外突起，构成眼眶的侧面和上面，眼眶由侧壁的后部与额骨的眶板和颧骨连接。在下方，它构成眶下裂的后外侧缘和向内构成眶上裂的下缘。外侧面在颞骨鳞部的前方构成颅骨的侧壁，在近似 H 形缝处与额骨、颞骨和顶骨连接，称为翼点。蝶骨大翼的颞面也构成颞下窝的顶，借颞下嵴分隔。

蝶骨大翼的上面构成颅中窝底的大部分，在蝶骨体基部的两侧含有新月形的孔。后方有开口，由

表 30.1　颅骨的孔和裂

孔和裂	内容
盲孔	导静脉鼻腔(常不恒定)
筛板	嗅神经、脑膜、脑脊液
筛前、后孔	筛前、后血管和神经
眶上裂	眶上血管和神经
额切迹	滑车神经上血管和神经
眶下孔	眶下血管和神经
眶下裂	眶颧上颌神经的分支及伴随的血管
颧面孔和颧颞孔	颧部、颧颞孔的上颌神经分支
视神经管	视神经、脑膜,脑脊液、动眼神经脉
圆孔	三叉神经上颌支
眶上裂	动眼神经、滑车神经、展神经(所有动眼神经)和额、鼻睫泪的三叉神经眼分支;眼静脉
卵圆孔	三叉神经下颌支;岩小分支舌咽神经;上颌动脉的脑膜副支,导静脉与海绵状静脉窦、翼静脉丛
棘孔	脑膜中血管;下颌神经脑膜支
翼管	腓深神经(交感)加岩大支面神经,共同形成的翼管神经;翼状血管
岩大神经管裂孔	岩大神经和脑膜中动脉岩分支
蝶导孔(静脉)	导静脉与海绵静脉窦、翼静脉丛
破裂孔	颈内动脉,节后交感神经颈丛的咽升动脉脑膜支,和海绵窦的导静脉
蝶腭孔	上颌神经鼻腭血管分支
内耳道(耳门)	面神经(加上中间神经)和前庭蜗神经;迷路血管
颈静脉孔	颈静脉孔岩下窦(前);舌咽神经、迷走神经和副神经(中途);颈内静脉(后)
颈动脉管	颈内动脉;节后交感神经来自颈上神经节颈丛
茎乳孔	面神经和茎乳动脉
岩鼓裂隙	鼓索神经
乳突孔	上矢状窦导静脉;枕动脉分支至硬脑膜
顶孔	上矢状窦导静脉
舌下孔(前髁孔)	舌下神经、咽升动脉脑膜支、导静脉从基底丛
枕骨大孔	脑干、脑膜和脑脊液;副神经、椎动脉及交感节后纤维;来自颈上神经节的椎静脉丛
髁后孔(不恒定)	导静脉与乙状窦、椎静脉
腭大、小孔	腭血管和神经
门齿孔	鼻腭神经终止与腭大血管
颏孔	颏血管和神经
下颌下孔	下颌下血管和神经

内向外分别是眶上裂、圆孔、卵圆孔和棘孔。总的来说,这些开口通过第Ⅲ、Ⅳ、Ⅴ和Ⅵ对脑神经,眼静脉,脑膜中血管和副交感神经纤维至耳神经节。骨骼上有浅而重要的沟槽。咽鼓管的软骨部分位于沟内,内侧为卵圆孔和棘孔。上表面和侧表面通常容纳脑膜中动脉,在分成额支和顶支之前,从棘孔跨越中颅窝底部向前外侧前行。前额/前分支穿过翼点,

在波及颞区的外伤中易受累,因为此处骨质相对薄弱且动脉靠近颅骨内板。翼点是颅骨侧面的重要解剖标志,因为它在颅内覆盖脑膜中动脉的前支和外侧裂(它也被称为外侧裂点),翼点对应于新生儿颅骨前外侧(蝶骨)囟门的位置,此囟门大约在出生后3个月消失。

翼突的命名来自希腊语 pteryx,意为"翼"。在上

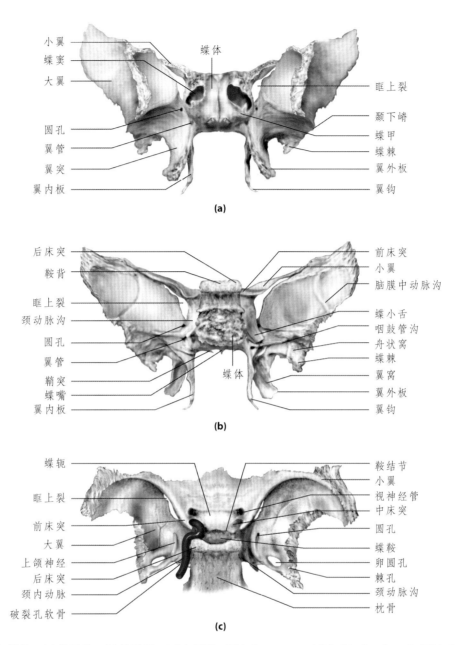

小翼
蝶窦
大翼
圆孔
翼管
翼突
翼内板
蝶体
眶上裂
颞下嵴
蝶甲
蝶棘
翼外板
翼钩

(a)

后床突
鞍背
眶上裂
颈动脉沟
圆孔
翼管
鞘突
蝶嘴
翼内板
前床突
小翼
脑膜中动脉沟
蝶小舌
咽鼓管沟
舟状窝
蝶棘
翼窝
翼外板
翼钩
蝶体

(b)

蝶轭
眶上裂
前床突
大翼
上颌神经
后床突
颈内动脉
破裂孔软骨
鞍结节
小翼
视神经管
中床突
圆孔
蝶鞍
卵圆孔
棘孔
颈动脉沟
枕骨

(c)

图 30.8 成人颅骨,蝶骨。(a)前面观。(b)后面观。(c)上面观。[This figure was published in Standring S.(Ed.).*Gray's Anatomy*: *The Anatomical Basis of Clinical Practice*,40th ed.,Chapter 26.Courtesy of Sobotta,copyright Elsevier 2008.]

颌骨后大翼的下表面向下突出,由翼内板和翼外板构成,被翼窝分隔,翼内板借细小的翼钩延长,翼状体在其后上部存在纵向空腔,即舟状窝。翼管由前向后穿过翼内板的基部,向前开口进入蝶腭孔进入翼腭窝。翼内板在体的下表面延伸为薄层骨板,与腭骨的蝶突和鼻中隔的翼突相连接,翼外板通常比翼内板更宽、更长。

(罗承科 译 翦新春 校)

参考文献

Bashar A, Necmettin T, Bulent C, Ziya A, Nurperi G. Lateral sublabial endoscopic approach to foramen ovale: A novel endoscopic technique to access infratemporal fossa. *Journal of Craniofacial Surgery*. 2010; 21: 1241–45.

Bassed RB, Briggs C, Drummer OH. Analysis of time of closure of the spheno-occipital synchondrosis using computed tomography. *Forensic Science International*. 2010; 200: 161–4.

Berge JK, Bergman RA. Variations in size and in symmetry of foramina of the human skull. *Clinical Anatomy*. 2001; 14: 406–13.

Choudhri AF, Parmar HA, Morales RE, Gandhi D. Lesions of the skull base imaging for diagnosis and treatment. *Otolaryngologic Clinics of North America*. 2012; 45: 1385–1404.

Hosseini SMS, Razfar A, Carrau RL, Prevedello DM, Fernandez–Miranda J, Zanation A, Kassam AB. Endonasal transpterygoid approach to the infratemporal fossa: Correlation of endoscopic and multiplanar CT anatomy. *Head & Neck*. 2012; 34: 313–20.

Linnau KF, Stanley RB Jr, Hallam DK, et al. Imaging of high-energy midfacial trauma: What the surgeon needs to know. *European Journal of Radiology*. 2003; 48: 17–32.

Moonis G, Cunnane MB, Emerick K, Curtin H. Patterns of perineural tumor spread in head and neck cancer. *Magnetic Resonance Imaging Clinics of North America*. 2012; 20: 435–46.

Morriss-Kay GM, Wilkie AOM. Growth of the normal skull vault and its alteration in craniosynostosis: Insights from human genetics and experimental studies. *Journal of Anatomy*. 2005; 207: 637–53.

Nemzek WR, Brodie HA, Hecht ST, Chong BW, Babcook CJ, Seibert JA. MR, CT, and plain film imaging of the developing skull base in fetal specimens. *American Journal of Neuroradiology*. 2000; 21: 1699–1706.

Peterson J, Dechow PC. Material properties of the human cranial vault and zygoma. *Anatomical Record*. 2003; 274A: 785–97.

Reid RR. Facial skeletal growth and timing of surgical intervention. *Clinics in Plastic Surgery*. 2007; 34: 357–67.

Standring S. External skull. In: Standring S. (Ed.). *Gray's Anatomy: The Anatomical Basis of Clinical Practice*. 40th ed. Philadelphia: Elsevier, 2008; Chapter 26, 409–42.

Standring S. *Intracranial Region*. In: Standring S. (Ed.). *Gray's Anatomy – The Anatomical Basis of Clinical Practice*. 40th ed. Philadelphia: Elsevier, 2008; Chapter 27, 423–34.

第31章

脑神经概论

Susan Standring

引言

人体共有 12 对脑神经,分别按空间顺序进行命名和编号(通常使用罗马数字,表 31.1)。总的来说,它们共同支配头部的所有横纹肌和平滑肌;几乎所有的面部皮肤和头皮;唇;鼻腔、口腔、鼻旁窦、鼻泪管的结膜、角膜和黏膜;牙髓、牙周韧带和牙龈;脑膜;颞下颌关节和听小骨关节;大、小唾液腺和泪腺。它们也支配嗅觉、视觉、味觉、听觉和平衡的特殊感觉信息的传导,将来自嗅觉上皮、视网膜、味蕾、耳蜗器官和前庭器官中受体接收到的信息分别传送到嗅球、丘脑和脑干中的二级神经元感觉核。

脑神经可能在其走行中的任何一点被损坏。医生不仅要理解教科书中的每个神经解剖知识,对于病理/创伤性损伤部位的定位,以及如何避免术中侵袭性的医源性损伤也应该掌握。在脑干中,脑神经核邻近上升束和下降束(皮质脊髓束、豆状核和脊髓小脑束),以及可能影响这些束的病变:脑干病变的患者通常具有在病灶水平及其以下长束征的下运动神经元受损的证据。在外周,脑神经与其他血管和神经具有恒定的解剖关系,沿着它们的走行在可预测发出分支处(可鉴别近端和远端病变)。它们还穿过颅底的孔,随后紧邻骨走行(在该处易被扩张肿瘤压迫或骨折的碎片刺伤)。

本章总结了脑神经运动和感觉核的位置,以及它们走行与分布,详细描述参见相应的章节。

运动细胞柱和核

躯体运动和内脏运动轴突在以下神经中走行,包括动眼神经(Ⅲ)、滑车神经(Ⅳ)、三叉神经(Ⅴ)、展神经(Ⅵ)、面神经(Ⅶ)、舌咽神经(Ⅸ)、副神经(Ⅸ)和迷走神经(Ⅻ)。发出这些轴突的下运动神经元位于脑干中运动核的不连续运动柱 (图 31.1)(然而与在脊髓不同,运动柱在整个腹角是连续的)。就核上控制而言, 在该处中间运动神经元支配面下部肌肉(Ⅶ),受对侧皮质控制;而它支配面上部肌肉、舌、腭部、咽部和喉部(Ⅴ、Ⅶ和Ⅸ~Ⅻ脑神经),受双侧皮质控制。

从侧方沿着脑干(延髓到脑桥),位于最靠近中线的运动核支配舌肌(Ⅻ)和视觉肌(Ⅲ、Ⅳ和Ⅵ),即起源于不在咽弓内傍轴的间充质。位于最外侧的运动核是疑核、面神经运动核和三叉神经运动核,支配喉和咽(Ⅹ、Ⅺ的颅内段 * 和Ⅸ)的肌肉、面部肌肉(Ⅶ)和咀嚼肌(Ⅷ),即起源于咽弓的骨骼肌。在两个躯体传出神经柱之间的中间位置是背侧运动迷走神经核、泌涎核(下和上)、副运动和 Edinger-Westphal

---

* 对于副神经的颅内段还存在一些争议。它与副神经的脊柱部分没有功能连接,其由上颈段的下运动神经元产生,并临时地加入颈静脉孔附近的迷走神经。产生副神经的"颅内段"的下运动神经元位于疑核中,并且在功能上代表迷走神经的尾部组分。

表 31.1 脑神经的分布

编号	名称	分部及功能
I	嗅神经	嗅觉
II	视神经	视力
III	动眼神经	运动至内直肌、上直肌、下直肌、下斜肌、上睑提肌
		节前副交感神经驱动到睫状神经节
IV	滑车神经	行使向上斜运动
V	三叉神经:	
	眼支(V₁)	前额、头皮、眼睑、外鼻、眼球、眼结膜、筛窦的一般感觉
	上颌支(V₂)	1. 面中部、下睑、鼻腔、上颌窦、上腭、上唇、上颌牙的一般感觉
		2. 来自翼腭神经节的节后副交感神经轴突
	下颌支(V₃)	1. 头皮、下脸、包括下唇、舌、口底、下颌牙、鼓膜、耳屏和外耳螺旋的一般感觉
		2. 咀嚼肌、颞下颌关节、牙周韧带的本体感觉
		3. 支配颞肌、咬肌、翼内肌和翼外肌、鼓膜张肌、腭帆张肌、二腹肌前腹的运动
VI	展神经	支配外直肌的运动
VII	面神经	1. 鼓膜、外耳道区域和耳郭后面部分皮肤的一般感觉(分布耳郭的神经可能与迷走神经的耳支伴行)
		2. 面部肌肉的本体感觉
		3. 舌前 2/3 的味觉(但不包括轮廓乳头)
		4. 面部的肌肉、镫骨肌、二腹肌后腹、茎突舌骨肌的运动
		5. 翼腭神经节和下颌下神经节的节前副交感神经分泌运动和血管扩张运动
VIII	前庭耳蜗神经	1. 平衡和运动觉(前庭部分)
		2. 听力(耳蜗部分)
IX	舌咽神经	1. 后 1/3 的舌、口咽、鼓膜和外耳道颈动脉体(化学感受器)和颈动脉窦(压力感受器)的一般感觉
		2. 后 1/3 舌的味觉(包括轮廓乳头)
		3. 耳神经节的副交感神经分泌运动和血管扩张运动
		4. 支配茎突咽肌的运动
X	迷走神经	1. 喉、气管、食管、部分耳郭和外耳道的一般感觉
		2. 胸部和腹部脏器的内脏感觉
		3. 主动脉体(化学感受器)和主动脉弓(压力感受器)
		4. 感知分布在舌头基底、沟和会厌的味蕾的味觉
		5. 咽、喉、胸和腹部脏器(神经节通常在内脏的壁)的腺体和平滑肌的节前副交感神经运动
		6. 支配咽部、外喉部和食管横纹肌的运动
XI	副神经	
	"颅根"	软腭肌肉(除腭帆张肌)和喉固有肌(咽丛内经迷走神经分布)的运动。注意:此根的存在有争议
	脊根	支配胸锁乳突肌和斜方肌
XII	舌下神经	舌所有内在和外在肌肉的运动(除了腭舌)

核:在这些内脏传出神经柱中的神经元共同构成脑神经节前副交感系统,它们的神经元分别在第 X、IX、VII 和 III 对脑神经中走行并到达相应的靶神经节。

感觉传导和神经核

嗅神经(I)包含覆盖于耳蜗和鼻中隔上部嗅上

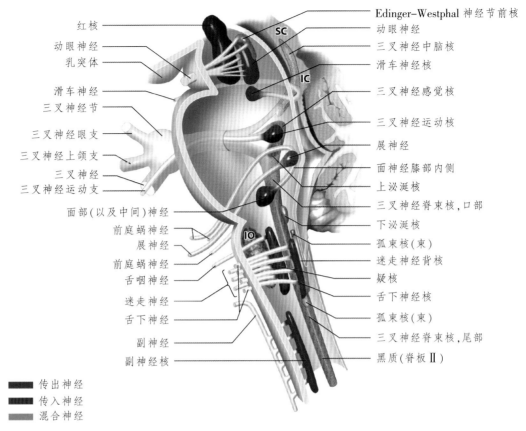

红核
动眼神经
乳突体
滑车神经
三叉神经节
三叉神经眼支
三叉神经上颌支
三叉神经
三叉神经运动支
面部(以及中间)神经
前庭蜗神经
展神经
前庭蜗神经
舌咽神经
迷走神经
舌下神经
副神经
副神经核

Edinger-Westphal 神经节前核
动眼神经
三叉神经中脑核
滑车神经核
三叉神经感觉核
三叉神经运动核
展神经
面神经膝部内侧
上泌涎核
三叉神经脊束核,口部
下泌涎核
孤束核(束)
迷走神经背核
疑核
舌下神经核
孤束核(束)
三叉神经脊束核,尾部
黑质(脊板Ⅱ)

SC
IC
IO

███ 传出神经
███ 传入神经
███ 混合神经

图 31.1 脑神经核的位置和其轴突在脑干中的走行。每个核和该核相关轴突的功能组分的颜色相同:深红色=运动至不是鳃弓起源的横纹肌;深蓝色=运动至鳃弓起源的横纹肌;浅红色=躯体传入神经;浅蓝色=内脏运动副交感神经;深绿色=特殊内脏传入神经(味道);浅绿色=内脏传入神经;灰色=特殊体细胞传入神经。IC,下丘;IO,下橄榄;SC,上丘。(This figure was published in: Haines DE. *Fundamental Neuroscience for Basic and Clinical Applications.A Synopsis of Cranial Nerves of the Brainstem.* Chapter 14,181-197.Copyright Elsevier 2012.)

皮中的嗅觉受体神经元产生的轴突。以一种独特包裹着神经胶质细胞的轴突束穿过筛板的筛孔,被脑膜和脑脊液包围,呈束地投射到嗅球中的嗅小球,从这里嗅觉信息通过嗅小球中的双极细胞和簇状神经细胞的轴突传递到脑的其他区域。

视神经(Ⅱ)也被脑膜和脑脊液包围,将来源于视网膜神经节细胞的轴突传递到四个皮质下区域,即外侧膝状核(到初级视觉皮层的中继站);上丘脑(参与控制眼定向运动);下丘脑(调节光的昼夜节律)和前脑(视觉反射的调节)。

除了携带来自头部的躯体感觉信息的轴突之外,在三叉神经(Ⅴ),面神经(Ⅶ)、舌咽神经(Ⅸ)和迷走神经(Ⅹ)中走行的感觉轴突均位于颅外感觉单极神经元的外围突起,这些神经元的中央突起投射到躯体传入或内脏传入核柱,这些核柱在脑干中呈

不同程度的连续。最内侧柱是孤立束及其核,后者位于背内侧延髓中,从锥体交叉的水平延伸到背侧耳蜗核的尾部。心血管、内脏、呼吸、味觉和触觉信息在神经核的自主与功能区域中传递。传入神经终止于内脏,传递各种类型味觉的神经核(Ⅶ、Ⅸ和Ⅹ),而胸部和腹部脏器的内脏感觉传递到控制腹部心肺呼吸的神经核中继(主要通过Ⅹ)。参与调节重要的自主神经功能如心血管反射(迷走神经的分布远超过其到头部和颈部的分布,将节前副交感神经和内脏传入神经轴突传入或传出到胸部的内脏和腹部的大部分内脏)。

在前庭耳蜗(Ⅷ)神经中穿行的感觉性轴突源自内耳中的前庭神经节或耳蜗神经节中的双极神经元(前庭神经节位于内耳道外侧末端的前庭神经干中,耳蜗神经节位于莫氏体的 Rosenthal 管中)。前庭部

分的远端突起支配半规管和耳石平衡器官,而中央突投射到前庭核(也直接到小脑),听觉部分的远端突支配耳蜗,中央突投射到耳蜗核。

三叉神经的感觉核是几乎连续地位于外侧的细胞柱,从中脑导水管周围灰质延伸到上颈段脊髓。从前往后依次为:中脑核;位于中脑水平的主要感觉核;脊髓三叉神经核,进入中脑核的轴突携带来自咀嚼肌、牙周韧带和眼外肌的躯体感觉信息;它们的细胞体在核中而不在三叉神经节中。携带来自面部和口腔辨别触觉信息的轴突终止于主要核。脊束核进一步分为尾部、体部和口部。在 V、Ⅶ、Ⅸ 或 Ⅹ 对脑神经中携带疼痛、温度或轻触觉的轴突都进入脊髓三叉神经束,终止于尾部(疼痛和温度)、体部(疼痛和轻触)或口部(轻触觉和辨别觉)。来自上颈部神经携带的疼痛和温度感觉的感觉性轴突也终止于尾部的最尾。

脑神经的外周分布

所有 12 对神经单独地(例如Ⅶ经圆孔)或与其他神经和血管(例如Ⅵ、Ⅲ、Ⅳ、Ⅵ和眼静脉)通过眶上裂穿过颅底中的孔或裂。这些结构容易在以下疾患中受累:扩张性病灶、骨折导致的压迫、牵拉、感染或者撕裂(参见第 30 章,表 30.1)。

脑神经不同于脊髓神经,不全是混合神经:一些是完全感觉的或完全运动的神经。一些还携带神经节前或节后副交感神经轴突(表 31.2,参见第 32 章)。在神经系统临床检查(表 31.2 和表 31.3)中,应适当地测试功能组分(躯体运动、内脏运动、躯体感觉或内脏感觉)和反射。脑干反射研究提供了有关传入和传出通路的重要信息。

表 31.2 副交感神经节的连接

神经节	前神经节纤维	节后纤维	目标
耳神经节	Ⅸ(鼓室神经丛的岩小神经)	耳颞部(Ⅷ)	腮腺唾液腺
睫状体神经节	Ⅲ(支配下斜肌的神经)	短睫神经	睫毛括约肌、瞳孔括约肌
颌下神经节	Ⅶ(鼓索)	未命名,沿着血管行进或重新加入舌神经	下颌下、舌下和舌前腺
翼腭神经节	Ⅶ(岩大神经,与节后交感的岩梁神经相连成为翼状管神经)	Ⅶ的颧颞支、泪腺和脉络膜的眶支	泪腺、上颌窦、鼻腔和口腔中的黏液腺

表 31.3 通过脑神经介导的反射

反射	传入	肢体
角膜反射	Ⅵ(结膜神经支配)	Ⅶ(眼轮匝肌)
眨眼反射(躯体感觉和三叉神经)	中央神经或眶上神经用于测试	Ⅶ(眼轮匝肌)
咽反射	Ⅸ	Ⅹ
吞咽反射	Ⅸ	Ⅸ、Ⅹ
瞳孔对光反射	Ⅱ	Ⅲ(瞳孔括约肌);T1(扩大瞳孔)
光适应性反射	Ⅱ	Ⅲ(瞳孔括约肌、睫状,内直肌)
眉心反射	Ⅵ	Ⅶ(眼轮匝肌)
咬肌(下颌)反射	Ⅷ	Ⅷ
角膜下颌反射(von Sölder 现象)	Ⅵ	Ⅷ
喷嚏反射	Ⅵ、Ⅶ	Ⅴ、Ⅶ、Ⅸ、Ⅹ、膈神经(C3~C5)。由节段性胸神经支配的肋间肌和腹肌的运动神经分布
前庭-眼反射	Ⅷ(前庭成分)	Ⅲ、Ⅳ、Ⅵ(通过内侧纵向束)

(罗承科 译 蔺新春 校)

参考文献

Aramideh M, Ongerboer de Visser BW. Brainstem reflexes: Electrodiagnostic techniques, physiology, normative data, and clinical applications. *Muscle & Nerve*. 2002; 26: 14–30.

Bermúdez-Rattoni F. Molecular mechanisms of taste-recognition memory. *Nature Reviews Neuroscience*. 2004; 5: 209–17.

Flint PW, Haughey BH, Lund VJ, Niparko JK, Richardson MA, Robbins KT, Thomas JR. (Eds.). *Cummings Otolaryngology – Head & Neck Surgery*. 5th ed. Philadelphia: Mosby, 2010; Chapter 178, 2542–56.

Haines DE. (Ed.). *Fundamental Neuroscience for Basic and Clinical Applications*. 4th ed. Philadelphia: Saunders, 2013; Chapter 14, 181–97.

Kennelly KD. Electrodiagnostic approach to cranial neuropathies. *Neurologic Clinics*. 2012; 30: 661–84.

Lang IM. Brain stem control of the phases of swallowing. *Dysphagia*. 2009; 24: 333–48.

Lehn AC, Lettieri J, Grimley R. A case of bilateral lower cranial nerve palsies after base of skull trauma with complex management issues: Case report and review of the literature. *Neurologist*. 2012; 18: 152–4.

Müller F, O'Rahilly R. The initial appearance of the cranial nerves and related neuronal migration in staged human embryos. *Plant Cell Tissue and Organ Culture*. 2011; 193: 215–38.

Nattie E., Comroe Jr JH. Distinguished Lecture: Central chemoreception: then...and now. *Journal of Applied Physiology*. 2011; 110: 1–8.

Ramón-Cueto A, Muñoz-Quiles C. Clinical application of adult olfactory bulb ensheathing glia for nervous system repair. *Experimental Neurology*. 2011; 229: 181–94.

Ruggiero DA, Underwood MD, Mann JJ, Anwar M, Arango V. The human nucleus of the solitary tract: Visceral pathways revealed with an "in vitro" postmortem tracing method. *Journal of the Autonomic Nervous System*. 2000; 79: 181–90.

Valls-Solé J. The blink reflex and other cranial nerve reflexes. In: Aminoff M. (Ed.). *Aminoff's Electrodiagnosis in Clinical Neurology*. 6th ed. Philadelphia: Elsevier, 2012; Chapter 19, 421–35.

第 32 章

头颈自主神经系统

Susan Standring

引言

自主神经系统分为交感神经系统和副交感神经系统，这两个系统通过自主神经节*支配其轴突到外围中继站发挥作用。节前神经元位于脑干内脏传出核或脊髓的外侧灰质柱中。交感神经和副交感神经系统分别在胸腰椎和颅骶骨发出轴突和自主神经节，传递至节后神经元突触，从而控制平滑肌和心肌的运动、分泌腺泡的分泌。

头颈部的交感神经系统

节前交感神经元位于 T1~L1、L2 的脊髓外侧灰质柱内。大多数节后交感神经元位于脊髓两侧的神经节链（交感神经干）或腹主动脉的主要分支周围神经丛内。

颈交感神经干位于颈动脉鞘后面的椎前筋膜上，通常每侧有上、中和下 3 个相互连接的神经节，从上 3 个胸段脊髓接受节前神经的传入（图 32.1）。虽然没有来自脊髓颈段节前神经的传入，但神经节将节后神经轴突传递到相邻的颈段脊髓神经。

---

*为了避免疑问，因为这个词似乎对许多学生造成困惑，"神经节（ganglion）"在这里表示位于脑或脊髓之外神经元细胞体及其相关胶质的集合。感觉神经节如背根神经节及三叉神经节含有单极感觉神经元及其神经胶质的细胞体，但不含有突触。自主神经节包含多极运动神经元的细胞体，也包含突触。

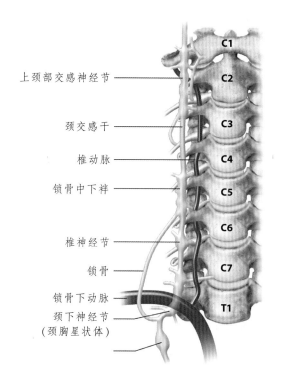

图 32.1　颈交感神经节和星状神经节。(This figure was published in：Huntoon，M et al. *Spinal Injections and Peripheral Nerve Blocks*，Chapter 8. Copyright Elsevier 2011.)

上颈段神经节是 3 个神经节中最大的，位于颈内动脉后面和头长肌前的第 2、第 3 颈椎的横突上。节后神经支配面部和颈部的血管收缩和汗腺分泌。最大的神经节分支伴随颈内动脉进入颅腔成为颈内神经并在海绵窦内形成神经丛。支配瞳孔扩张肌和眼睑平滑肌的节后交感神经，通常经由眼神经的分支和睫状神经节的交感神经支配（参见下文）。

外侧分支在上 4 个颈神经中走行，一些也可与舌咽神经、迷走神经和舌下神经伴行。内侧分支分布于喉咽或心脏,前者支配颈动脉体,参与构成咽丛;心脏支沿颈总动脉的后表面下行,并有来自中间和下神经节的分支加入,所有分支最终进入胸腔的心丛。前分支形成围绕颈外动脉及其分支的神经丛,支配面部的汗腺分泌和血管收缩。围绕面动脉神经丛的轴突穿过下颌下神经节。围绕上颌动脉脑膜中动脉分支的神经丛的轴突传递至耳神经节(参见下文的讨论)。颈中间神经节是三者中最小的且不恒定,通常位于第 6 颈椎的水平,在前面或紧邻甲状腺下动脉前上方,发出甲状腺支和心脏返支。

颈下神经节(颈-胸/星状)与第 1 胸神经节可以融合,通常邻近颈长肌的外侧缘,在第 7 颈椎横突和第 1 肋颈部之前和椎动脉之后,向下借上胸膜与颈胸膜分隔。颈神经向下发出节后分支,延续为胸腔中的心脏丛和心脏返支。"星状"神经节的别名反映了这些分支在神经节周围排列。

血管舒缩和汗腺分泌的节后交感神经轴突在锁骨下动脉及其分支上形成神经丛,分布至这些血管上的作用靶点。椎神经丛沿着椎动脉和基底动脉入颅,在大脑后动脉附近与来自颈内动脉的神经丛汇合。

霍纳综合征

交感神经在头、颈部的走行可能会被毁环的轴突所中断,这些轴突可能通过胸部交感神经干上升(如当支气管癌侵犯交感干时),再借脑干下降。外侧髓质血管闭塞性轴突损伤或出血损害(作为 Wallenberg 综合征的一部分),可能刺激头部和颈部的交感神经产生霍纳综合征,特征有上睑下垂、眼球内陷、瞳孔缩小、血管舒张和无汗(脱水)。

头颈部的副交感神经系统

在头部有 4 对副交感神经节:睫状体神经节、耳神经节、下颌下神经节和翼腭神经节,每个神经节由分支连接到三叉神经。一般认为,每个神经节接受 3 个传入根(节前副交感神经、节后交感神经和躯体感觉神经)。最近的尸体解剖研究报告了这种模式的变异,描述了另外的连接情况。节前副交感神经轴突传递至神经节内并与节后神经元形成融合,其他轴突经传入根穿过神经节而没有发出突触;它们与

节后副交感神经轴突在传出根一起离开神经节。

节前副交感神经轴突起自脑干神经核的神经元,在动眼神经、面神经或舌咽神经分支内到达特定神经节。节后轴突通过三叉神经的分支分布,或者可以直接从神经节进入靶组织。总的来说,副交感神经节行使对唾液腺、泪腺、口腔、鼻旁窦的黏液腺这些腺体分泌功能的控制。血管扩张神经支配头颈部动脉的收缩。运动神经支配瞳孔括约肌、睫状肌和眼轮匝肌。

睫状神经节

睫状神经节位于眶顶点处,与鼻窦神经相连的扁平结构。它位于视神经和外直肌之间的疏松结缔组织中,邻近眶上裂的内侧末端(图 32.2)。可能在眼眶骨折修复和切除眼眶内外侧占位性病变的手术中受到损伤。

节前副交感神经元位于中脑头部的副动眼神经或 Edinger-Westphal 核中;它们的轴突通过运动神经的分支到达睫状神经节,支配下斜肌。节后神经轴突在短睫状神经内离开神经节,短睫状神经穿过视神经周围的巩膜,走形于巩膜内表面,支配瞳孔括约肌和睫状肌(主要是后者)。血管舒缩的节后神经轴突和躯体感觉神经轴突,借长短睫神经支配角膜、睫状体和虹膜。

连接神经节与鼻睫神经的副交感神经根有时缺失,神经节通过神经支配下斜肌。这种直接的连接可能导致眶底粉碎骨折或手术修复这类骨折时的瞳孔放大。交感神经根有时也会缺失。交感神经纤维通过颈内动脉丛和海绵窦内眼神经之间的眶后连接进入眼眶。

视觉反射

光适应反射和瞳孔光反射在第 13 章中有所描述。

翼腭神经节

正如其名,翼腭神经节的位置在翼腭窝中,在离开蝶腭孔前紧邻蝶腭动脉的后面,以及翼管和圆孔前方(参见第 12 章)。其他动物中,节前神经元的起源一直备受争议,但有共识认为节前神经元亚群位于脑干中上下泌涎核复合物内的附近,靠近与舌咽

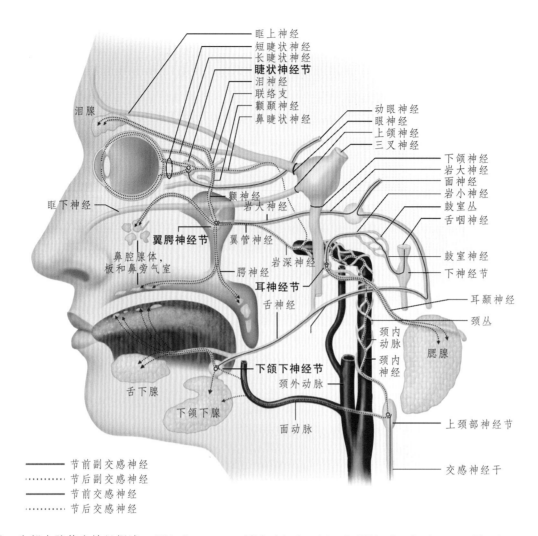

眶上神经
短睫状神经
长睫状神经
睫状神经节
泪腺
泪神经
联络支
颧颞神经
鼻睫状神经
动眼神经
眼神经
上颌神经
三叉神经
下颌神经
岩大神经
面神经
岩小神经
鼓室丛
舌咽神经
眶下神经
颧神经
岩大神经
鼓室神经
下神经节
翼腭神经节
翼管神经
鼻腔腺体，板和鼻旁气室
岩深神经
腭神经
耳神经节
岩深神经
舌神经
耳颞神经
颈丛
颈内动脉
颈内神经
腮腺
下颌下神经节
舌下腺
颈外动脉
下颌下腺
面动脉
上颈部神经节
交感神经干

———— 节前副交感神经
·········· 节后副交感神经
———— 节前交感神经
·········· 节后交感神经

图 32.2 头部内脏传出神经概述。(This figure was published in Standring S.(Ed.). *Gray's Anatomy-The Anatomical Basis of Clinical Practice*. 40th ed.Philadelphia：Elsevier，2008；Chapter 25.)

神经相关的节前神经元。其轴突起初在面神经的岩大神经中走行，岩大神经汇入后到达翼管的神经。在外侧和后颅底的内窥镜入路中，翼管和神经位于内侧翼状板连接蝶骨底交界处的外侧；他们是颈内动脉岩骨段的前膝、海绵窦的前内侧部和岩尖的重要解剖标志。

便于理解的神经节名字是"干草热神经节"，反映了节后副交感神经轴突的分布，它通过腭和鼻神经，支配腭、咽和鼻黏膜中的分泌性腺泡和血管，但是它是否也通过上颌神经的颧支和颧颞支来支配泪腺还不清楚。节后神经眼眶支可能携带节后副交感神经和躯体感觉神经轴突，经眶下裂直接支配泪腺和眼动脉。还有一些轴突通过筛动脉入颅支配脉络膜；翼腭神经节被认为是传入脉络膜的副交感神经的主要来源。

来自上颈部神经节的节后交感神经轴突通过颈内神经丛和深层的岩深神经进入翼管神经中的翼腭神经节。它们穿过神经节，最终支配血管和眼肌。

一般感觉神经轴突通过上颌神经的眼支、鼻腭、肺泡上部、腭以及咽部。上颌神经分支也穿过神经节，但不经过突触。

实验性电刺激翼腭神经节引起脑血管扩张，提示腭神经节在各种疼痛综合征的发病机理中有作用，所述疼痛综合征包括：丛集性头痛、三叉神经痛、蝶腭神经痛、非典型面部疼痛和血管舒缩性鼻炎。由于翼腭神经节连接的复杂性，尚未阐明这些现象背后详细的神经解剖学路径。腭的麻痹或感觉减退是可能由于蝶腭动脉的结扎或累及翼腭窝的手术导致术后并发症。

颌下神经节

颌下神经节位于舌骨舌肌的上部，高于下颌下腺的深部，低于舌神经下方，由前和后用细丝悬吊。这些连接使得舌下神经在Ⅰ区淋巴结清扫或下颌下三角内的其他手术中易受损伤，因为它们在下方紧接神经。

节前副交感神经轴突起自上泌涎核的神经元，通过面部神经、鼓索神经和舌神经达神经节。节后神经轴突支配下颌下腺、舌下腺和舌唾液腺的分泌运动；一些轴突可能重新进入舌神经到舌腺；其他则沿着血管直接进入下颌下腺和舌下腺。

节后交感神经轴突来自上颈部神经节，与面动脉上的神经丛伴行，不经突触地穿过神经节，支配颌下腺、舌下和前舌腺（后者的轴突可能通过舌动脉周围的神经丛进入舌头）的血管的舒缩功能。

躯体感觉神经轴突不经突触地通过神经节，其来自舌神经。

耳神经节

一般认为，耳神经节位于卵圆孔正下方，接近于翼内肌神经复合体的起点，至下颌神经内侧，腭帆张肌外侧（腭帆张肌将神经节与咽鼓管的软骨分开）和脑膜中动脉前方，然而，在尸体解剖中，在颞下窝内的神经节难以显露。

几乎所有的节前神经轴突起自于下泌涎核神经元，舌咽神经的岩小神经分支走行，穿过卵圆孔进入神经节（参见第 29 章）。节后神经轴突通过沟通分支与耳颞神经行使司腮腺分泌运动和血管扩张的功能。

血管运动性节后交感神经轴突起自于上颈部神经节，经过脑膜中动脉上的神经丛，不经突触地穿过耳神经节，与节后副交感神经轴突伴行加入耳颞神经。运动支轴突常不经突触地穿过神经节支配腭帆张肌和鼓膜张肌。

耳神经节通过细小分支与鼓槌和翼管神经相连，这些分支可以含有来自舌前部、节前神经节、副交感神经分泌运动轴突的味觉纤维；只有后一组在神经节内中继，其他则通过神经节的躯体感觉轴突，认为其来源于耳颞神经。

味觉性出汗(Frey 综合征或耳颞综合征)

Frey 综合征是腮腺切除术后的可能并发症。一般认为，切断的耳颞神经与原支配腮腺分泌功能的副交感神经再生时，与切断的原支配汗腺和皮下血管的交感神经末梢发生错位愈合，导致出现与食物的气味或味道相关的潮红和出汗。

（罗承科 译　蔺新春 校）

参考文献

Boysen NC, Dragon DN, Talman WT. Parasympathetic tonic dilatory influences on cerebral vessels. *Autonomic Neuroscience*. 2009; 147: 101–4.

Haines DE. (Ed.). *Fundamental Neuroscience for Basic and Clinical Applications*. 4th ed. Philadelphia: Saunders, 2013; Chapter 29, 405–16.

Hamel O, Corre P, Ploteau S, Armstrong O, Rogez JM, Robert R, Hamel A. Ciliary ganglion afferents and efferents variations: A possible explanation of postganglionic mydriasis. *Surgical and Radiologic Anatomy*. 2012; 34: 897–902.

Izci Y, Gonul E. The microsurgical anatomy of the ciliary ganglion and its clinical importance in orbital traumas: An anatomic study. *Minimally Invasive Neurosurgery*. 2006; 49: 156–60.

Li J, Xu X, Wang J, Jing X, Guo Q, Qiu Y. Endoscopic study for the pterygopalatine fossa anatomy: via the middle nasal meatus-sphenopalatine foramen approach. *Journal of Craniofacial Surgery*. 2009; 20: 944–7.

Osawa S, Rhoton AL Jr, Seker S, Shimizu S, Fujii K, Kassam AB. Microsurgical and endoscopic anatomy of the vidian canal. *Neurosurgery*. 2009: 64 (5 suppl 2): 385–411.

Piagkou M, Demesticha T, Troupis T, Vlasis K, Skandalakis P, Makri A, Mazarakis A, Lappas D, Piagkos G, Johnson EO. The pterygopalatine ganglion and its role in various pain syndromes: from anatomy to clinical practice. *Pain Practice*. 2012; 12: 399–412.

Roitman R, Talmi YP, Finkelstein Y, Sadov R, Zohar Y. Anatomic study of the otic ganglion in humans. *Head and Neck*. 1990; 12: 503–6.

Ruskell GL. Distribution of pterygopalatine ganglion efferents to the lacrimal gland in man. *Experimental Eye Research*. 2004; 78: 329–35.

Siéssere S, Vitti M, Sousa LG, Semprini M, Iyomasa MM, Regalo SC. Anatomic variation of cranial parasympathetic ganglia. *Brazilian Oral Research*. 2008; 22: 101–5.

索 引

本书配有智能阅读助手，帮您实现

"时间花得少, 阅读效果好"

▶ 建 议 配 合 二 维 码 一 起 使 用 本 书 ◀

本书配有智能阅读助手，可以为您提供本书配套的读者权益，帮助您提高阅读效率，提升阅读体验。

针对本书，您将会获得以下读者权益：

线上读书群

为您推荐本书专属读书交流群，入群可以与本书其他读者交流阅读本书过程中遇到的问题，分享阅读经验。

群内回复关键词，可获取读书工具与服务：

▶ 回复关键词**"读书心得"**，分享您的读书体验。

▶ 回复关键词**"推荐读物"**，获取出版社解剖相关新书目录。

▶ 回复关键词**"阅读助手"**，为您提供专属阅读服务。

微信扫码，添加智能阅读助手

阅 读 助 手 ， 助 您 高 效 阅 读 本 书 ， 让 读 书 事 半 功 倍 ！